急性肾损伤的基础与临床

主　审○　刘伏友　　董　政

主　编○　张东山　　陈俊香

副主编○　贺志飚　　唐先明　　张宏亮　　彭振宇　　万　方

编　委○　周　瑜　　邱双发　　刘继强　　姚　硕　　郑剑飞

　　　　　龚　勋　　郭　涛　　邓赟贞　　徐　芳　　潘　健

　　　　　刘　静　　吴志芬　　张　冉　　奉雨晴　　谢雨馨

　　　　　康　业　　张　盼　　李啸洲　　夏　阳　　王禄祥

　　　　　肖　英　　张光伟　　刘博豪　　吴登科　　彭旭君

湖南科学技术出版社

序　言

　　肾脏是人体重要器官，可以保证机体内环境的稳定，促进人体新陈代谢。急性肾损伤（acute kidney injury，AKI，又称急性肾衰竭）是多种原因（脓毒症、药物毒性、缺血再灌注、挤压综合征等）引起的短期内肾功能快速下降出现的临床综合征，其临床特征主要是急性肾小管细胞发生凋亡及坏死，约50%发生纤维化；患者肾小球滤过率下降，导致血清肌酐进行性升高和尿量进行性减少；引起肾脏衰竭及多器官衰竭。本病严重危害人类健康与生命，目前已成为严重的公共卫生问题。

　　《急性肾损伤的基础与临床》由中南大学湘雅二医院急诊科主任、中南大学肾脏病研究所干细胞室主任张东山教授带领的团队花费大量精力耗时两年多编撰。本书共分为9章，系统地介绍了急性肾损伤各种病因、最新的发生发展机制、诊断、并发症及诊疗技术。着重介绍了当下比较普遍、新颖的连续性肾脏替代治疗，如血液透析、腹膜透析、持续性血液净化，这些技术对急性肾损伤的修复与治疗有着指导意义。本书对医疗工作者临床实践中早发现、早诊断急性肾损伤，探明其发病机制，寻找有效干预手段具有重大意义，从而为广大肾脏病患者带来福音。

　　张东山教授在脏器损伤（以急性肾损伤为重点）预警体系、机制及干预研究方向做出了巨大贡献。本书的出版可以说是其在此领域研究成果的阶段性总结，广泛适用于内科医师、急诊科医师、肾病专科医师，也可供广大医学科研、教学、临床工作者参考。

董　政

前　言

　　目前肾脏疾病尤其是急性肾损伤已成为世界范围内的一个公共健康问题：高发病率、高死亡率、预后不良、高额花费。基于我和我的团队长期从事急性肾损伤、肾脏纤维化防治工作积累的丰富经验，结合近年来肾脏病学在基础研究、临床实践以及国际学术界的最新进展，我们历时 2 年多编撰了这本《急性肾损伤的基础与临床》。

　　本书分为 9 章，着重集中在急性肾损伤的病因、发生发展机制、并发症以及最新的诊疗技术。在此感谢本书所有的编写者，是你们的辛勤劳动使本书得以顺利出版；感谢各位专家的指导。希望本书能够为我国的肾脏病学发展做出一定贡献，也希望本书能够得到内科学、急诊医学、肾病专科各级医生、研究生和医学生的喜爱。

　　由于本书内容涉及面较广，加之编写者水平有限，如果本书存在不足甚至错误，希望读者给予指正。

张东山

于中南大学湘雅二医院

目 录

第一章　肾脏解剖结构

　　肾脏对于维持正常的身体机能起着至关重要的作用，肾脏的主要功能包括调节体液、电解质和酸碱平衡、清除机体废物，以及为组织和细胞代谢创造稳定的生理环境等。这种维持生命体的正常功能是通过平衡溶质和水的运输、排泄代谢废物、保存营养物质、调节体内酸碱平衡来实现的。了解肾脏的位置和解剖结构是理解肾脏的生理功能、阐明各类肾脏疾病的发病机制、实现肾脏疾病的精准治疗的重要基础。

第一节　肾脏的一般解剖结构

　　肾脏的一般解剖结构主要包括肾脏的大小、形态和解剖部位。人体有两个肾脏：左肾和右肾。人体的两个肾脏均形似蚕豆，位于腹膜后脊柱两旁。一般来说，右肾门正对第二腰椎横突，左肾则正对第一腰椎横突，右肾由于肝脏关系比左肾略低 1～2 cm。正常肾脏上下移动均在 1～2 cm 范围以内。肾脏是在横膈之下，体检时，除右肾下极可以在肋骨下缘扪及外，左肾则不易摸到。

　　中国成人肾脏长 10.5～12 cm、宽 5～7.2 cm、厚 2～4 cm、重 100～150 g；左肾较右肾稍大，肾纵轴上端向内、下端向外，因此两肾上极相距较近，下极较远，肾纵轴与脊柱所成角度为 30° 左右。围绕在肾脏表面的坚硬纤维层称为肾囊（Capsule），覆盖着厚厚的会阴部脂肪组织，它主要是保护肾脏免受创伤和损害。

　　在过去几十年，肾脏的结构-功能研究主要依赖于在固定肾组织上使用电子显微镜和经典组织学技术，最近又兴起一些新兴技术包括电子显微镜活体成像技术等，这些手段有助于肾脏解剖结构的不断完善。肾脏组织作肾额状切面后，其外层色深部分称作肾皮质（renal cortex），皮质包绕髓质（Medulla），含有丰富的血管，肉眼观察呈颗粒状，主要由肾小体和肾小管构成。皮质有伸向髓质的肾柱，整个肾实质是由许多肾曲小管、血管及结缔组织构成，肾皮质是肾泌尿的重要部分。肾柱（renal columns）是指嵌入肾锥体之间的肾皮质部分，肾柱除含肾小体和肾曲小管外，还含有叶间动脉和静脉，肾动脉分支穿行在肾柱内，称叶间动脉。肾髓质内的圆锥样结构为肾锥体（renal pyramid）。肾锥体的基底朝向皮质，尖端钝圆，朝向肾窦，称为肾乳头（Papillae）。肾窦内呈漏斗状的组织，称之为肾小盏（Calyces），肾小盏包绕肾乳头周围。肾脏外缘隆起，内缘向中间凹陷，凹陷处中央称为肾门，它是肾静脉、肾动脉、淋巴管、神经出入肾脏以及输尿管与肾脏连接的部位。这些出入肾门的结构，被结缔组织包裹，合称为肾蒂。由肾门凹向肾内，有一个较大的腔，称肾窦。肾窦由肾实质围成，窦内有肾动脉、肾静脉、淋巴管、肾小盏、肾大盏、肾盂和脂肪组织等。

　　肾单位是肾脏最基本的结构和功能单位，与集合管共同完成泌尿功能。每个肾脏有 100 多万个肾单位。每个肾单位包括肾小体和肾小管两部分；肾小体由肾小球毛细血管丛和周围包绕的肾小囊（鲍曼囊）两部分组成；进出毛细血管丛的分别是入球小动脉和出球小动脉。

　　肾小球（glomerulus）是肾单位的重要组成部分，包括肾小球毛细血管丛和鲍曼囊。肾小球毛细血管丛由 3 种主要细胞（内皮细胞、脏层上皮细胞、系膜细胞）、基底膜和系膜组成。肾小球滤过膜由内到外有三层结构，其中内皮细胞呈扁平状覆盖于毛细血管壁内侧，胞体布满小孔（窗孔），是肾小球滤过屏障的首层。内皮细胞带有负电荷，与肾小球基底膜（glomerular basement membrane，GBM）、脏层上皮细胞的足突构成肾小球的滤过屏障。肾小球基底膜厚度为 270～350 nm，是一完整的半透膜；电

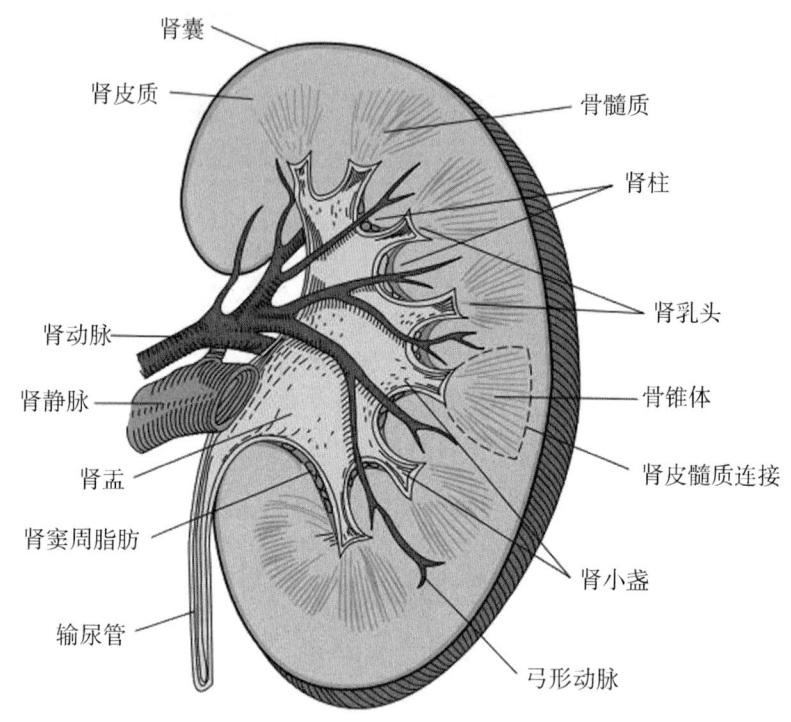

图 1-1 肾脏的一般解剖

镜下可见其由内疏松层、致密层和外疏松层组成。脏层上皮细胞有较多足状突起，又称足细胞。足细胞是终末分化细胞，足突间形成了指状镶嵌的交叉突起，附着于基底膜上，足突间的裂隙为裂孔。足细胞对于维持肾小球滤过屏障的完整性至关重要。足细胞相关蛋白，包括 nephrin、podocin 等，构成了肾小球滤过屏障的分子筛，是保障滤过功能的重要分子屏障。这些足细胞相关蛋白的异常会损害滤过屏障结构的完整和稳定，导致蛋白尿。肾小球毛细血管间有系膜组织，包括系膜细胞和基质，起支撑肾小球毛细血管丛、调节肾小球滤过率等多种作用。

肾小管是与肾小囊壁层相连的一条长为 30～50 mm 的细长上皮性小管，具有重吸收和排泌功能，在排泄代谢产物、维持机体体液平衡及酸碱平衡方面起关键作用。肾小管包括近曲小管、髓袢降支及升支、远曲小管及集合管；集合管汇集尿液流经肾乳头至肾盏并最终至输尿管。近曲小管上连肾小囊腔，是肾小管中最粗的一段，盘曲在所属肾小体周围。管壁由单层立方上皮细胞组成。管腔小而不规则，是肾小管重吸收功能的重要组成部分。细胞游离面有刷状缘，由微绒毛组成，这种结构可扩大细胞表面积，有利于重吸收；髓袢为"U"形小管，主要由三段组成：第一段为降支粗段，即近直小管；第二段为细段，呈"U"形；第三段为升支粗段，即远直小管。分别由扁平和立方上皮细胞构成，不同部位肾单位的髓袢长度不同。皮质肾单位髓袢较短，薄壁段很短或缺如；近髓肾单位髓袢较长，一直深入髓质可达锥体乳头，这类髓袢对尿液浓缩具有特殊功能；远曲小管较短，迂曲盘绕在所属肾小体附近，与近曲小管相邻。管壁由立方上皮细胞组成，管腔大而规则，其末端与集合管相连。髓袢升支粗段及远曲小管合称远端小管，是离子转运和分泌的重要场所，可吸收水、钠离子，排泌钾离子、氢离子、NH_3，并受醛固酮和抗利尿激素调节，参与调节尿液浓缩。集合管是由皮质走向髓质锥体乳头孔的小管，沿途有许多肾单位的远曲小管与之相连，管径逐渐变粗，管壁逐渐变厚，管壁由立方或柱状上皮构成。过去认为集合管只有运输尿液的作用，现认为集合管亦有与远曲小管同样的重吸收和分泌功能。肾小管不同的节段由高度分化、形态和功能截然不同的各种上皮细胞构成，具有明显的极性。肾小管在其管腔侧和基底膜侧分布着不同的转运蛋白，是水和溶质定向转运的结构和物质基础。

肾小球旁器位于肾小球的血管极，由致密斑、球旁细胞、极周细胞、球外系膜细胞构成。球旁细胞由出入球小动脉平滑肌细胞在血管极处衍化为上皮样细胞。致密斑细胞呈高柱状，由远端小管接近血管极时，紧靠肾小球一侧的上皮细胞分化而来。致密斑位于入球小动脉与出球小动脉形成的交角里，感受流经肾小管液中的钠离子浓度，并通过调节球旁颗粒细胞释放肾素，从而调节入球小动脉的血管张力，以此来调节肾小球滤过率，此过程称为管-球反馈。管-球反馈是肾血流量和肾小球滤过率自身调节的重要机制之一。当肾血流量和肾小球滤过率增加时，到达远曲小管致密斑的小管液的流量增加，致密斑发出信息，使肾血流量和肾小球滤过率相应减少至恢复正常。相反，肾血流量和肾小球滤过率减少时，流经致密斑的小管液流量就下降，致密斑发出信息，使肾血流量和肾小球滤过率相应增加至正常水平。

第二节　肾脏的显微解剖结构

如前节所述，肾脏的结构和功能的基本单位称为肾单位。每个肾脏中含有100多万个肾单位，肾脏依赖这些肾单位形成尿液。每个肾单位都由鲍曼（Bowman）的胶囊组成，胶囊包围肾小球毛细血管簇，近曲小管，亨利环和曲折末节的小管排空到收集管中（图1-2）。根据既往研究，尿液的形成开始于皮层，并继续流经小管和收集导管。然后，形成的尿液流入贝里尼的乳头状导管，进入肾盏和肾盂，最后通过输尿管从肾脏流出到膀胱。肾盏、骨盆和输尿管的壁包含平滑的肌肉，有节奏地收缩，并帮助尿液沿尿道推进。

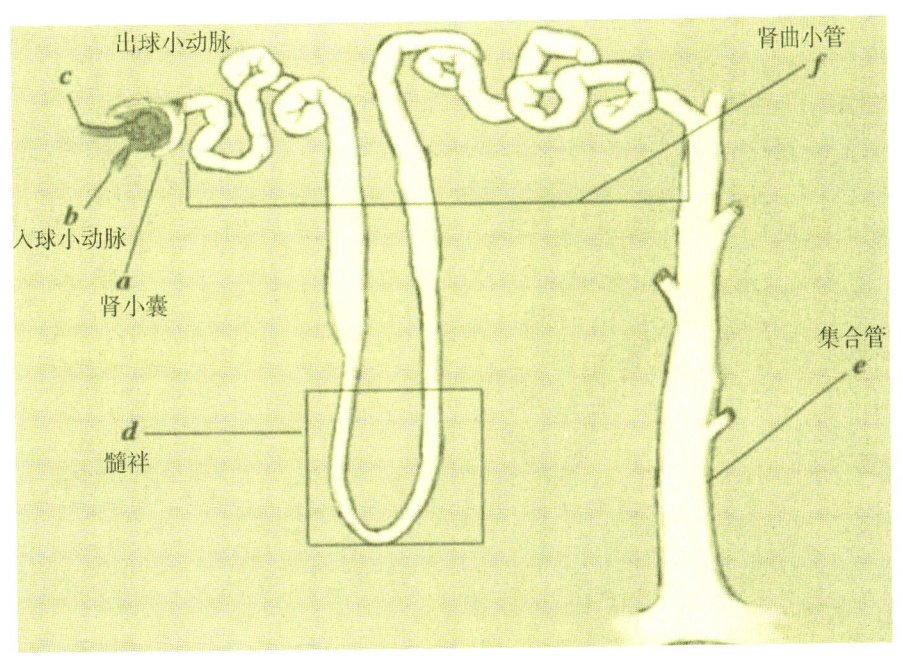

图1-2　肾脏的显微解剖结构

参考文献

[1] Peti-Peterdi J，Kidokoro K，Riquier-Brison A. Novel in vivo techniques to visualize kidney anatomy and function [J]. Kidney Int，2015，88（1）：44-51.

[2] Wallace M A. Anatomy and physiology of the kidney [J]. AORN J，1998，68（5）：800，803-816，819-820，821-824.

[3] Randall T S. Kidney modeling and systems physiology [J]. Wiley Interdiscip Rev Syst Biol Med，2009，1（2）：172-190.

第二章 肾脏的生理学

机体的新陈代谢过程是一系列复杂的、相互联系的生物物理和生物化学过程，这些反应过程都离不开水和各种电解质。体内的水和电解质广泛分布于细胞内外，参与机体代谢和生理功能的完成。通过机体的调节机制，正常人水和电解质的摄入和排出处于动态平衡，机体的内环境保持适宜的酸碱度，以维持正常的代谢和功能。肾脏通过生成尿液，将体内的代谢产物和毒性物质排出体外，并生成多种激素和生物活性物质，以维持细胞外液容量和成分（包括水、电解质、酸碱度等）的相对恒定，故在机体内环境的稳态调控机制中起着十分重要的作用。

第一节 肾脏对电解质的调节

成人体重的大约 60% 由含有溶质的液体组成，称为体液。其中，2/3 的体液分布于细胞外，为细胞外液（extracellular fluid，ECF）；其余 1/3 的体液分布于细胞内，即细胞内液（intracellular fluid，ICF）。水根据膜两侧的渗透压自由流过细胞膜，因此 ICF 和 ECF 中的溶质/水比几乎相等。但是，ICF 和 ECF 的溶质组成差异很大，ECF 的主要阳离子是钠，与之相对应的阴离子是氯；次要阳离子为钾、钙和镁。而在 ICF 中，钾是主要的阳离子。

一、肾脏对钠、氯的调节

钠是 ECF 中主要的阳离子（主要以 NaCl 形式存在），对于维持细胞外液容量至关重要，机体需要通过维持一定量的细胞外液容量来保证有效循环血容量，从而保证各组织脏器的灌注。正常情况下，体内的钠主要经肾随尿排出，故肾对体内钠量的调节具有十分重要的作用。肾排钠量与钠的摄入量或体内钠的含量呈正相关，即多摄多排，少摄少排。若以每日摄入 6 g 食盐计算，每日摄入的钠为 150 mmol，血清钠浓度约为 140 mmol/L，肾小球滤过率（glomerular filtration rate，GFR）为 180 L/d，即肾脏每日滤过钠约 25200 mmol，而每日肾脏排出的钠不足滤过量的 1%，因此，肾脏排泄 Na^+-Cl^- 的微小变化会对细胞外液量产生巨大影响。大量的钠需要经过肾小管吸收，最终不能被肾小管吸收的钠将被排出体外。肾小管有强大的吸收钠的能力，而且可以根据机体的钠平衡情况对钠的重吸收进行调节，总的来说近端肾小管钠重吸收能力强，但是对重吸收的调节能力弱，而集合管重吸收能力差，调节能力强。

（一）近端肾小管

近端肾小管的主要功能之一是等渗性重吸收 2/3～3/4 的肾小球超滤液，其中包括约 60% 的 Na^+-Cl^- 重吸收，在维持细胞外液容量中有着重要的作用。近端小管各段均有转运溶质的能力，但各段细胞形态不同，对溶质的重吸收能力不同，近端小管起始部近曲小管（S1 段）管腔侧上皮折褶成多层，形成绒毛，细胞内有大量的线粒体，对钠和其他溶质的重吸收作用最强，而从 S1 段往下逐渐过渡为皮质近直小管（S2 段）以及髓质近直小管（S3 段），细胞变平，绒毛减少，线粒体减少，对钠和溶质的吸收减弱。近端小管对钠的重吸收有多个转运通道，分两个阶段。第一阶段主要是钠和中性有机溶质、$NaHCO_3$ 被重吸收，主要的转运方式是与氨基酸、葡萄糖的偶联转运以及钠氢交换，细胞间隙还存在少量的 Cl^- 被动转运；第二阶段主要是通过细胞旁和跨细胞途径的 Na^+-Cl^- 重吸收。因近端小管特别是 S1 段基底膜含大量 Na^+-K^+-ATP 酶，Na^+ 进入近端小管上皮细胞后，可由 Na^+-K^+-ATP 酶泵出，该泵可维持细胞内低 Na^+，产生电化学梯度，促进 Na^+ 进入细胞。另外，在大鼠和兔近端小管基底膜已

证实存在 $Na^+-HCO_3^-$ 同向转运蛋白，即 Na^+ 可与 HCO_3^- 一同由近端小管上皮细胞基底膜进入细胞间质。

1. Na^+-H^+ 交换

近端小管顶端膜的 Na^+-H^+ 交换由位于刷状缘上的 Na^+-H^+ 交换蛋白（NHE）介导，发挥主要生理作用的是 NHE3，其在近端小管的 S1、S2 和 S3 段上皮细胞的顶端膜均有表达。NHE 为电中性，一个质子交换一个 Na^+。H^+ 进入管腔，在碳酸酐酶的作用下与管腔内的 HCO_3^- 发生反应，生成水和二氧化碳；细胞内则发生相反的过程，水和二氧化碳形成 H_2CO_3，产生 H^+ 和 HCO_3^-，其中产生的 H^+ 通过 NHE 进入管腔，HCO_3^- 则通过基底侧进入间质。Na^+-H^+ 交换在近端小管对 Na^+-Cl^- 的跨细胞和细胞旁途径重吸收中起关键作用。除了在 Na^+ 的跨细胞转运中提供进入位点外，Na^+-H^+ 交换在近端肾小管对 HCO_3^- 的强劲吸收中也起着主导作用。HCO_3^- 的吸收可增加 Cl^- 的腔内浓度，反过来又增加了 Na^+ 和 Cl^- 的被动细胞旁运输的驱动力。腔内 Cl^- 的增加还有助于驱动跨细胞间 Cl^- 的重吸收。

2. Na^+-葡萄糖同向转运和 Na^+-氨基酸同向转运

与 NHE 不同，Na^+-葡萄糖同向转运蛋白只对右旋葡萄糖、半乳糖及 $\alpha-$甲基$-D-$糖苷具有特异性，对其他阳离子亲和性差。近端小管起始部葡萄糖转运率大于尾部。近端小管起始部（位于皮质）Na^+ 与葡萄糖转运的比例为 1：1，而由于近直小管葡萄糖浓度已明显下降，该段 Na^+ 与葡萄糖转运的比例为 2：1，即转运 2 个 Na^+ 进入细胞，同时一个葡萄糖分子进入。

由于氨基酸种类较多，其物理化学特性不尽相同，所以肾小管内有多种 Na^+-氨基酸转运系统及不同分类方法。可分为 Na^+ 依赖性和非 Na^+ 依赖性氨基酸重吸收途径，也可按照氨基酸的特性分为中性、酸性和碱性氨基酸转运系统。中性氨基酸至少存在 3 种不同的转运系统，一种转运所有氨基酸，另一种转运特异氨基酸，还有一种转运 $\beta-$氨基酸。甘氨酸亦有特异性转运蛋白。酸性和碱性氨基酸又有各自的转运系统。

3. Na^+-Cl^- 协同转运

在近端小管的前半段，因 Na^+-H^+ 交换使细胞内的 H^+ 进入小管液，HCO_3^- 及其他离子以联合转运的方式被重吸收，而 Cl^- 不被重吸收，其结果是小管液中 Cl^- 的浓度高于管周组织间液中 Cl^- 的浓度。在近端小管后半段，有 Na^+-H^+ 交换和 $Cl^--HCO_3^-$ 交换的逆向转运体，其转运结果使 Na^+ 和 Cl^- 进入细胞内，H^+ 和 HCO_3^- 进入小管液，小管液中的 HCO_3^- 可以 CO_2 的形式重新进入细胞。由于近端小管后半段小管液的 Cl^- 浓度比细胞间液中浓度高 20%～40%，Cl^- 则顺浓度梯度经紧密连接进入细胞间液被重吸收。由于 Cl^- 被动扩散进入细胞间液，小管液中阳离子相对增多，造成管外电位差，管腔内带正电荷，驱使小管液中的 Na^+ 顺电势梯度通过细胞旁途径被动重吸收。因此，这部分 Na^+ 和 Cl^- 的重吸收都是被动过程。

4. 近端小管 Na^+-Cl^- 重吸收的调节

（1）球-管平衡（Glomerulotubular Balance，GTB）

球-管平衡是指肾小管重吸收率可根据肾小球滤过情况而相应调节的现象，随着肾小球滤过增加，肾小管重吸收也会增加，反之亦然，使得近端小管溶质重吸收率保持恒定。调节 GTB 最关键的因素为有效循环容量，即当 GFR 维持相对恒定时，有效循环容量扩张可减少肾小管重吸收，反之则增加肾小管重吸收。

GTB 不受神经体液的直接控制，被认为是由管腔和管周因素的作用所介导的。在管腔侧，GFR 的变化增加了 HCO_3^-、葡萄糖和其他溶质的过滤负荷，增加了对负荷敏感的近端小管对它们的重吸收，从而保持了恒定的重吸收率。在近端肾小管中，肾小管流速的变化具有额外的刺激作用，由于管腔 Na^+-H^+ 交换能力的增强，从而 Na^+ 和 HCO_3^- 的吸收率也增加。管周因素在 GTB 的调节中也起着重要的补充作用。具体来说，GFR 的增加导致滤过分数的增加，并伴随肾小球后蛋白和有效渗透压的增加。长期以来人们一直认为，管周蛋白浓度的变化对近端肾小管 Na^+-Cl^- 重吸收有重要影响。当管周蛋白浓度降低时，球后毛细血管胶体渗透压下降，GTB 会被打破。对于管周蛋白浓度如何影响近端小管液体

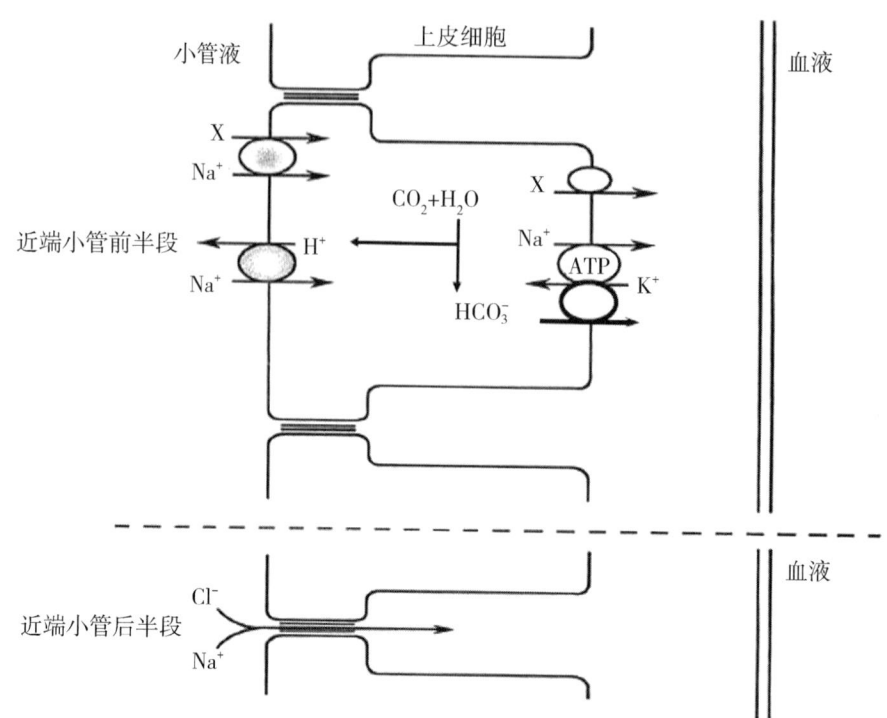

图 2 - 1 近端小管 Na^+-Cl^- 重吸收示意图 （X 代表葡萄糖、氨基酸、磷酸盐和 Cl^-）

重吸收的机制尚不明确，但并不单纯由蛋白质胶体渗透压引起，可能存在对 Na^+ 转运的直接效应，亦可能影响 Na^+ 通过细胞旁途径渗漏。

（2）神经体液调节

近端小管的 Na^+-Cl^- 重吸收受多种激素和神经递质的调节。血管紧张素 II （Angiotensin II，Ang II） 对近端小管的 Na^+-Cl^- 重吸收有重要的影响，兔、大鼠和小鼠的离体微灌注实验发现，低浓度 （$10^{-12} \sim 10^{-10}$ mol/L） 时能促进 Na^+-Cl^- 重吸收，高浓度 （$> 10^{-7}$ mol/L） 则对其有抑制作用；但在行肾切除术后所得的人近端肾小管样本中发现，浓度达 10^{-6} mol/L 的 Ang II 能刺激 Na^+-Cl^- 重吸收。Ang II 可通过 AT1 和 AT2 受体介导，刺激 Na^+-H^+ 交换蛋白，引起 Na^+-Cl^- 重吸收的增加。另外，Ang II 也可由近端肾小管合成并分泌，对近端肾小管 Na^+-Cl^- 重吸收产生有效的自分泌作用。

近端小管上皮细胞膜基底侧分布有 α、β 肾上腺素能受体和多巴胺受体。研究发现，α_1 肾上腺素受体激活后，能通过增加管腔侧 Na^+-H^+ 交换和基底膜侧 Na^+-K^+-ATP 酶的活性而促进 Na^+-Cl^- 重吸收；β_2 受体也可通过增加 Na^+-H^+ 交换而增加 Na^+ 的重吸收；另外，近端小管能合成多巴胺，其与多巴胺受体结合后，可抑制 Na^+-K^+-ATP 酶的活性从而抑制 Na^+ 的重吸收。

心房钠尿肽 （atrial natriuretic peptide，ANP） 通过多巴胺依赖机制抑制 Na^+-H^+ 交换从而产生利钠作用。ANP 可诱导多巴胺受体 D1 募集到近端小管细胞的质膜上，从而加强小管对多巴胺作用的敏感性。ANP 对基底膜侧 Na^+-K^+-ATP 酶的抑制作用是通过 D1 依赖机制发生的，两种激素协同抑制 Na^+-K^+-ATP 酶。此外，对于 ANP 的利钠作用，多巴胺和 D1 受体还有着重要的允许作用。

另外，在近端小管的利钠和抗利尿作用之间还存在着相互作用。例如，ANP 可能通过多巴胺依赖机制，抑制 Ang II 介导的 Na^+-Cl^- 重吸收。多巴胺还会降低近端小管细胞中 Ang II 的 AT1 受体的表达。有研究显示，在大鼠的饮用水中添加左旋多巴会降低近端小管中 AT1 受体的表达，提示近端小管中多巴胺的合成会改变 Ang II 的敏感性。Ang II 通过 AT1 受体信号减少多巴胺受体 D5 的表达，相对应地，在敲除 D5 受体的小鼠中，肾皮质 AT1 受体的表达增加。

（二）髓袢

由肾小球滤过的 Na^+ 有 25%～40% 在髓袢重吸收，髓袢重吸收 Na^+-Cl^- 的主要部位在升支粗段

（thick ascending limb，TAL）。由于髓袢降支细段的上皮细胞比较薄，线粒体数目少，ATP 生成少，因此钠泵活性很低，且该段对 Na⁺ 的通透性也很低，故对 Na⁺ 的重吸收很少。但降支细段对水通透，因此在管外髓质高渗的作用下，水被重吸收，导致小管液中的 Na⁺ 被浓缩；在流向内髓时，小管液中的 NaCl 浓度越来越高。而髓袢升支细段的上皮细胞也比较薄且对 Na⁺ 具有通透性而对水的通透性很低，Na⁺ 则顺浓度差扩散到髓质间液，使流向皮质方向小管液中的 NaCl 浓度越来越低。

1. 髓袢升支粗段的 Na⁺-Cl⁻ 重吸收

TAL 上皮细胞的顶端膜上有电中性的 II 型 Na⁺-K⁺-2Cl⁻ 同向转运体（Na⁺-K⁺-2Cl⁻ cotransporter type 2，NKCC2），该转运体使小管液中 1 个 Na⁺、1 个 K⁺ 和 2 个 Cl⁻ 同向转运进入上皮细胞内。Na⁺-H⁺ 交换在 TAL 的 Na⁺-Cl⁻ 重吸收中也有重要作用。在 TAL，NHE2 和 NHE3 分布于基底侧，而 NHE1 和 NHE3 分布于管腔侧。NHE1 主要调节 pH 值，而其他亚型还参与细胞容量的调节，NHE3 参与 Na⁺ 和 HCO₃⁻ 的重吸收。进入细胞内的 Na⁺ 经 Na⁺-K⁺-ATP 酶转运至组织间液，Cl⁻ 经基底侧膜上的 Cl⁻ 通道顺浓度梯度进入组织间液，而 K⁺ 经顶端膜顺浓度梯度返回小管液中，并使小管液呈正电位（图 2-2）。

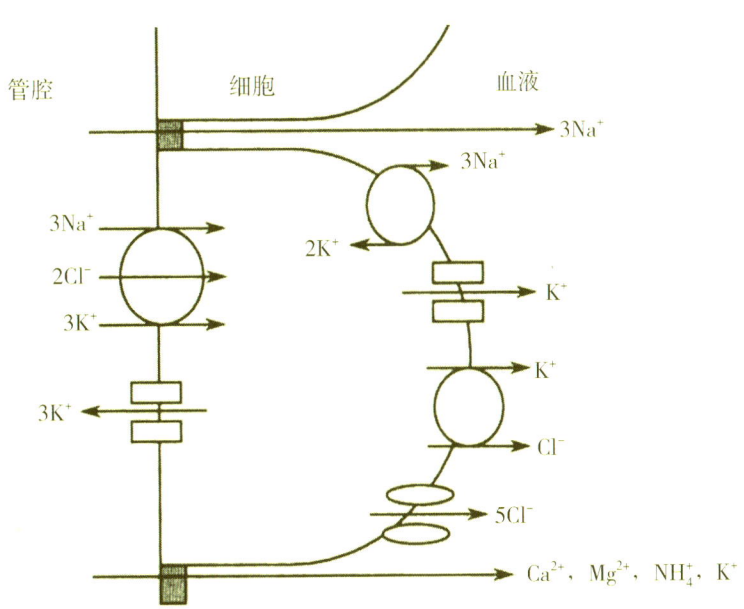

图 2-2　髓袢升支粗段 Na⁺-Cl⁻ 重吸收示意图

2. 髓袢升支粗段 Na⁺-Cl⁻ 重吸收的调节

TAL 对 Na⁺-Cl⁻ 的重吸收至少受两大因素调节，物理因素和激素。物理因素包括管腔流量、小管液成分及渗透压，激素包括抗利尿激素、前列腺素等。

抗利尿激素（antidiuretic hormone，ADH）是目前研究最广泛的 TAL 中调节 Na⁺-Cl⁻ 转运的激素。ADH 的效应由第二信使 cAMP 介导，在管腔膜，ADH 可作为 NKCC2 的激活剂，并能增加 K⁺ 通道功能而提高电导度；在基底膜，ADH 诱导的细胞内 cAMP 增加可直接增加 Cl⁻ 通道的活性。

肾髓质合成的前列腺素（prostaglandin，PG）主要为 PGE₂，参与 TAL 局部对 Na⁺-Cl⁻ 的重吸收的负反馈。在离体微灌注哺乳类 TAL 的髓质段，PGE₂ 可使由 ADH 刺激的 Cl⁻ 重吸收下降 50%。在缺乏 ADH 的情况下，PGE₂ 对 Cl⁻ 重吸收无明显影响。

（三）远端肾单位

远端肾单位可划分为三部分：远曲小管（distal convoluted tubule，DCT）、连接小管（connecting tubule，CNT）和集合管（collecting duct，CD），集合管又分为皮质集合管（cortical collecting duct，CCD）和髓质集合管（medullary collecting duct，MCD），髓质集合管还可分为外髓质集合管（outer medullary collecting duct，OMCD）和内髓质集合管（inner medullary collecting duct，IMCD）。DCT

细胞类型单一，基底侧含有丰富的 Na^+-K^+-ATP 酶。CNT 是 DCT 和 CCD 之间的过渡区域，又称为后远端小管或集合管起始部，由两类细胞组成：主细胞及闰细胞。CCD 至少包括三类细胞：主细胞、α 闰细胞和 β 闰细胞，主细胞主要负责 Na^+、K^+ 转运，两类闰细胞负责 H^+ 和 HCO_3^- 的转运。

1. 远曲小管和连接小管

大约 5% 在肾小球滤过的 Na^+ 在 DCT 重吸收。进入 DCT 液体的 Na^+ 浓度为 25～30 mmol/L，但仅 DCT 最初 20% 处的钠盐浓度最大，离致密斑 200～300 μmol/L 处 Na^+ 平均浓度达 50 mmol/L，以后 Na^+ 浓度不断降低，在 DCT 末端 Na^+ 浓度约为 30 mmol/L。

在 DCT 起始段存在管腔膜 Na^+-Cl^- 同向转运，Na^+ 和 Cl^- 的重吸收相互依赖，相互促进。DCT 起始部是噻嗪类利尿剂的作用位点。DCT 小管腔膜亦存在 Na^+-H^+ 和 Cl^-、有机阴离子的交换系统，后者参与 Na^+-Cl^- 的重吸收和有机阴离子的再循环（图 2-3）。在大鼠远端小管微灌注液中加入甲酸盐或草酸盐均可刺激 Na^+-Cl^- 的重吸收，但不为噻嗪类利尿剂抑制。远端小管 CNT 段开始出现上皮性钠通道（epithelial sodium channel，ENaC），但是该节段在肾小管对钠的转运中尚不起主要作用。

2. 集合管

CD 转运过程为尿液成分进行最后的精细调节，该部仅重吸收 2%～3% 的滤过钠。CD 上皮细胞顶端膜存在大量 ENaC，ENaC 是一种生电性 Na^+ 转运通道，受醛固酮调节。该通道由两个 α 亚单位、一个 β 亚单位和一个 γ 亚单位组成。CCD 主细胞顶端膜含有 ENaC。Na^+ 顺电化学梯度由 Na^+ 通道进入细胞。进入细胞内的 Na^+ 由基底膜 Na^+-K^+-ATP 酶泵出。Na^+ 进入细胞可使顶端膜去极化，产生管腔为负电荷的电位差，再驱动 Cl^- 通过细胞旁隙进入细胞。与 CCD 相比，OMCD 对离子的通透性较低，管腔负电荷较少，几乎不存在 Na^+ 的主动重吸收。IMCD 上皮细胞顶端膜存在 ENaC，基底膜含有 Na^+-K^+-ATP 酶、K^+ 通道及 HCO_3^- 通道。小管腔内的 Na^+ 通过 Na^+ 通道顺电化学梯度进入细胞内，而基底膜 Na^+-K^+-ATP 酶泵出细胞内的 Na^+，维持细胞内 Na^+ 低水平。基底膜的 K^+ 通道参与 K^+ 再循环，维持 Na^+-K^+-ATP 酶活性。IMCD 是 ANP 的主要作用部位，ANP 通过第二信使 cGMP 介导，抑制 Na^+ 进入细胞，通过磷酸化和非磷酸化机制抑制 ENaC。另外，研究还证实 ANP 能刺激 IMCD 的 Na^+ 分泌。

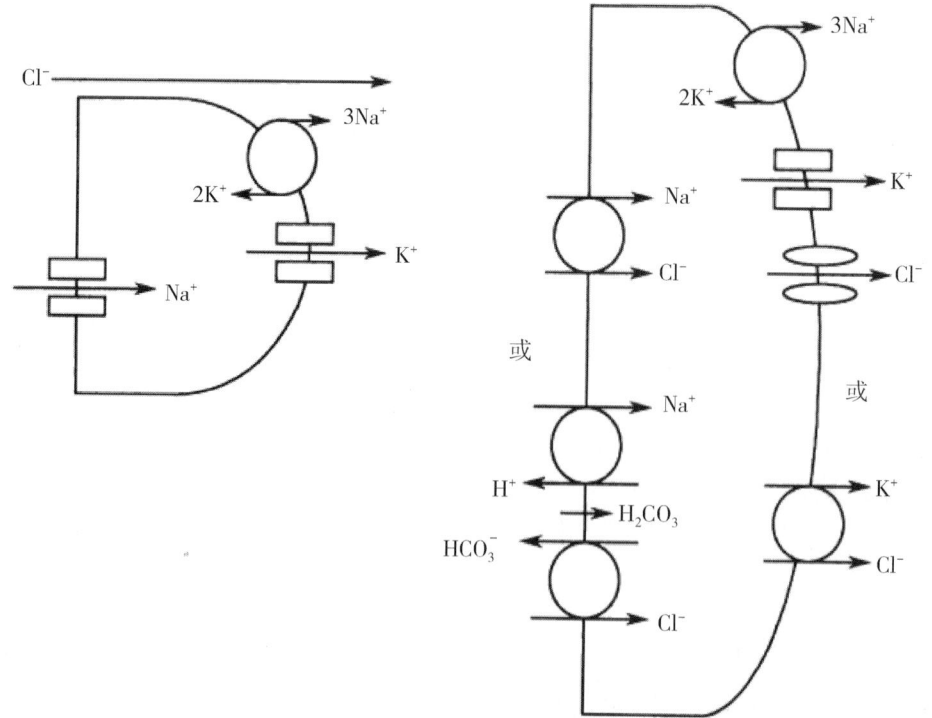

图 2-3 远端肾单位 Na^+-Cl^- 重吸收示意图

3. 远端肾单位 Na^+-Cl^- 重吸收的调节

到达远曲小管的流量增多或该段小管液流速加快均可刺激 Na^+ 的重吸收。而影响远端肾单位 Na^+ 转运的体液因子主要有醛固酮、ADH、ANP 和缓激肽。

醛固酮在远端肾单位的 Na^+-Cl^- 重吸收中有重要的正性作用。醛固酮或其他盐皮质激素进入细胞，与盐皮质激素受体结合后，激素-受体复合物进入细胞核，与 DNA 结合，促进 ENaC 的 α 亚基转录，加速 ENaC 的三个亚基 α、β、γ 装备为完整的 ENaC 通道，并从内质网到达细胞膜表面，从而增加 CCD 顶端膜上 ENaC 的密度，促进 Na^+ 由管腔进入细胞。醛固酮还可增强细胞基底膜侧 Na^+-K^+-ATP 酶的活性，加快小管上皮细胞将 Na^+ 泵出细胞的过程。糖皮质激素和盐皮质激素受体有一定的亲和力，可阻止醛固酮与其受体结合，但肾小管上皮细胞存在 11β-羟类固酮脱氢酶（11β-hydroxysteroid dehydrogenase-2，11β-HSD2），11β-HSD2 可催化皮质醇代谢为可的松或 11-脱氢皮质酮，后者与盐皮质激素受体亲和力低，因而 CCD 选择性地受醛固酮的调节。

ADH 作用有种属差异，往体外分离的大鼠 CCD 加入 ADH 可引起持续的 Na^+ 重吸收增加，预先加入盐皮质激素可增强其效应。在兔标本中，ADH 仅能引起一过性 Na^+ 重吸收增加甚至抑制 Na^+ 重吸收，这些作用在预先加入盐皮质激素后可消失。ANP 与缓激肽可抑制大鼠 CCD 的 Na^+ 重吸收，但并不引起跨上皮电位的改变，因而可能是抑制了电中性 NaCl 协同转运蛋白的活性。

二、肾脏对钾的调节

钾是人体内重要的阳离子，体内的钾主要以 K^+ 形式存在，细胞内、外液体中的 K^+ 浓度必须保持相对稳定，才能维持细胞的基本功能。人体每日从食物中摄入大量的钾，为体内钾的主要来源，肠道及肾脏则根据体内总钾的情况排出一定量的钾，其中肾脏对钾平衡的调节起主导作用。肾脏对 K^+ 的调节与肾脏对 Na^+ 的调节有很大的区别，血钾浓度一般在 4.0 mmol/L 左右，而血钠浓度一般在 140 mmol/L 左右，即每日原尿中滤过的 K^+ 远低于 Na^+，故肾小管对 Na^+ 的调节主要在于重吸收的过程，最后不能重吸收的 Na^+ 将被排出体外；而由肾小球滤过的 K^+ 在经近端肾小管重吸收后，远端肾单位对其再分泌过程则为调节钾平衡的重要过程。肾小管细胞膜基底侧存在 Na^+-K^+-ATP 酶，将 K^+ 由间质重吸收入细胞，构成了 K^+ 有效泌入管腔的基本条件，但在某一特定部位对 K^+ 是重吸收还是分泌，则取决于该部位上皮细胞顶端膜的特性、对 K^+ 的通透性和其他转运机制的存在情况。

（一）K^+ 的重吸收

小管液中的 K^+ 有 65%～70% 在近端小管被重吸收，25%～30% 在髓袢被重吸收，K^+ 在这些部位的重吸收比例是比较恒定的，但目前对 K^+ 重吸收的机制并未完全了解。

1. 近端小管

小管液中 K^+ 浓度低于小管上皮细胞，并且小管上皮细胞管腔面为负电荷，K^+ 的转运是逆浓度梯度及逆电位梯度的，因此推测近端小管上皮细胞上有 K^+ 的主动转运通道。另一方面有证据显示，肾小管上皮细胞基底侧的 Na^+-K^+-ATP 酶将细胞间质的 K^+ 转运入细胞内，使细胞间液的 K^+ 浓度下降，可能为小管液的 K^+ 顺浓度梯度从上皮细胞间隙进入细胞间质提供条件。近曲小管的远端也可能存在 K^+ 的被动转运。

2. 髓袢升支粗段

髓袢升支粗段是另一个大量重吸收 K^+ 的部位，该段对 K^+ 的重吸收与 Na^+-Cl^- 重吸收互相平衡，既有 K^+ 的重吸收又有 K^+ 的分泌，但正常情况下最终结果是 K^+ 的净重吸收。TAL 的上皮细胞顶端膜存在Ⅱ型 Na^+-K^+-$2Cl^-$ 同向转运体（NKCC2），经由 NKCC2，1 个 Na^+、1 个 K^+ 和 2 个 Cl^- 由管腔同向转运至细胞内，在细胞基底侧 Na^+-K^+-ATP 酶的作用下，持续地将 Na^+ 从细胞内转运至细胞外，将细胞内的 Na^+ 浓度维持在低水平，为 3 个离子的协同转运提供能量。因此实际上 Na^+ 的转运为 K^+ 的净吸收提供动力，但 K^+ 在这个系统转运过程中也起到特殊的作用。

在 TAL 的上皮细胞顶端膜上还分布着多种 K^+ 通道，经过 NKCC2 协同转运进入细胞的 K^+ 可通过

K^+ 通道排到管腔内，避免 K^+ 的大量吸收而引起管腔内 K^+ 浓度下降，从而为 NKCC2 的协同转运提供充足的 K^+。由管腔侧 K^+ 通道（renal outer medullary potassium，ROMK）基因突变引起功能丧失而导致的 Batter 综合征为 K^+ 的再循环的重要性提供了证据，在这类患者，K^+ 的再循环无法完成，使 Na^+-Cl^- 重吸收下降，同时导致 K^+ 的净重吸收下降，患者表现为细胞外液容量减少，血压正常，低钾性代谢性碱中毒。管腔内 K^+ 浓度过低时，会抑制 NKCC2 的转运速度，从而抑制 Na^+-Cl^- 重吸收。事实上，NKCC2 需要成比例地转运三种离子，因此管腔内三种离子中的任何一种出现缺失，都会抑制 NKCC2 的活性。临床上常用的袢利尿剂即为 NKCC2 的抑制剂，能引起 Na^+-Cl^- 重吸收下降，K^+ 的净分泌增多。

在 TAL 上皮细胞膜基底侧分布着 K^+ 和 Cl^- 通道，可以将 K^+ 和 Cl^- 由细胞内转移至细胞外。分布在顶端膜和基底膜 K^+ 和 Cl^- 通道的跨膜转运最终导致细胞膜管腔侧形成正电压，从而推动 K^+ 顺电位差由细胞间隙从管腔进入间质（图 2-4）。

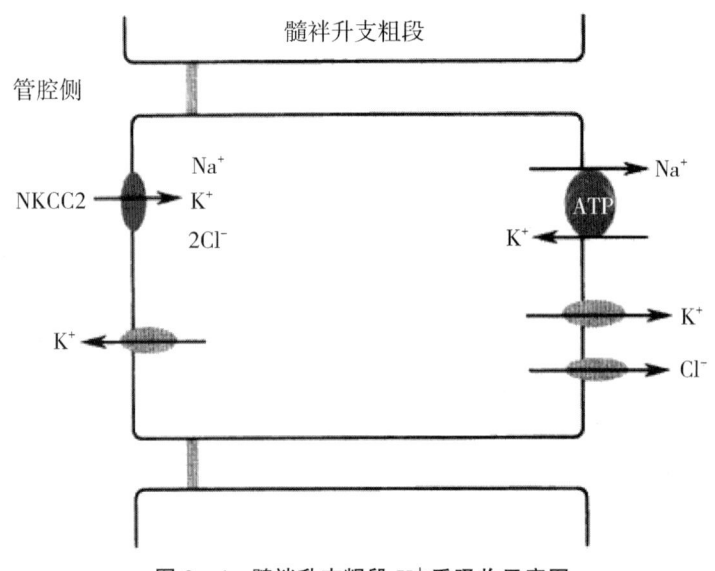

图 2-4 髓袢升支粗段 K^+ 重吸收示意图

3. 髓质集合管

远端肾单位重吸收 K^+ 主要发生在 OMCD。OMCD 的闰细胞顶端膜分布有 H^+-K^+-ATP 泵，当细胞外液中 K^+ 浓度较低时，其可通过分泌 1 个 H^+ 进入小管液，并交换 1 个 K^+ 进入上皮细胞内来重吸收 K^+。

（二）K^+ 的分泌

1. 远曲小管

DCT 的起始部分开始出现 K^+ 的分泌，但是分泌量较小，随着向集合管靠近，K^+ 的分泌逐渐增加。研究显示，DCT 对 K^+ 的分泌受管腔内高 Na^+ 低 Cl^- 的刺激，管腔内的 Cl^- 低于 10 mmol/L，K^+ 的分泌增加一倍。

2. 皮质集合管

CD 的细胞分为主细胞和闰细胞，其中主细胞占大多数。CCD 细胞顶端膜分布有 K^+ 通道和 K^+-Cl^- 协同转运蛋白。目前已发现至少有两种 K^+ 通道，分别为小电导（30-pS）K^+ 通道和大电导（150-pS）K^+ 通道，细胞内 H^+ 和 Ca^{2+} 浓度升高可抑制小电导 K^+ 通道开放，而细胞内 Ca^{2+} 浓度升高可促进大电导 K^+ 通道开放。由于 K^+ 通道开放后，K^+ 顺电化学梯度流动，因此细胞顶端膜侧的电压变化可影响 K^+ 的分泌。K^+ 还可以通过 K^+-Cl^- 协同转运蛋白分泌，在 K^+-Cl^- 协同转运中，管腔内 Cl^- 的浓度非常重要，当管腔内 Cl^- 浓度下降时，K^+-Cl^- 协同转运增加。另外，主细胞的顶端膜上还分布着上皮性钠通道（ENaC），ENaC 将小管液中的 Na^+ 转运入细胞，使得管腔内形成负电位，有助于 K^+ 的分泌。在主细胞的基底膜上分布着 Na^+-K^+-ATP 酶，将细胞间质内的 K^+ 转运入细胞，细胞内的 Na^+ 转运出细胞，当肾脏需要排 K^+ 时，Na^+-K^+-ATP 酶的转运速度增快，大量的 K^+ 被转运入细胞，然后再由顶端膜的 K^+ 通道分泌到肾小管腔中（图 2-5）。

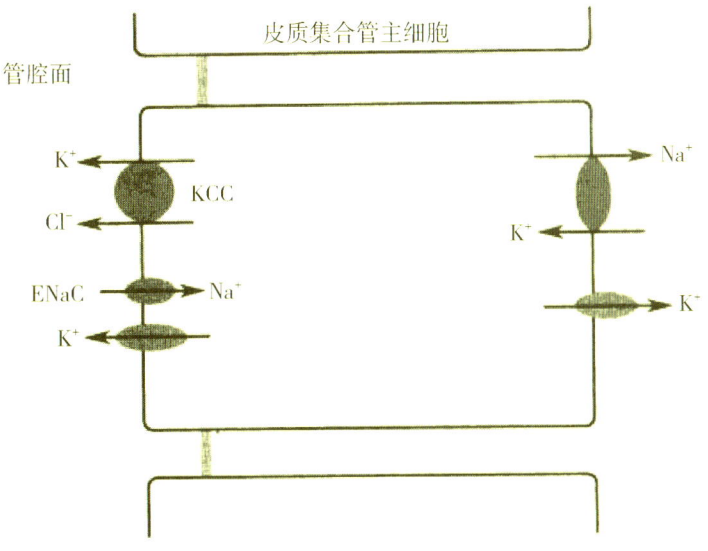

图 2-5　皮质集合管 K^+ 分泌示意图

（三）影响肾脏调节 K^+ 平衡的因素

肾脏对 K^+ 平衡的调节主要在远端肾单位，由 CCD 调节的 K^+ 分泌在应对高钾血症和 K^+ 负荷过重时起关键作用，而在低钾血症时 CCD 和 OMCD 可增加 K^+ 的重吸收。肾脏对 K^+ 平衡的调节受多种因素的影响，可有多个调节位点，因此 K^+ 的最终净分泌是各种因素综合作用的结果。

1. K^+ 的摄入

当机体处于正常的生理状态时，K^+ 平衡主要与 K^+ 的摄入有关。K^+ 的大量摄入直接增加 K^+ 的血浆浓度，高血钾可以直接刺激肾脏排 K^+，并能通过刺激肾上腺皮质分泌醛固酮，调节肾脏排 K^+。当 K^+ 的摄入减少时，血钾浓度降低，抑制醛固酮的分泌，肾脏排 K^+ 减少，OMCD 对 K^+ 的重吸收增加。

2. 远端小管液的流量

当远端小管液流量增大时（如在血量增加或应用利尿剂等情况下），分泌入小管液的 K^+ 被快速带走，小管液中 K^+ 浓度大大降低，故细胞内 K^+ 向小管液扩散的化学驱动力增大，有利于 K^+ 的分泌。

3. 小管液内 Cl^- 浓度

当流向远端小管的小管液量增加，但小管液 Cl^- 浓度降低时（如利尿剂所致的低氯碱中毒和胃酸丢失等），K^+ 的净分泌增加。实验证明，将小管液中的 Cl^- 浓度从 100 mmol/L 向 2 mmol/L 逐步降低时，可引起 K^+ 分泌增加，且与 K^+ 的电导无关；实验进一步证明，K^+ 通道阻断剂钡不能改变 Cl^- 浓度降低所引起的 K^+ 分泌增加；但 K^+-Cl^- 协同转运蛋白的抑制剂可抑制 Cl^- 浓度降低所引起的 K^+ 分泌增加。因此认为，小管液 Cl^- 浓度降低刺激 K^+ 的分泌是由于顶端膜的 K^+-Cl^- 协同转运蛋白活性加强所致。

4. 主细胞顶端膜内外电位差

由于 K^+ 带正电荷，主细胞顶端膜内负外正电位差是 K^+ 向细胞外扩散的阻力。因此，当小管液中带正电荷的离子被重吸收或其他原因使小管液负电位值增加时，K^+ 的分泌增加。阿米洛利可抑制顶端膜的 Na^+ 通道，减少 Na^+ 的重吸收，使主细胞顶端膜内外电位差增大，因此减少 K^+ 的分泌，故称为保钾利尿剂。

5. 醛固酮

醛固酮具有强效的利尿作用，循环血中的 K^+ 与醛固酮之间具有重要的相互关系。如前所述，醛固酮进入远端肾单位上皮细胞内后，与胞质内的醛固酮受体结合，形成激素-受体复合物，激素-受体复合物进入细胞核后，通过调节基因转录，增加 CCD 上皮细胞顶端膜上 ENaC 的密度，促进 Na^+ 由小管液向细胞内扩散，增加了管腔侧的负电位，从而促进 K^+ 的分泌。醛固酮还可增强细胞基底膜侧 Na^+-K^+-ATP 酶的活性，加快小管上皮细胞将 Na^+ 泵出细胞和将 K^+ 泵入细胞的过程，增大细胞内与小管液之间的 K^+ 浓度差，增加 K^+ 的分泌。醛固酮的分泌则受到血钠、血钾水平、肾素-血管紧张素系统和促肾上腺皮质激素水平的调节。

6. 酸碱平衡

酸碱平衡影响肾脏分泌 K^+ 不仅和血浆中 H^+/HCO_3^- 浓度有关，还与小管液中 H^+/HCO_3^- 浓度有关。代谢性碱中毒时，近端小管重吸收 $NaHCO_3$ 被抑制，使得远端小管液中 Na^+ 和 HCO_3^- 浓度明显增加，并且 Cl^- 浓度下降，高氯低钠可以刺激远曲小管 K^+ 的分泌，同时由于远端小管液流量增多，K^+ 的分泌亦有所增加。而代谢性酸中毒时，会刺激 OMCD 闰细胞顶端膜 H^+-K^+-ATP 泵活性增强，使得泌 H^+ 作用增强的同时重吸收 K^+ 也增多。并且，泌 H^+ 作用增强使得小管液 pH 值降低，抑制 ROMK 通道活性，减少 K^+ 分泌。但在远端肾小管酸中毒中，由于泌 H^+ 作用被抑制，K^+ 分泌增加，同时，由于细胞外液减少，继发性肾素-血管紧张素-醛固酮系统激活可增加尿 K^+ 的分泌，引起血 K^+ 降低。

三、肾脏对钙、镁、磷的调节

（一）肾脏对钙的调节

Ca^{2+} 是人体内重要的阳离子，参与体内多种生理生化过程，如神经传导功能、凝血、酶活化、胞吐作用和骨矿化等。正常成年人体内含钙 1～2 kg，其中 99% 存在于骨组织，其余 1% 存在于软组织及细胞外液中。正常血浆总 Ca^{2+} 浓度为 2.2～2.5 mmol/L，血浆中的钙以可过滤的形式（占总钙的 60%）和结合的形式（占总钙的 40%）存在。可过滤钙包括与阴离子结合的钙，例如柠檬酸根、硫酸根和磷酸根（约占总钙的 10%）和离子钙（ionized Ca^{2+}，iCa^{2+}，约占总钙的 50%），结合钙是与蛋白质（主要为白蛋白）结合的钙。iCa^{2+} 的正常值为 1.05～1.23 mmol/L，是血钙中直接发挥重要生理功能的部分，其浓度取决于血浆 pH，在低白蛋白血症或酸中毒时血浆 iCa^{2+} 的比例相应增加。细胞内的 Ca^{2+} 主要存在于内质网和线粒体中，或与细胞质的蛋白及配体结合，细胞内 iCa^{2+} 浓度很低（0.1～1 $\mu mol/L$），细胞内外 iCa^{2+} 浓度的显著差异来源于所有细胞中都存在的钙泵和某些组织中的 Na^+-Ca^{2+} 交换子（Na^+-Ca^{2+} exchanger，NCX）对 Ca^{2+} 的跨膜转运。

钙平衡受到肠道吸收、肾脏重吸收和骨骼交换的协同作用的影响，钙需求增加时，钙调激素释放增加。正常人主要由饮食摄入 Ca^{2+}，在健康的成年人中，每日应摄入 Ca^{2+} 800～1000 mg。当饮食中摄入 1g 钙时，约 800 mg 从粪便中排出，200 mg 从尿中排出。通常 1 g 的日常饮食钙摄入量中约有 400 mg 被肠吸收，通过肠分泌的钙损失约为 200 mg/d，因此，钙的净吸收量约为 200 mg/d（20%）。正常成年人每日约经过肾小球过滤 10 g 钙，尿液中排出的钙量通常为 100～200 mg/d，因此，肾小管会重新吸收原尿中 98%～99% 的钙。其中，近曲小管中重吸收 60%～70%，髓袢重吸收 20%，其余的钙在远端肾单位被重吸收。远端肾单位尽管仅负责 Ca^{2+} 5%～10% 的重吸收，但它是调节 Ca^{2+} 排泄的主要部位。

1. Ca^{2+} 的重吸收

（1）近端小管

近端小管中 Ca^{2+} 的重吸收与 Na^+ 和水的重吸收平行，其经被动的细胞旁途径和主动的跨细胞途径重吸收，其中，被动的细胞旁途径约占钙重吸收的 80%。Ca^{2+} 的细胞旁被动重吸收可能通过溶剂牵引或被动扩散的形式实现。溶剂牵引是指当水分子通过渗透作用被重吸收时，有些溶质可随水分子一同被转运。近端小管 Ca^{2+} 重吸收过程中发挥重要作用的转运机制是被动扩散，体内及体外的微灌注试验证实近端小管上皮细胞对 Ca^{2+} 有较高的被动通透性，其与紧密连接蛋白（the tight junction proteins，claudins）有关，Claudins-2 存在于近端小管上皮细胞膜，参与构成细胞旁阳离子通道，调节细胞旁通透性。

（2）髓袢

髓袢对 Ca^{2+} 的重吸收发生在升支粗段，主要通过电压依赖的细胞旁途径进行。髓袢升支粗段上皮细胞顶端膜的 Na^+-K^+-$2Cl^-$ 同向转运体（NKCC2）和肾外髓质 K^+ 通道（ROMK）为细胞旁阳离子运输提供驱动力。NaCl 通过 NKCC2 的重吸收是电中性的（NKCC2 将 1 个 Na^+，1 个 K^+ 和 2 个 Cl^- 从管腔转运到细胞中），然后，K^+ 通过 ROMK 通道回到小管液，细胞内积累的 Na^+ 和 Cl^- 分别通过基底外侧 Na^+-K^+-ATP 酶和 Cl^- 通道转运到血液中。总体而言，这些过程会产生 NaCl 的净重吸收和阳性跨上皮电位，从而通过细胞旁途径推动非选择性 Ca^{2+} 的重吸收。与髓袢升支粗段细胞旁途径重吸收 Ca^{2+} 相关的紧密连接蛋白有 Claudins-16 和 Claudins-19，Ca^{2+} 的正常重吸收需要 claudin-16 和 claudin-19 的正常表达。当编码 claudin-16 和 claudin-19 的基因突变而丧失功能时，会引起髓袢升支粗段对 Ca^{2+} 和 Mg^{2+} 重吸收不足，导致家族性低镁血症伴高尿钙和肾钙化。

（3）远端小管

远端肾小管的管腔内呈负电压，其 Ca^{2+} 浓度低于细胞内水平，因此该段对 Ca^{2+} 的重吸收为跨细胞的主动重吸收。其可分为 3 个步骤：第一步 Ca^{2+} 进入顶端膜，此过程受 TRPV5（transient receptor potential vanilloid 5）的调节。TRPV5 是瞬时受体电位阳离子通道，主要在远曲小管后段及连接小管中表达，对 Ca^{2+} 具有高度选择性。第二步是 Ca^{2+} 在细胞内扩散，在此过程中，钙结合蛋白 calbindin-D28k 与细胞内 Ca^{2+} 结合并由胞质向基底膜扩散。第三步通过质膜钙泵（plasma membrane calcium pump，PMCA）、Na^+-Ca^{2+} 交换（Na^+-Ca^{2+} exchanger，NaCX）和 Na^+-K^+-Ca^{2+} 交换（Na^+-K^+-Ca^{2+} exchanger，NaCKX）将 Ca^{2+} 泵出肾小管基底膜，保持 NaCX 和 NaCKX 活性的 Na^+ 梯度由位于基底膜侧的 Na^+-K^+-ATP 酶提供。

2. 影响肾脏调节 Ca^{2+} 平衡的因素

（1）甲状旁腺激素（PTH）

影响肾脏重吸收 Ca^{2+} 的因素很多，PTH 是最重要的影响因素。PTH 由甲状旁腺分泌，具有升高血钙和降低血磷的作用。PTH 通过三种方式增加血钙浓度：①刺激骨吸收；②通过促进肾脏内 $1,25(OH)_2D_3$ 的形成来增强肠道钙和磷酸盐的吸收；③增加肾脏对钙的吸收，PTH 刺激 TRPV5、calbindin-D28k、NCX 等 Ca^{2+} 转运蛋白的表达，激活腺苷酸环化酶，增加细胞内环腺苷酸（cyclic adenosine monophosphate，cAMP）的水平，使细胞内 Ca^{2+} 浓度升高，促进 Ca^{2+} 的跨细胞转运使肾小管重吸收 Ca^{2+} 增加。

（2）维生素 D [$1,25(OH)_2D_3$]

维生素 D_3 是一种存在于饮食中的脂溶性类固醇，也可以由 7-脱氢胆固醇在紫外线下于皮肤合成，$1,25(OH)_2D_3$ 为其最活跃的形式。$1,25(OH)_2D_3$ 对肾脏钙代谢总的作用是增加肾小管对 Ca^{2+} 的重吸收，作用部位主要在远端小管。$1,25(OH)_2D_3$ 刺激 TRPV5、PMCA 和 calbindin-D28k 的表达，增加离子通道活性和数量，使 Ca^{2+} 易于进入远端小管上皮细胞。

（3）血钙浓度

血钙浓度升高可使肾单位各段对 Ca^{2+} 的重吸收减少，尽管血钙浓度升高可通过肾血管收缩而降低 GFR，但同时也会通过抑制 PTH 导致肾小管对 Ca^{2+} 的重吸收下降。在髓袢升支粗段，高血钙可通过激活基底膜 CaSR（Ca-sensing receptor），抑制 NKCC2 和 ROMK 的活性，减弱细胞旁 Ca^{2+} 重吸收的驱动力，从而抑制 Ca^{2+} 的重吸收。

（4）细胞外液容量

细胞外液容量扩张使尿中 Na^+、Ca^{2+} 排泄增加，细胞外液容量除了影响肾小球滤过外，还引起肾小管（主要是近端小管）对 Ca^{2+} 重吸收减少。

（5）酸碱平衡

急性和慢性代谢性酸中毒可导致 Ca^{2+} 排泄增加，而与 PTH 的变化无关。代谢性酸中毒引起远端小管 TRPV5 的表达和活性降低、重吸收 Ca^{2+} 减少，相对的，代谢性碱中毒能引起肾小管对 Ca^{2+} 重吸收增加。

（6）利尿剂

袢利尿剂通过抑制髓袢升支粗段中 NKCC2 处 NaCl 的转运而降低了 Ca^{2+} 的重吸收。NaCl 的重吸收减少，K^+ 循环也减少，导致小管液正电位降低，从而抑制 Ca^{2+} 重吸收。噻嗪类利尿剂作用于远端小管，增加 Ca^{2+} 重吸收。噻嗪类药物结合并抑制远端小管中的 Na^+-Cl^- 共转运蛋白，使细胞内 Na^+ 浓度降低，从而刺激基底膜的 NaCX，继而促进 Ca^{2+} 重吸收。另外，由于噻嗪类利尿剂使细胞外液容量减少，继而增加了近端小管对 Ca^{2+} 的被动重吸收。

（二）肾脏对镁的调节

Mg^{2+} 是细胞内数量仅次于 K^+ 的二价阳离子，在机体中具有多种重要的生理功能，包括细胞内信号传导、蛋白质和 DNA 的合成、神经肌肉兴奋性和骨形成的辅助因子等。健康成人体内的总镁含量约为 24 g，其中 99% 位于细胞内，主要储存在骨骼、肌肉和软组织中，只有 1% 位于细胞外液。正常的血清总镁浓度在 0.7～1.1 mmol/L，60% 的血清镁以游离的、具有生理活性的离子形式存在，10% 与血清阴离子（磷酸根、柠檬酸根、草酸根）结合，其余 30% 的血清镁与血浆白蛋白结合。正常人主要从饮食中摄入镁，正常饮食即可满足机体对镁的生理需要。一般镁摄入量为 300 mg/d，肠道吸收约 120 mg 并排泄 20 mg，即镁的净吸收量为 100 mg/d。正常情况下，肾小球每天滤过 Mg^{2+} 约 3 g，而终尿排泄 Mg^{2+} 约 150 mg/d，即经肾小球滤过的 Mg^{2+} 约 95% 被肾小管重吸收。

1. Mg^{2+} 的重吸收

15%～20% Mg^{2+} 在近端小管被重吸收，其确切的机制尚不清楚，但目前认为是通过细胞旁途径吸收，由水的重吸收产生浓度梯度，使小管液中 Mg^{2+} 的浓度增加，驱动 Mg^{2+} 的被动重吸收。髓袢升支粗段是 Mg^{2+} 重吸收最多的部位，约 70% 的 Mg^{2+} 在此经细胞旁途径被重吸收，紧密连接蛋白 claudin-16 和 claudin-19 在此过程中发挥了重要作用。髓袢升支粗段对 Mg^{2+} 的被动转运主要依靠跨上皮电位差驱动，后者的形成与 NKCC2 介导的 Na^+-K^+-$2Cl^-$ 转运产生的管腔正电压相关。其余 5%～10% 的 Mg^{2+} 由远端小管进行由 TRPM6（transient receptor potential melastatin type 6）介导的跨上皮的主动重吸收。

2. 影响肾脏调节 Mg^{2+} 平衡的因素

血清 Mg^{2+} 浓度的变化可直接引起肾小管腔内外 Mg^{2+} 浓度梯度变化从而改变髓袢升支粗段对 Mg^{2+} 的重吸收，另外，血清 Mg^{2+} 浓度升高还可激活基底膜 MgSR（Mg-sensing receptor），抑制 NKCC1 和 ROMK 的活性，减弱细胞旁 Mg^{2+} 重吸收的驱动力，从而抑制 Mg^{2+} 的重吸收。PTH、降钙素、血管升压素等能促进远端小管对 Mg^{2+} 的主动转运，PTH 还可促进 Na^+-Cl^- 重吸收，增加跨上皮电位差，从而促进髓袢升支粗段对 Mg^{2+} 的被动重吸收。渗透性利尿剂抑制近端小管对 Na^+ 和水的重吸收，使 Mg^{2+} 的被动重吸收减少。袢利尿剂通过抑制 NKCC2 降低跨上皮电位差来抑制 Mg^{2+} 的重吸收。急性或慢性代谢性酸中毒可抑制髓袢升支粗段及远端小管对 Mg^{2+} 的重吸收，使肾脏对 Mg^{2+} 的排泄增加，相对的，代谢性碱中毒可增加肾脏对 Mg^{2+} 的重吸收。

（三）肾脏对磷的调节

磷是骨矿物质、核酸、生物活性信号蛋白、磷酸化酶和细胞膜的主要成分。体内的磷，骨骼中占 85%，软组织的细胞中占 14%，细胞外液仅占 1%。血液中的磷以有机磷和无机磷两种形式存在，血磷通常是指血浆中的无机磷，大部分以离子的形式存在，主要为 HPO_4^{2-} 和 $H_2PO_4^-$，其中约 25% 与蛋白结合。正常成年人血清总磷浓度为 8.9～14.9 mg/dL（2.87～4.81 mmol/L），无机磷浓度为 2.56～4.16 mg/dL（0.83～1.34 mmol/L）。磷的吸收、排泄和重吸收的主要器官是肠和肾。正常人饮食中摄入磷通常约为 1500 mg，肠道吸收约 1100 mg，肠道分泌 200 mg，即磷的净吸收约为 900 mg/d，未被肠道吸收或分泌到肠腔中的磷最终出现在粪便中。而尿液中每日排出约 900 mg 的磷（相当于肠道中吸收的磷），即在磷平衡状态下，净吸收量等于净排出量。

1. 磷的重吸收

正常情况下，血磷几乎都能经肾小球滤过，经肾小球滤过的磷有 80% 被肾小管重吸收，其余 20% 经尿液排出。近端小管是重吸收磷的主要部位，其余肾单位在磷的调节中起次要作用，并且尚未明确相关转运机制。

在近端小管，磷的重吸收是一个需要 Na^+ 参与的耗能过程。在近端小管上皮细胞顶端膜上，分布有三种 Na^+-Pi 共转运蛋白：Npt2a，Npt2c 和 PiT-2，通过利用 Na^+ 顺浓度梯度转运产生的能量将 Pi 从管腔中转运入细胞，其中，发挥主要作用的是 Npt2a 和 Npt2c。Npt2a 每转运 3 个 Na^+ 的同时转运 1 个 HPO_4^{2-}，即 Npt2a 是生电性的；而 Npt2c 是电中性的，每转运 2 个 Na^+ 的同时转运 1 个 HPO_4^{2-}。进入细胞的 HPO_4^{2-} 在电位差的驱动下顺磷酸盐浓度梯度基底膜转运至细胞间液，最后再由组织间液进入血液完成 Pi 的重吸收。

2. 影响肾脏调节磷平衡的因素

肾脏对磷的重吸收受多种激素和代谢因素的影响，这些因素通过改变近端小管顶端膜上 Na^+-Pi 共转运蛋白的丰度，从而改变近端小管对磷的重吸收效率。Na^+-Pi 共转运蛋白的丰度增加导致磷的重吸收增加，相对的，转运蛋白丰度下降则导致磷的排泄增加。

（1）饮食因素

高磷饮食时，会导致近端小管顶端膜上 Na^+-Pi 共转运蛋白的丰度降低，从而减少超滤液中磷酸盐的重吸收。相对的，饮食中限制磷的摄入会导致近端小管顶端膜上 Na^+-Pi 共转运蛋白的丰度升高，从而增加了磷酸盐的重吸收。饮食中缺乏 K^+ 时，尿液排泄磷增加，尽管 K^+ 缺乏时近端肾小管顶端膜上 Npt2a 的含量增加，但同时也会导致顶端膜脂质组成的改变，这被认为会抑制 Npt2a 的活性。

（2）甲状旁腺激素（parathyroid hormone，PTH）

PTH 通过调节近端小管上皮细胞顶端膜上的 Na^+-Pi 共转运蛋白来维持 Pi 稳态。Na^+-Pi 共转运蛋白对 PTH 的反应涉及多种激酶，包括蛋白激酶 A 和 C（PKA 和 PKC）、MAPK、ERK 以及肌球蛋白 VI（myosin VI），通过对 Na^+-Pi 共转运蛋白磷酸化，使得其活性被抑制。

（3）成纤维生长因子 23（fibroblast growth factor-23，FGF23）

FGF23 能降低肾近端小管上皮细胞顶端膜上的 Na^+-Pi 共转运蛋白的表达和活性，同时，也降低肠道上皮 Na^+-Pi 共转运蛋白的活性。FGF23 还能降低 1a 羟化酶的肾表达 [这是 $1,25(OH)_2D_3$ 合成的限速步骤] 和增加 24 羟化酶的肾表达 [$1,25(OH)_2D_3$ 的降解所需] 来降低 $1,25(OH)_2D_3$ 的血清水平。FGF23 在近端小管发挥作用需要辅助因子 Klotho 的参与，它在肾脏中产生并能激活 FGF 受体 1。

（4）维生素 D [$1,25(OH)_2D_3$]

$1,25(OH)_2D_3$ 可直接刺激近端小管上皮细胞顶端膜上的 Na^+-Pi 共转运蛋白来促进肾小管对磷的重吸收，但 $1,25(OH)_2D_3$ 对肾脏重吸收磷的调节同时受到 PTH 的影响，PTH 可通过激活 1a 羟化酶的活性来促进 $1,25(OH)_2D_3$ 的生成，而 $1,25(OH)_2D_3$ 又通过改变血钙浓度来影响 PTH 的分泌，二者相互作用共同调节肾脏对磷的重吸收。

（5）其他激素

糖皮质激素可直接抑制 Na^+-Pi 共转运蛋白的作用，从而减少肾小管对磷的重吸收。雌激素通过降低近端小管中 Npt2a 的丰度而不改变 Npt2c 的水平来减少磷的重吸收，另外，雌激素也可增加 FGF23 的合成。甲状腺激素通过增加近端肾小管中 Npt2a 的表达来增加磷酸盐的重吸收。多巴胺也可通过降低近端小管 Npt2a 的丰度来增加尿液中磷的排泄。

（6）酸碱平衡

代谢性酸中毒会通过抑制 Na^+-Pi 共转运蛋白的作用来增加尿液中磷的排泄，这有助于去除血液中的酸。相对的，代谢性碱中毒会增加肾脏对磷酸盐的重吸收。

第二节　肾脏的内分泌功能

肾脏作为一个内分泌器官，能合成和释放多种生物活性物质，如合成和释放肾素，参与动脉血压的调节；合成和释放促红细胞生成素，促进红细胞的生成；肾脏中的 1-α 羟化酶可使 $25(OH)D_3$ 转化为活性维生素 D，调节钙的吸收和血钙水平；肾脏还能生成前列腺素，参与局部或全身血管活动的调节。

一、肾素

肾素是一种蛋白酶，主要由肾脏入球小动脉的球旁细胞合成和分泌，是肾素-血管紧张素系统（renin-angiotensin system，RAS）中的限速酶，它的作用是将血管紧张素原（angiotensinogen，AGT）裂解为血管紧张素 I（angiotensin，Ang I），然后，血管紧张素转化酶将 Ang I 转化为 Ang II，从而引起抗利尿激素释放增加、血管收缩、醛固酮分泌，肾脏对水、Na^+ 的重吸收增强。肾素分泌的调节主要与两种感受器有关：①入球小动脉处的牵张感受器，该处动脉压力降低时，感受器被激活，肾素释放增加；②致密斑的化学感受器，氯化钠浓度降低时，感受器被激活，使肾素释放增加。此外，支配入球小动脉壁的交感神经活动增强也能促进肾素的释放。

二、促红细胞生成素（erythropoietin，EPO）

促红细胞生成素（EPO）由肾脏皮质和外髓部分小管周围的纤维母细胞产生，可促进红细胞生成。EPO 产生的驱动力是缺氧，生理状态下，肾脏皮质和外髓局部氧含量主要与肾血流量和肾小球滤过率（GFR）有关，GFR 越高，局部组织氧含量越低。出现这种现象的主要原因在于肾小管对 Na^+ 的重吸收是一个耗能的过程，Na^+ 重吸收多则耗氧多。由于 99% 的 Na^+ 被重吸收，则耗氧量主要与 GFR 相关，GFR 越高滤过的 Na^+ 越多，重吸收 Na^+ 消耗的氧也就越多。由于 GFR 受肾血流量的影响，而肾血流量又受血容量的影响，因此高血容量将导致相对较低的肾脏局部氧含量，这能够刺激纤维母细胞产生 EPO 以适应较大的血容量，保持血细胞比容在 45% 左右。1987 年重组人红细胞生成素（recombined human EPO，rhEPO）用于人类终末期肾脏病（end stage renal disease，ESRD）贫血临床试验获得成功，从此结束了 ESRD 患者必须依赖输血的历史。

三、活性维生素 D [$1,25(OH)_2 D_3$]

维生素 D 是脂溶性维生素，是调节机体钙、磷代谢及骨形成的重要激素。维生素 D_3 是由阳光中的紫外线与皮肤中的 7-脱氢胆固醇相互作用合成的激素原。合成后，维生素 D_3 在肝脏中被羟基化以产生 $25(OH) D_3$，然后在肾脏被 1-α 羟化酶（由肾脏的近端小管产生）羟基化为 $1,25(OH)_2 D_3$，即维生素 D 的活性形式。当 $1,25(OH)_2 D_3$ 水平升高时，会抑制 1-α 羟化酶活性，对其本身的产生进行负反馈调节。当肾功能受损、有效肾单位减少时，肾脏 1-α 羟化酶产生减少，导致 $1,25(OH)_2 D_3$ 水平降低。此外，低血钙、低血磷以及 PTH 均可促进肾脏 1-α 羟化酶活性，从而增加 $1,25(OH)_2 D_3$ 的合成；相对的，高血钙、高血磷以及 PTH 水平下降会抑制 1-α 羟化酶活性，从而减少 $1,25(OH)_2 D_3$ 的合成。

四、前列腺素（prostaglandin，PG）

前列腺素是一类有生理活性的不饱和脂肪酸，肾脏是前列腺素的主要合成场所，也是其主要的靶器官。前列腺素在调节肾脏水钠转运、肾脏流量、肾素释放、细胞增殖及细胞外基质合成等方面都有重要的作用。合成 PG 的第一步是磷脂酶，主要是磷脂酶 A_2（phopholipase A_2，PLA_2）从膜结合磷脂中释放出花生四烯酸（arachidonic，AA）；而后在环氧化酶（cyclooxygenase，COX）的作用下将 AA 催化成前列腺素中间代谢产物 PGG_2 和 PGH_2；最后在不同的细胞环境中，PGH_2 被不同的下游酶催化为多种功能各异的产物，主要包括 PGE_2、PGI_2、$PGF_2\alpha$、PGD_2 和 TXA_2。其中，PGE_2 是最常见的一种前列腺素，其与肾脏血流调节和水盐代谢密切相关。有效循环血量减少时，PGE_2 可舒张肾小球血管，增加肾血流量；水钠潴留时，PGE_2 还能通过抑制髓袢升支粗段中的 $Na^+-K^+-2Cl^-$ 同向转运体减少水钠重吸收从而降低体液负荷。

第三节　尿液的形成

肾脏最重要的功能是生成尿液，其包括三个基本过程：①血液经肾小球毛细血管滤过形成超滤液，即原尿的形成；②超滤液被肾小管和集合管选择性重吸收到血液；③肾小管和集合管的分泌，最后形成终尿。

一、原尿的形成

流经肾小球毛细血管网的部分血浆成分经肾小球滤过膜进入肾小囊形成原尿是肾脏尿生成的第一步。一个体表面积为 1.73 m² 的成年人，其肾小球滤过率（GFR）约为 125 mL/min，那么其每日滤过的血浆约为 180 L，是全身血浆量的 60 倍，即其全身血浆每日要经肾小球滤过 60 次，如此的重复滤过是为了达到净化血浆的目的。

（一）肾小球的滤过作用

1. 肾小球滤过液的成分

血液流经肾小球毛细血管时，除蛋白质外，血浆中其余成分均能被滤过进入肾小囊腔内生成超滤液。用微穿刺方法获取肾小囊腔超滤液并进行分析，结果表明肾小囊内液体的成分，除蛋白质外，其余成分如葡萄糖、氯化物、无机磷酸盐、尿素、尿酸和肌酐等的浓度与血浆非常接近，渗透压及酸碱度也与血浆非常接近。因此，可以认为肾小球滤液是血浆的超滤液。

2. 肾小球滤过率

正常人的 GFR 是 125 mL/min，这个数值受年龄、性别的影响。一般来说，40 岁之后 GFR 开始下降，每 10 年约减少 10%，80 岁之后 GFR 将减少 40%，但这并不影响正常生活。通常，男性的 GFR 略高于女性。GFR 是体内约 200 万个肾单位的肾小球滤过率（single nephron glomerular filtration rate，SNGFR）的总和。GFR 与肾小球数量的比值即为 SNGFR，约为 60 mL/min，这个数值与动物实验测到的数值非常接近。在狗和大鼠测到的 SNGFR 相差无几，因此一般认为不同种属哺乳动物 GFR 的差别主要是由肾小球的数量而不是 SNGFR 所决定的。

3. 滤过分数

滤过分数（filtration fraction，FF）是 GFR 与肾血浆流量（renal plasma flow，RPF）的比值。成年男性的 GFR 是 125 mL/min，肾血流量是 1200 mL/min，即 RPF 为 660 mL/min，FF 为 125/660×100% = 19%。这表明流经肾脏的血浆约有 1/5 由肾小球滤过形成原尿，即血浆的超滤液。相比之下，肌肉毛细血管的 FF 只有 1% 左右。肾小球的高滤过分数是由肾小球毛细血管的高静水压以及高渗透性所决定的，也是维持肾小球滤过功能所必需的。

4. 有效滤过压

血液流经肾小球毛细血管网时，促使物质通过滤过膜进入肾小囊的动力是肾小球有效滤过压（glomerular effective filtration pressure）。肾小球有效滤过压是所有促进肾小球滤过和阻碍肾小球滤过的因素的总和。促进肾小球滤过的因素包括肾小球毛细血管血压（glomerular capillary pressure，P_{GC}）和肾小囊内滤液的胶体渗透压（π_T）；阻碍肾小球滤过的因素包括肾小球毛细血管内血浆的胶体渗透压（π_{GC}）和肾小囊内的静水压（P_T）。因此，有效滤过压（net local ultrafiltration pressure，P_{UF}）就等于促进滤过的动力和阻力二者之间的差，即 $P_{UF} = (P_{GC} + \pi_T) - (\pi_{GC} + P_T)$。用微穿刺技术测得，大鼠肾小球毛细血管入球端 P_{GC} 约为 60 mmHg，π_{GC} 为 25 mmHg，P_T 为 18 mmHg，π_T 接近于 0。则肾小毛细血管入球端的有效滤过压为：$P_{UF}=(60 \text{ mmHg}+0)-(25 \text{ mmHg}+18 \text{ mmHg})=17 \text{ mmHg}$。

当有效滤过压为正值时，滤过的动力大于阻力，有血浆成分滤出，即有原尿生成。在同一根肾小球毛细血管上，不同部位的有效滤过压是不相同的。在肾小球毛细血管入球端，有效滤过压最大；在向出球端行进过程中，有效滤过压逐渐下降。这是因为，尽管肾小球毛细血管血压从入球端到出球端下降并不明显，只有 $1\sim2 \text{ mmHg}$ 的下降，但当毛细血管内的血液从入球端流向出球端时，不断有血浆成分滤出，而血浆中的蛋白质很少滤出，使得血浆中的蛋白质浓度逐渐升高，血浆胶体渗透压逐渐升高，有效滤过压逐渐减少。在出球端，P_{GC} 约为 58 mmHg，π_{GC} 为 40 mmHg，此时，$P_{UF}=(58 \text{ mmHg}+0)-(40 \text{ mmHg}+18 \text{ mmHg})=0$。有效滤过压下降到 0，肾小球滤过的阻力与动力相等，滤过停止，这种现象称为滤过平衡（filtration equilibrium）（图 2-6）。

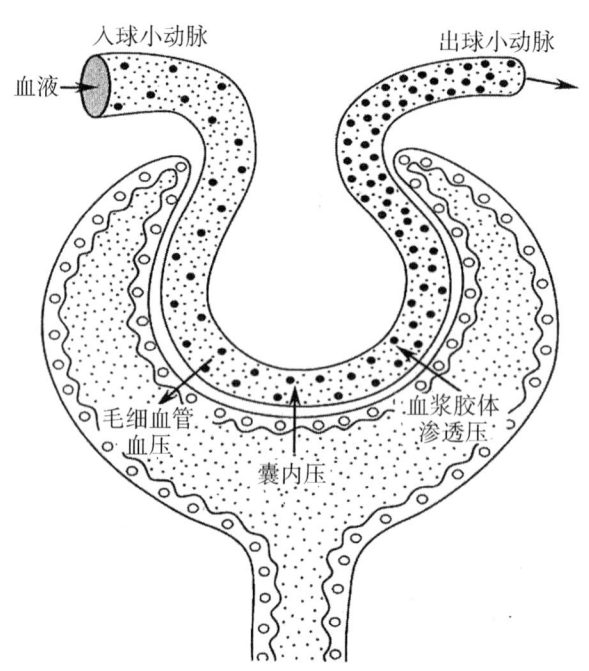

图 2-6　肾小球有效滤过压示意图

（二）肾小球滤过的决定因素

1. 肾小球毛细血管血压（P_{GC}）

P_{GC} 与 GFR 呈平行关系，当 P_{GC} 升高时，GFR 亦增高；相对的，P_{GC} 降低则 GFR 也降低。P_{GC} 由血压、入球小动脉阻力和出球小动脉阻力三个因素决定。全身动脉血压在 $80\sim180 \text{ mmHg}$ 范围内波动时，由于肾血流量存在自身调节机制，肾血流量保持相对稳定，GFR 不会受到大的影响。但超出这一范围，动脉血压升高或降低，肾小球毛细血管血压可发生相应变化，肾小球滤过率也会随之变化。当动脉血压降至 $40\sim50 \text{ mmHg}$，GFR 可降至 0，将导致无尿。

P_{GC} 主要是由入球小动脉阻力所决定的。入球小动脉收缩会降低 P_{GC}，从而降低 GFR；相对的，入球小动脉扩张会引起 P_{GC} 的升高，从而升高 GFR。与入球小动脉相反，出球小动脉收缩会升高 P_{GC}，而其扩张会降低 P_{GC}。但出球小动脉阻力变化对 GFR 的影响是双向的。出球小动脉轻度收缩会升高 P_{GC} 而不减少肾血流量，此时 GFR 会升高；但出球小动脉重度收缩不仅会升高 P_{GC}，还会减少肾血流量，此时 GFR 可能不变甚至降低。

2. 肾小球毛细血管胶体渗透压（π_{GC}）

π_{GC} 主要由血浆蛋白浓度决定，其受血浆胶体渗透压和滤过分数（FF）的影响。在正常情况下人体血浆胶体渗透压不会有太大变动，但若全身血浆蛋白浓度明显降低时（如由静脉快速注射生理盐水），血浆胶体渗透压会降低，GFR 会升高。FF 增加会进一步浓缩血浆蛋白，引起 π_{GC} 升高。FF 是 GFR 与肾血浆流量（RPF）的比值，因此，当 GFR 或 RPF 改变时，π_{GC} 也会随之改变。在 RPF 减少初期，GFR 可能变化不大，此时 FF 增加，π_{GC} 也随之增加；若 RPF 持续减少，则最终会降低 GFR。

3. 肾小囊内的静水压（P_T）

微穿刺方法测得人的 P_T 值约为 18 mmHg。P_T 增高会降低 GFR，相对的，P_T 降低会升高 GFR。在正常情况下，P_T 值比较稳定，不是调节 GFR 的主要因素。P_T 值的改变常见于一些病理情况，如尿道梗阻会引起 P_T 值升高，从而降低 GFR，严重时可引起肾衰竭。

4. 肾小球毛细血管滤过系数（filtration coefficent，K_f）

K_f 是指在单位有效滤过压的驱动下，单位时间内通过滤过膜的滤液量，是滤过膜的有效通透系数（k）和滤过面积（s）的乘积。K_f 与 GFR 呈平行关系，K_f 值升高则 GFR 升高，K_f 值降低则 GFR 也降低。凡引起肾小球毛细血管结构变化的病理情况都会导致 K_f 值降低。

（三）肾小球滤过的调节

1. 交感神经对 GFR 的影响

肾脏全部的血管，包括入球、出球小动脉都有丰富的交感神经纤维支配。正常生理情况下，交感神经的紧张性活动对肾小球滤过率影响并不明显。在交感神经紧张性升高时，机体血压升高，可导致肾脏灌注增加，但同时由于入球小动脉和出球小动脉的收缩，特别是入球小动脉的收缩比出球小动脉更加显著，肾小球毛细血管血压改变不是很明显，GFR 变化不大；在交感神经高度兴奋时，入球、出球小动脉和其他血管均强烈收缩，肾血浆流量减少，肾小球毛细血管血压降低，GFR 降低。

2. 激素及血管活性物质对 GFR 的影响

许多激素及血管活性物质可以调节肾小球的滤过状态，这种调节通常是通过对肾血流量的影响而实现的。这些物质通过收缩或扩张肾血管，从而对 GFR 产生不同的影响。

（1）血管紧张素（Ang Ⅱ）

Ang Ⅱ 是肾素-血管紧张素系统的主要成员之一，对于维持正常血容量及动脉血压起到至关重要的作用。Ang Ⅱ 的生理功能主要通过 AT_1 受体介导而实现，AT_1 受体激活后，能引起血管收缩和血压升高。AT_1 受体广泛存在于肾脏血管系统，包括出球、入球小动脉以及肾小球系膜细胞。通过 AT_1 受体，Ang Ⅱ 可以收缩出球、入球小动脉，但出球小动脉对 Ang Ⅱ 的敏感性比入球小动脉高 100 倍。引起这种差别的原因可能是多因素的，包括①信号转导机制不同：在入球小动脉 Ang Ⅱ 是通过激活细胞膜表面 L 型钙通道引起小动脉收缩，而在出球小动脉 Ang Ⅱ 是通过释放细胞内钙引起小动脉收缩；②NO 的产生量不同：入球小动脉的 NO 产生量多于出球小动脉。由于 NO 是很强的血管扩张剂，能拮抗 Ang Ⅱ 的血管收缩作用，因此出球小动脉产生的 NO 量少自然会增高对 Ang Ⅱ 的敏感性。

Ang Ⅱ 选择性增加出球小动脉的阻力有其重要的生理意义。Ang Ⅱ 一般是在血容量不足的情况下产生增多，而 Ang Ⅱ 收缩出球小动脉、升高肾小球毛细血管血压和 GFR，从而防止了因血容量不足引起的 GFR 下降，可保证肾脏对代谢废物的排泄。与此同时，出球小动脉收缩会减慢肾小管周围毛细血管的血流，Ang Ⅱ 还可直接作用于近曲小管上皮的 AT_1 受体，激活 3 型 Na^+-H^+ 交换蛋白（NHE_3），也有利于肾小管对水和钠的重吸收。

（2）肾上腺素和去甲肾上腺素

肾上腺素可引起入球小动脉舒张而出球小动脉收缩，肾小球毛细血管血压升高，滤过增加；去甲肾上腺素对入球小动脉和出球小动脉都有收缩作用，且对入球小动脉的收缩比出球小动脉更强，前后阻力比的升高导致有效滤过压和滤过率的降低，滤过减少；大剂量去甲肾上腺素还能引起肾脏血管广泛而剧烈收缩，肾血流量明显减少，滤过率也降低。

（3）内皮素（endothelin，ET）

ET 是由内皮细胞产生的具有血管收缩活性的多肽，包括内皮素-1（ET-1）、内皮素-2（ET-2）以及内皮素-3（ET-3）等。其中，起主要生理作用的是 ET-1，其通过 2 种 G 蛋白耦联受体 ET-A 和 ET-B 发挥生物活性。这 2 种受体均在肾脏血管系统中表达，ET-A 受体主要表达于血管平滑肌细胞，而

ET-B 受体在肾脏内皮细胞和血管平滑肌细胞均有表达。静脉注射 ET-1 后会引起肾血管收缩，减少肾血流量和 GFR。这主要是通过位于肾脏血管的 ET-A 受体起作用。但在正常情况下，由血管内皮产生的 ET 量较小，对肾血流动力学影响不大。

（4）一氧化氮（NO）

NO 是体内由血管内皮细胞产生的最重要的舒血管物质之一，对肾血流量具有显著的调节作用。在基础状态下，NO 参与对肾脏血流动力学的调节，尤其是能制约血管收缩物质的作用，以维持正常的肾脏血流量。在急性动物实验中，阻断 NO 合成后，可以观察到肾血流量和 GFR 明显降低以及动脉血压的升高；在慢性动物实验中，给予大鼠一氧化氮合酶（nitric oxide synthase，NOS）抑制剂两个月后，可引起明显高血压，并伴有肾小球出球、入球小动脉阻力升高及肾血流量和 GFR 下降。

3. 肾小球滤过和肾血流量的自身调节

动脉血压随生理活动而随时发生变化。当血压升高时，肾脏血管尤其是入球小动脉阻力会随之升高；相反，当血压下降时，肾血管阻力也随之下降，从而使肾血流量和 GFR 保持在一个恒定的水平，当动脉血压在 80～180 mmHg 之间波动时，肾血流量和 GFR 的变化幅度很小，这种现象称为自身调节。自身调节是由肾脏内在的机制决定的，而不需神经系统或全身体液因子的参与。引起自身调节的机制主要有肌源性反应和管-球反馈（tubulo-glomerular feedback，TGF），此两者均通过调节入球小动脉阻力起作用，以后者较为重要。

（1）肌源性反应

肾血管平滑肌存在压力感受器，可以感受到各方面压力的改变。随着压力的改变，平滑肌可比例性改变其张力，从而使阻力相应改变，肾血流量可保持相对恒定。由于这种压力感受器在血管内，故离体肾灌注时仍可保持自我调节。肌源性反应也可见于其他脏器血管，并非肾脏所特有的。

（2）管-球反馈（TGF）

肾小管滤液在流经致密斑时，其流速、成分会影响入球小动脉阻力，从而影响 GFR，这种现象称作肾小管-肾小球反馈，简称为管-球反馈。例如，当动脉血压升高时，会引起肾小球毛细血管压升高，GFR 会随之升高，使得肾小管腔内滤液的 NaCl 增多。致密斑感受到 NaCl 浓度的变化，将这一信息传递到附近的入球小动脉的平滑肌细胞，引起入球小动脉收缩，从而降低 GFR，最终使 GFR 不会因为血压的变化而出现太大的变化。相较于 NaCl 浓度的降低，盐负荷的增加能更高程度地激活 TGF，其意义在于限制流入肾髓质集合管的 NaCl，以达到保盐、保水的目的（图 2-7）。

引起入球小动脉收缩的机制是 ATP/腺苷的释放。在致密斑，NaCl 浓度的升高会激活 Ⅱ 型 Na^+-K^+-$2Cl^-$ 同向转运体（NKCC2）和 2 型 Na^+-H^+ 交换蛋白（NHE2），使得细胞内 Na^+ 浓度升高、细胞内 pH 值升高以及致密斑细胞去极化，而后致密斑细胞内 Ca^{2+} 浓度升高，最终导致 ATP/腺苷的释放。ATP/腺苷释放后，扩散至入球小动脉的平滑肌细胞，作用于 A1 型受体，引起入球小动脉的收缩；同时，腺苷还会扩散至出球小动脉的平滑肌细胞，作用于 A2 型受体，引起出球小动脉的舒张，最终引起 GFR 的下降。

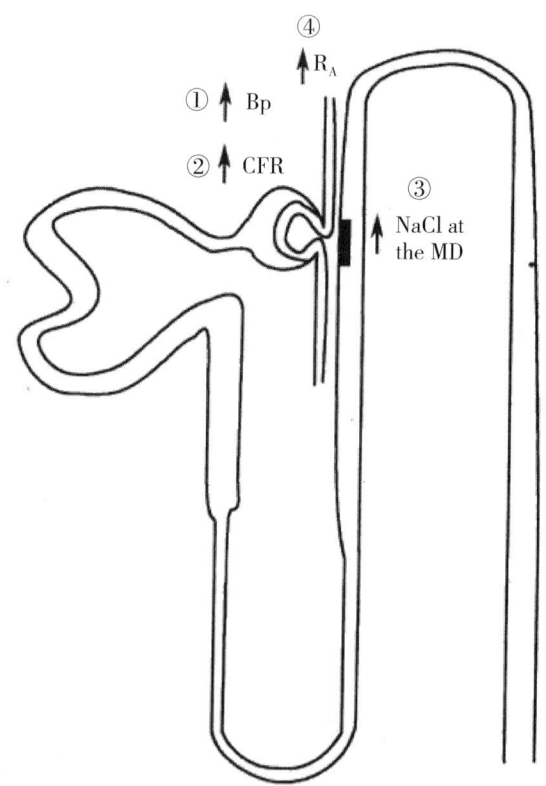

图中：①动脉血压增高可引起如下系列变化；②肾小球滤过率增加；③致密斑感受的 NaCl 增加；④入球小动脉阻力增加。最终结果使肾小球滤过率变化不大

图 2-7　管-球反馈示意图

二、尿液的浓缩与稀释

尿液的浓缩和稀释是尿液的渗透压和血浆渗透压相比而言的。尿液的渗透压可随着体内液体量的变化而大幅变动。当体内缺水时，尿液被浓缩，排出的尿渗透压明显高于血浆渗透压，即高渗尿（hyperosmotic urine）；当体内液体量过多时，尿液被稀释，排出尿液的渗透压低于血浆渗透压，为低渗尿（hypoosmotic urine）。正常人尿液的渗透压在 50～1200 mOsm/（kg·H_2O）之间波动，表明肾脏有较强的浓缩和稀释能力。肾脏对尿液的浓缩和稀释能力在维持体内液体平衡和渗透压稳定方面起到极为重要的作用。根据机体缺水与否，正常成年人 24 小时尿量变动于 1.5～2.5 L 之间。尿量超过 2.5 L/d 称为多尿；少于 400 mL/d 称为少尿；如果不足 100 mL/d 则称为无尿。无尿或少尿是急性肾衰竭的重要表现。

（一）与尿液浓缩稀释有关的肾脏结构

肾脏的浓缩稀释功能依赖于独特的肾小管和集合管系统及供应肾小管、集合管的肾血管系统。肾脏的集合管系统横跨整个肾脏，从非常表浅的肾皮质到肾髓质内带的尖端。从皮质到肾乳头依次为皮质集合管（CCD）、髓质外带集合管外部、髓质外带集合管内部、髓质内带集合管（IMCD）的起始部和尾部。尾部的结构和功能较为特殊，对尿素的通透性较肾小管其他部位明显增高，与尿素在髓质内带的回吸收密切相关。集合管从皮质开始，笔直穿过髓放线和外髓部，彼此独立。从髓质部开始，不同的集合管开始汇集，直至肾乳头。

长袢肾单位和短袢肾单位的远曲小管在肾皮质部位汇成一个集合管。长袢肾单位的髓袢到达肾髓质内带，越靠近肾乳头越少，短袢肾单位的髓袢仅到达髓质外带。髓袢的升支和降支是产生逆流倍增机制的重要结构。以长袢肾单位为例，髓袢分为降支和升支。降支始于近端小管的直段，而后是降支细段、升支细段和升支粗段，随后进入远曲小管。近端小管的直段，部分位于髓放线，部分位于外髓部；降支细段部分位于外髓，部分位于内髓；升支细段仅存在于内髓，升支粗段大部分位于外髓，小部分位于髓放线，与远曲小管相连。髓袢各部分的功能和形态之间有一定的差异，但这些差异呈逐渐变化的趋势。这些特点和逆流倍增的机制密切相关。

另一个重要的结构是供应肾髓质的直血管系统（vasa recta）。直血管的降支接受近髓肾单位出球小动脉的血流，在髓质不同的层面分支形成小的血管丛，供应髓质血流。然后汇聚成升支，升支与降支在髓质内带及髓质外带内部的部分位置靠近，形成类似肾小管的袢状结构，因此存在血流的逆流交换机制；但是在髓质外带，升支和降支则距离较远。降支的血管内皮细胞壁上，分布着水通道 1（Aquaporin 1，AQP1）和尿素转运蛋白（urea transporter B，UT-B），对水和尿素的重吸收有重要的意义。

（二）尿液浓缩稀释相关机制：肾髓质的渗透梯度

用冰点降低法测量大鼠肾组织分层切片的渗透浓度，发现肾皮质的组织液渗透浓度与血浆渗透浓度是相等的；由外髓部至内髓部，组织液的渗透浓度逐渐升高，在肾乳头处组织液的渗透浓度约为血浆渗透压浓度的 4 倍，约 1200 mOsm/（kg·H_2O）。这表明肾髓质组织液的渗透浓度由肾外髓部到内髓部逐渐升高，形成渗透浓度梯度。

1. 肾髓质外带浓度梯度的形成（逆流倍增，countercurrent multiplication）

逆流倍增机制来源于工业流程，这个原理被用于解释肾髓质浓度梯度的形成及尿液的浓缩过程。由于集合管的存在，肾脏的逆流倍增机制更为高效，肾脏对尿液的浓缩能力更强。其原理如图 2-8 所示，经过近曲小管对水及溶质的等渗吸收，容量减少的等渗尿流入髓袢的降支，由于髓袢降支细段有水通道 AQP1 而无 Na^+ 的转运通道，水逐渐被回收，肾小管液进一步减少，尿的渗透压增高；进入髓袢升支，该段肾小管没有 AQP 的分布，因此对水通透性低，但 NaCl 的主动重吸收增加，尿量变化不大而尿的渗透压下降；经过远曲小管后，低渗尿进入集合管，集合管上有大量的 AQP2 分布，水的重吸收增加，尿量进一步减少，尿渗透压升高。在这个过程中，髓袢升支重吸收 NaCl 构成了肾髓质外层的渗透浓度梯度，这种由皮质到髓质逐渐增高的溶质浓度梯度，是水重吸收的动力。而尿液的浓缩过程实际上发生了两轮，第一轮发生在髓袢的降支，第二轮发生在集合管。由于髓袢降支上分布的多为 AQP1，而集合管上为 AQP2，所以只有在集合管发生的浓缩过程是可被 ADH 调控的，人体对终尿的尿量及渗透压的调节主要发生在集合管（图 2-8）。

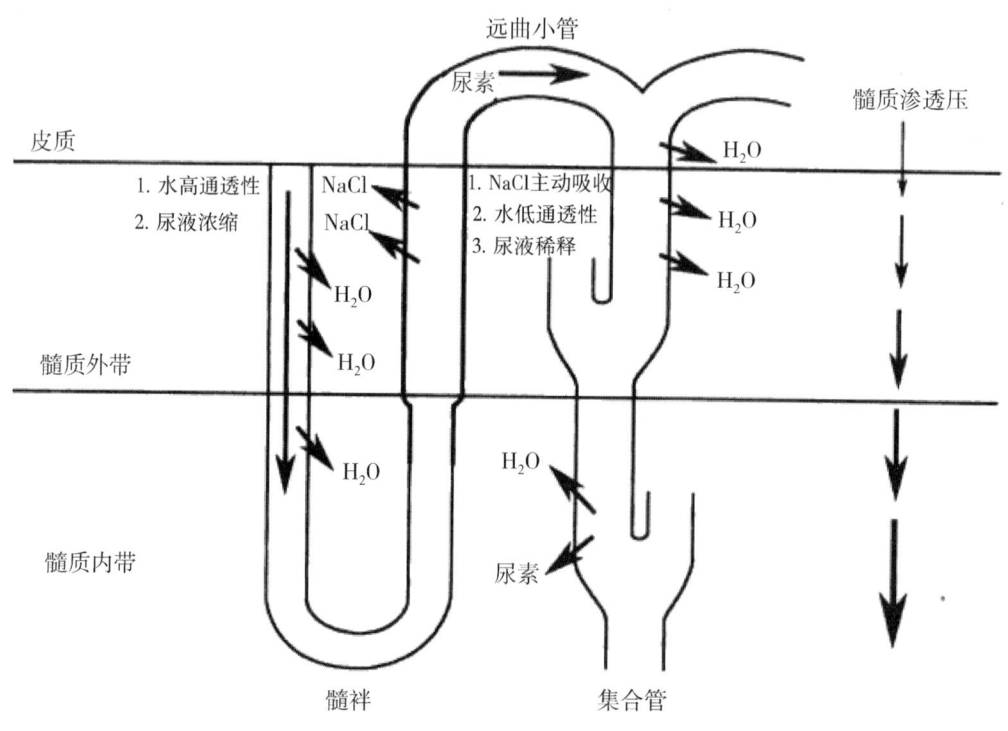

图 2-8 逆流倍增机制示意图

2. 肾髓质内带浓度梯度的形成（尿素的转运和再循环）

位于肾髓质内带的髓袢升支细段及降支细段，集合管自髓质内带开始对尿素的通透性逐渐增高，形成尿素为主的肾髓质内带渗透梯度。由于肾小管的其他部分对尿素的通透性很低，随着尿液逐渐浓缩的过程，尿素的浓度明显升高，因此到达集合管的尾部时，随着尿素通透性的增加，大量的尿素顺浓度梯度进入肾髓质内带。进入肾髓质的尿素部分被血流带走，单纯依靠逆流倍增机制不能维持尿素的渗透浓度梯度，但是尿素的再循环机制最大限度解决了尿素流失的问题。尿素的再循环有多条途径，通过直血管带走的尿素可以进入短袢而后进入再循环，肾间质里的尿素也可进入长袢升支、远曲小管，而后进入再循环。髓袢升支和降支之间也存在尿素的再循环。

（三）尿液浓缩稀释相关的分子通道

1. 水通道（aquaporins，AQPs）

迄今为止，已鉴定出 13 种哺乳动物 AQP 亚型，至少有 9 种在肾脏中表达。其中，对 AQP 1、2、3 和 4 的研究最多，AQP 1、2 和 3 对尿液浓缩至关重要。精氨酸血管升压素（arginine vasopressin，AVP）能通过使 AQP2、3 和 4 磷酸化来对它们进行短时调节或长时调节。在集合管上皮细胞基底膜上，AVP 与其受体 V2R 结合，使得胞内 cAMP 水平升高，PKA 被激活，而后 AQP2、3 和 4 发生磷酸化。短时调节通过 AVP 水平的快速升高使得位于细胞内囊泡膜上的 AQP2 转位顶端膜上，从而提高顶端膜 AQP2 的密度；长时调节则与 AQP2、3 和 4 的蛋白表达有关，长期的 AVP 升高、脱水能引起它们的表达升高、丰度增加。

AQP1 分布在肾近端小管、髓袢降支细段和直血管降支，对水的通透性极大，不受 AVP 的调节。由于髓袢降支细段对水的重吸收与逆流倍增机制相关，故 AQP1 功能的异常会导致尿液浓缩功能明显下降。

AQP2 分布在集合管上皮细胞的顶端膜、基底膜以及囊泡膜上，除内髓质集合管（IMCD）尾部外，AQP2 对水的通透性均受到 AVP 的调节。

AQP3 和 AQP4 共同分布在集合管上皮细胞的基底膜上，以内髓质部密度最高。AQP3 敲除小鼠和 AQP4 敲除小鼠均表现出尿液的浓缩功能下降，但与同时敲除 AQP3 和 AQP4 的小鼠相比，后者尿液浓缩功能障碍更为严重。

2. 尿素通道蛋白（urea transporter，UT）

在肾组织表达的 UT 有四种，分别为：UT-A1、UT-A2、UT-A3 和 UT-B1。与 AVP 对 AQP 调节类似，UT 也受短期调节和长期调节。短期调节涉及 UT 的磷酸化、泛素化或糖基化；而长期调节通过长期的 AVP 升高、脱水来调节 UT 的表达量。

UT-A1 和 UT-A3 的转录受同一个启动子控制，在 IMCD 上皮细胞中表达。同时敲除 UT-A1 和 UT-A3 的小鼠会出现严重的尿液浓缩功能障碍，其包括尿量增加和尿渗透压降低。AVP 可通过两条 cAMP 依赖的信号通路，即 PKA 和 Epac（exchange protein activated by cAMP）来使 UT-A1 磷酸化，从而增加 UT-A1 在 IMCD 上皮细胞顶端膜的密度。

UT-A2 在短袢的降支和长袢髓质内带部分表达，UT-A2 敲除小鼠仅在极低蛋白饮食（4% 蛋白摄入量）情况下出现轻微的尿液浓缩障碍，而相较于 UT-B 敲除小鼠，同时敲除 UT-A2 和 UT-B 的小鼠出现尿液浓缩障碍的症状更为轻微，这表示 UT-A2 与内髓的尿素循环有关。UT-B1 在红细胞和直血管降支表达，直血管升支虽缺乏 UT-B1，但其对尿素通透，可将小管中的尿素吸收进入血浆和红细胞，然后通过 UT-B1 或 UT-A2 重吸收至肾小管，通过尿素再循环回到内髓质部。

3. 钠转输蛋白

NaCl 的转运对于肾髓质渗透梯度的形成意义重大，其与尿液的浓缩稀释密切相关。其中，起主要作用的是 II 型 Na^+-K^+-$2Cl^-$ 同向转运体（NKCC2）和 3 型 Na^+-H^+ 交换蛋白（NHE3）。髓袢通过 NKCC2 和 NHE3 重吸收 NaCl 而对小管液进行稀释，并产生外髓渗透梯度。

生成尿液是肾脏最重要的生理功能，通过尿液的生成和排出将体内代谢终产物和异源性物质排出体外，并调节机体的水平衡、电解质平衡和酸碱平衡，从而维持内环境稳态，以保证机体代谢和其他生理功能的正常进行（图 2-9）。

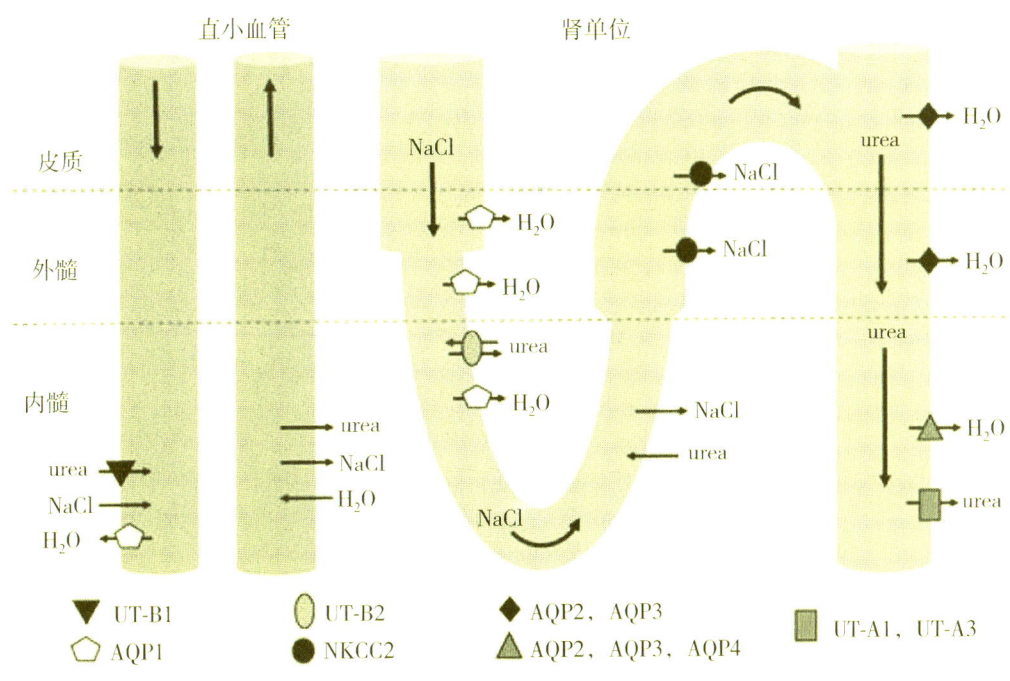

图 2-9 尿液浓缩稀释相关的分子通道

参考文献

［1］ 王庭槐. 生理学［M］. 3 版. 北京：人民卫生出版社，2015.

［2］ Karl Skorecki, Glenn Chertow, Philip Marsden, et al. Brenner & Rector's the kidney［M］. 10th Edition. Philadelphia：Elsevier，2015.

［3］ Greger R. Physiology of renal sodium transport［J］. Am J Med Sci，2000，319（1）：51 - 62.

［4］ 王海燕. 肾脏病学［M］. 3 版. 北京：人民卫生出版社，2008.

［5］ Rector F C. Sodium，bicarbonate，and chloride absorption by the proximal tubule［J］. Am J Physiol，1983，244（5）：461 - 471.

［6］ Alpern R J，Howlin K J，Preisig P A. Active and passive components of chloride transport in the rat proximal convoluted tubule［J］. J Clin Invest，1985，76（4）：1360 - 1366.

［7］ Baum M，Berry C A. Evidence for neutral transcellular NaCl transport and neutral basolateral chloride exit in the rabbit proximal convoluted tubule［J］. J Clin Invest，1984，74（1）：205 - 211.

［8］ Bobulescu I A，Moe O W. Luminal Na（＋）/H（＋）exchange in the proximal tubule［J］. Pflugers Arch，2009，458（1）：5 - 21.

［9］ Bacic D，Kaissling B，McLeroy P. Dopamine acutely decreases apical membrane Na/H exchanger NHE3 protein in mouse renal proximal tubule［J］. Kidney Int，2003，64（6）：2133 - 2141.

［10］ Maddox D A，Gennari F J. Load dependence of HCO_3 and H_2O reabsorption in the early proximal tubule of the Munich-Wistar rat［J］. Am J Physiol，1985，248（2）：113 - 121.

［11］ DuDu Z，Yan Q，Duan Y，et al. Axial flow modulates proximal tubule NHE3 and H-ATPase activities by changing microvillus bending moments［J］. Am J Physiol Renal Physiol，2006，290（2）：289 - 296.

［12］ Maddox D A，Gennari F J. The early proximal tubule：a high-capacity delivery-responsive reabsorptive site［J］. Am J Physiol Renal Physiol，1987，252（4）：573 - 584.

［13］ Wang T. Flow-activated transport events along the nephron［J］. Curr Opin Nephrol Hypertens，2006，15（5）：530 - 536.

［14］ Harris P，Young J. Dose-dependent stimulation and inhibition of proximal tubular sodium reabsorption by angiotensin Ⅱ in the rat kidney［J］. Pflugers Arch，1977，367：295 - 297.

［15］ Shirai A，Yamazaki O，Horita S，et al. Angiotensin Ⅱ dose-dependently stimulates human renal proximal tubule transport by the nitric oxide/guanosine 3'，5'-cyclic monophosphate pathway［J］. J Am Soc Nephrol，2014，25（7）：1523 - 1532

［16］ Holtback U，Brismar H，DiBona G F，et al. Receptor recruitment：a mechanism for interactions between G protein-coupled receptors［J］. Proc Natl Acad Sci U S A，1999，96（13）：7271 - 7275.

［17］ Harris P J，Thomas D，Morgan T O. Atrial natriuretic peptide inhibits angiotensin-stimulated proximal tubular sodium and water reabsorption［J］. Nature，1987，326：697 - 698.

［18］ Cheng H F，Becker B N，Harris R C. Dopamine decreases expression of type-1 angiotensin Ⅱ receptors in renal proximal tubule［J］. J Clin Invest，1996，97（12）：2745 - 2752.

［19］ Zeng C，Yang Z，Wang Z，et al. Interaction of angiotensin Ⅱ type 1 and D5 dopamine receptors in renal proximal tubule cells［J］. Hypertension，2005，45（4）：804 - 810.

［20］ Hebert S，Mount D，Gamba G. Molecular physiology of cation-coupled Cl- cotransport：the SLC12 family［J］. Pflugers Arch，2004，447（5）：580 - 593.

［21］ Good D W，Watts B A. Functional roles of apical membrane Na＋/H＋ exchange in rat medullary thick ascending limb［J］. Am J Physiol，1996，270：691 - 699.

［22］ Xu J，Lytle C，Zhu T，et al. Molecular cloning and functional expression of the bumetanide-sensitive Na-K-Cl cotransporter［J］. Proc Natl Acad Sci USA，1994，91（6）：2201 - 2205.

[23] Imai M, Nakamura R. Function of distal convoluted and connecting tubules studied by isolated nephron fragments [J]. Kidney Int. 1982. 22 (5): 465 - 472.

[24] Light D B, Mccann F V, Keller T M, et al. Amiloride-sensitive cation channel in apical membrane of inner medullary collecting duct [J]. Am J Physiol. 1988. 255 (2): 278 - 286.

[25] Rocha A S, Kudo L H. Factors governing sodium and chloride transport across the inner medullary collecting duct [J]. Kidney Int. 1990. 38 (4): 654 - 667.

[26] Stokes J B. Sodium and potassium transport by the collecting duct [J]. Kidney Int. 1990. 38 (4): 679 - 686.

[27] Cogan G M. Atrial natriuretic factor can increase renal solute excretion primarily by raising glomerular filtration [J]. Am J Physiol. 1986. 250: 710 - 714.

[28] Sonnenberg H, Honrath U, Chong C K, et al. Atrial natriuretic factor inhibits sodium transport in medullary collecting duct [J]. Am J Physiol. 1986. 250 (6 Pt 2): 963 - 966.

[29] Marin-Grez M, Fleming J T, Steinhausen M. Atrial natriuretic peptide causes pre-glomerular vasodilatation and post-glomerular vasoconstriction in rat kidney [J]. Nature. 1986. 324: 473 - 476.

[30] Veldkamp P J, Carmines P K, Inscho E W, et al. Direct evaluation of the microvascular actions of ANP in juxtamedullary nephrons [J]. Am J Physiol. 1988. 254 (3 Pt 2): 440 - 444.

[31] Camargo M J, Kleinert H D, Atlas S A, et al. Ca-dependent hemodynamic and natriuretic effects of atrial extract in isolated rat kidney [J]. Am J Physiol. 1984. 246 (4 Pt 2): 447 - 456.

[32] Schafer J A, Hawk C T. Regulation of Na+ channels in the cortical collecting duct by AVP and mineralocorticoids [J]. Kidney Int. 1992. 41 (2): 255 - 268.

[33] Alexander E A, Levinsky N G. An extrarenal mechanism of potassium adaptation [J]. J Clin Ivest. 1968. 47 (4): 740 - 748.

[34] Fisher K A, H J B, J P H. Potassium secretion by colonic mucosal cells after potassium adaptation [J]. Am J Physiol. 1976. 231 (4): 987 - 994.

[35] Leaf A, Camara A A. Renal tubular secretion of potassium in man [J]. J Clin Invest. 1949. 28: 1526 - 1533.

[36] Wright F S. Sites and mechanisms of potassium transport along the renal tubule [J]. Kidney Int. 1977. 11 (6): 415 - 432.

[37] Wright F S, Giebisch G. Renal potassium transport: contributions of individual nephron segments and populations [J]. Am J Physiol. 1978. 235 (6): 515 - 527.

[38] Beck L H, Senesky D, Goldberg M. Sodium-Independent Active Potassium Reabsorption in Proximal Tubule of the Dog [J]. J Clin Invest. 1973. 52 (10): 2641 - 2645.

[39] Fromter E, Gessner K. Free-flow potential profile along rat kidney proximal tubule [J]. Pflugers Arch. 1974. 351 (1): 69 - 83.

[40] Spring K R. Determinants of epithelial cell volume [J]. Fed Proc. 1985. 44 (9): 2526 - 2529.

[41] Wang W H, White S, Geibel J, et al. A potassium channel in the apical membrane of rabbit thick ascending limb of Henle's loop [J]. Am J Physiol. 1990. 258 (2 Pt 2): 244 - 253.

[42] Veizis I, Cotton C. Role of kidney chloride channels in health and disease [J]. Pediatr Nephrol. 2007. 12: 762 - 770.

[43] Oberleithner H, Lang F, Greger R, et al. Effect of luminal potassium on cellular sodium activity in the early distal tubule of Amphiuma kidney [J]. Pflugers Arch. 1983. 396 (1): 34 - 40.

[44] Wang W H. Two types of K+ channel in thick ascending limb of rat kidney [J]. Am J Physiol. 1994. 267 (4): 599 - 605.

[45] Simon D B, Karet F E, Rodriguez-Soriano J, et al. Genetic heterogeneity of Bartter's syndrome revealed by mutations in the K+ channel. ROMK [J]. Nat Genet. 1996. 14 (2): 152 - 156.

[46] Greger R, Schlatter E. Properties of the basolateral membrane of the cortical thick ascending limb of Henle's loop of rabbit kidney [J]. Pfluegers Arch. 1983. 396 (4): 325 - 344.

[47] Oberleithner H, Ritter M, Lang F, et al. Anthracene-9-carboxylic acid inhibits renal chloride reabsorption [J]. Pflügers Archiv. 1983. 398 (2): 172 - 174.

[48] Morgan T, Tadokoro M, Martin D, et al. Effect of furosemide on Na+ and K+ transport studied by microperfusion of the rat nephron [J]. Am J Physiol, 1970, 218 (1): 292 - 297

[49] Zhou X, Lynch I, Xia S, et al. Activation of H+-K+-ATPase by CO_2 requires a basolateral Ba2+-sensitive pathway during K restriction [J]. Am J Physiol Renal Physiol, 2000, 279 (1): 153 - 160.

[50] Velazquez H, Wright F S, Good D W. Luminal influences on potassium secretion: chloride replacement with sulfate [J]. Am J Physiol, 1982, 242 (1): 46 - 55.

[51] Kaissling B. Structural aspects of adaptive changes in renal electrolyte excretion [J]. Am J Physiol, 1982, 243 (3): 211 - 226.

[52] Stanton B A, Giebisch G H. Potassium transport by the renal distal tubule: effects of potassium loading [J]. Am J Physiol, 1982, 243 (5): 487 - 493.

[53] Wade J B, O'Neil R G, Pryor J L, et al. Modulation of cell membrane area in renal collecting tubules by corticosteroid hormones [J]. J Cell Biol, 1979, 81 (2): 439 - 445.

[54] Sansom S C, O'Neil R G. Mineralocorticoid regulation of apical cell membrane Na+ and K+ transport of the cortical collecting duct [J]. Am J Physiol, 1985, 248 (6): 858 - 868.

[55] Madsen K, Tisher C. Cellular response to acute respiratory acidosis in rat medullary collecting duct [J]. Am J Physiol, 1983, 245 (6): 670 - 679.

[56] Clapham D. Calcium signaling [J]. Cell, 2007, 131 (6): 1047 - 1058.

[57] Marisa B, Ernesto C. Calcium pumps in health and disease [J]. Physiol Rev, 2009, 89 (4): 1341 - 1378.

[58] Carafoli E. Intracellular Calcium Homeostasis [J]. Annu Rev Biochem, 1987, 56 (1): 395 - 433.

[59] Blaine J, Chonchol M, Levi M. Renal control of calcium, phosphate, and magnesium homeostasis [J]. Clin J Am Soc Nephrol, 2015, 10 (7): 1257 - 1272.

[60] Johnson J, Kumar R. Renal and intestinal calcium transport: Roles of vitamin D and vitamin D-dependent calcium binding proteins [J]. Semin Nephrol, 1994, 14 (2): 119 - 128.

[61] Riccardi D, Brown E M. Physiology and pathophysiology of the calcium-sensing receptor in the kidney [J]. Am J Physiol Renal Physiol, 2010, 298 (3): 485 - 499

[62] Lambers T T, Bindels R J, Hoenderop J G. Coordinated control of renal Ca2+ handling [J]. Kidney Int, 2006, 69 (4): 650 - 654.

[63] Hoenderop J G, Nilius B, Bindels R J. Molecular mechanism of active Ca2+ reabsorption in the distal nephron [J]. Annu Rev Physiol, 2002, 64: 529 - 549.

[64] Felsenfeld A, Rodriguez M, Levine B. New insights in regulation of calcium homeostasis [J]. Curr Opin Nephrol Hypertens, 2013, 22 (4): 371 - 376.

[65] Whang R, Hampton E M, Whang D D. Magnesium homeostasis and clinical disorders of magnesium deficiency [J]. Ann Pharmacother, 1994, 28 (2): 220 - 226

[66] Konrad M, Schlingmann K P, Gudermann T. Insights into the molecular nature of magnesium homeostasis [J]. Am J Physiol Renal Physiol, 2004, 286 (4): 599 - 605.

[67] Topf J M, Murray P T. Hypomagnesemia and Hypermagnesemia [J]. Rev Endocr Metab Disord, 2003, 4 (2): 195 - 206.

[68] Ayuk J, Gittoes N J L. How should hypomagnesaemia be investigated and treated? [J]. Clin Endocrinol, 2011, 75 (6): 743 - 746.

[69] Agus Z S. Hypomagnesemia [J]. J Am Soc Nephrol, 1999, 10 (7): 1616 - 1622.

[70] Quamme G A. Recent developments in intestinal magnesium absorption [J]. Curr Opin Gastroenterol, 2008, 24 (2): 230 - 235.

[71] Berndt T, Kumar R. Phosphatonins and the regulation of phosphate homeostasis [J]. Annu Rev Physiol, 2007, 69: 341 - 359.

[72] Blaine J, Weinman E J, Cunningham R. The Regulation of Renal Phosphate Transport [J]. Adv Chronic Kidney Dis, 2011, 18 (2): 77 - 84.

[73] Forster I C, Hernando N, Biber J, et al. Proximal tubular handling of phosphate: A molecular perspective [J].

Kidney Int，2006，70（9）：1548－1559.

［74］ Bacconi A，Virkki L V，Biber J，et al. Renouncing electroneutrality is not free of charge：Switching on electrogenicity in a Na＋-coupled phosphate cotransporter ［J］. Proc Natl Acad Sci USA，2005，102（35）：12606－12611.

［75］ Virkki L V，Forster I C，Biber J，et al. Substrate interactions in the human type IIa sodium-phosphate cotransporter （NaPi-IIa）. ［J］. Am J Physiol Renal Physiol，2005，288（5）：969－981.

［76］ Breusegem S，Takahashi H，Giral-Arnal H，et al. Differential regulation of the renal sodium-phosphate cotransporters NaPi-IIa，NaPi-IIc，and PiT-2 in dietary potassium deficiency ［J］. Am J Physiol Renal Physiol，2009，297（2）：350－361.

［77］ Hasegawa H，Nagano N，Urakawa I，et al. Direct evidence for a causative role of FGF23 in the abnormal renal phosphate handling and Vitamin D metabolism in rats with early-stage chronic kidney disease. ［J］. Kidney Int，2010，78（10）：975－980.

［78］ 王庭槐. 生理学 ［M］. 9 版. 北京：人民卫生出版社，2018.

［79］ Acharya V，Oliver J. The Kidney as an Endocrine Organ ［J］. Methodist Debakey Cardiovasc J，2018，14（4）：305－307.

［80］ Guan Z，Justin P，Edward W. Endothelin and the Renal Vasculature ［J］. Semin Nephrol，2015，35（2）：145－155.

［81］ Briggs J. The macula densa sensing mechanism for tubuloglomerular feedback ［J］. Fed Proc，1981，40（1）：99－103.

［82］ Fowler B，Chang Y，Laamarti A，et al. Evidence for apical sodium proton exchange in macula densa cells ［J］. Kidney Int，1995，47（3）：746－751.

［83］ Peti-Peterdi J，Chambrey R，Bebok Z，et al. Macula densa Na（＋）/H（＋）exchange activities mediated by apical NHE2 and basolateral NHE4 isoforms ［J］. Am J Physiol Renal Physiol，2000，278（3）：452－463.

［84］ Komlosi P，Fintha A，Bell P. Current mechanisms of macula densa cell signalling ［J］. Acta Physiol Scand，2004，181（4）：463－469.

［85］ Liu R，Carretero O，Ren Y，et al. Intracellular pH regulates superoxide production by the macula densa ［J］. Am J Physiol Renal Physiol，2008，295（3）：851－856.

［86］ Peti-Peterdi J. Calcium wave of tubuloglomerular feedback ［J］. Am J Physiol Renal Physiol，2006，291（2）：473－480.

［87］ Ren Y，Garvin J，Liu R，et al. Possible mechanism of efferent arteriole（Ef-Art）tubuloglomerular feedback ［J］. Kidney Int，2007，71（9）：861－866.

［88］ Ren Y，Garvin J，Liu R，et al. Role of macula densa adenosine triphosphate（ATP）in tubuloglomerular feedback ［J］. Kidney Int，2004，66（4）：1479－1485.

［89］ Romero C，Carretero O. Tubule-vascular feedback in renal autoregulation ［J］. Am J Physiol Renal Physiol，2019，316（6）：1218－1226.

［90］ Nawata C，Pannabecker T. Mammalian urine concentration：a review of renal medullary architecture and membrane transporters ［J］. J Comp Physiol B，2018，188（6）：899－918.

第三章　急性肾损伤

第一节　急性肾损伤的概念

急性肾损伤（acute kidney injury，AKI）以往称为急性肾衰竭（acute renal failure，ARF），是指由多种病因引起的肾功能快速下降而出现的临床综合征。可发生于既往无肾脏病者，也可发生在原有慢性肾脏病的基础上。与 ARF 相比，AKI 的提出更强调对这一综合征早期诊断、早期治疗的重要性。

2005 年 9 月，由国际肾脏病学会（ISN）、美国肾脏病学会（ASN）、美国肾脏病基金会（NKF）及急诊医学专业来自全球多个国家的专家们共同组成了急性肾损伤的专家组（AKIN），拟将以往所称的急性肾衰竭（ARF）更名为急性肾损伤（AKI），并讨论了有关 AKI 的定义和分级。AKIN 会议提出，AKI 的定义为：48 小时内 Scr 上升≥0.3 mg/dL（26.5 mmol/L）或较原先水平增高 50%；和（或）尿量减少至<0.5 mL/(kg·h)×6 h（排除梗阻性肾病或脱水状态）；AKI 的分级见表 3-1 所示。

表 3-1   AKI 的分级

级别	血清肌酐	尿量
Ⅰ	≥0.3 mg/dL 或增至≥150%～200%	<0.5 mL/(kg·h)×6h
Ⅱ	增至>200%～300%	<0.5 mL/(kg·h)×12h
Ⅲ	增至>300%或≥4.0 mg/dL	<0.3 mL/(kg·h)×24 h 或无尿 12 小时

第二节　急性肾损伤的病因

急性肾损伤的病因多样，根据病因发生的解剖部位的不同可分为三大类：肾前性、肾性和肾后性（表 3-2）。但又常相继出现，如：肾前性急性肾损伤和缺血性急性肾小管坏死（肾实质性急性肾损伤）发生在一个相同的连续的病理生理过程中，当严重或持续的肾脏血流低灌注时肾小管上皮细胞发生严重的损伤，即使纠正了低灌注也难以改善这些病变，临床上就是急性肾小管坏死。

表 3-2   急性肾损伤的病因分类

肾前性（肾脏低灌注）
血容量不足
细胞外液丢失（烧伤、腹泻、呕吐、消化道大出血、盐消耗性肾病、利尿、尿崩症、原发性肾上腺皮质功能不全）
细胞外液重新分布（烧伤、挤压伤、胰腺炎、营养不良、肾病综合征、严重肝脏病）心搏出量下降
心肌功能下降（心肌梗死、心律不齐、缺血性心脏病、心肌病、瓣膜病、高血压性心脏病、肺心病）周围血管扩张
药物引起（抗高血压药物、麻醉药、药物中毒）
脓毒血症
其他：肝衰竭、过敏、肾上腺皮质功能不全、低氧血症、低磷血症肾脏血管收缩、扩张失衡
药物：NSAIDs，ACE 抑制剂，α肾上腺受体拮抗剂
肾动脉机械性阻塞
夹层形成

续表

外伤（血肿压迫、血管创伤）
药物引起血液胶体渗透压高张状态
肾实质性（肾脏本身疾病）
肾小球疾病
各型急进性肾炎
急性感染后肾小球肾炎
肾小管坏死
缺血性（肾前性急肾损伤迁延而致）
肾毒性（药物、造影剂、高渗性肾病、重金属或有机溶剂等）色素尿（肌红蛋白尿、血红蛋白尿）
肾间质疾病
药物
自身免疫疾病感染
肿瘤细胞浸润（淋巴瘤、肉瘤、白血病、结节病）
肾血管疾病
小血管炎（常表现为急进性肾炎Ⅱ型）
血栓性微血管病（恶性高血压、溶血性尿毒症综合征、硬皮病肾脏危象、弥散性血管内凝血等）
肾梗死（肾动脉栓塞、动脉粥样硬化性肾动脉闭塞、肾小动脉胆固醇栓塞综合征）
肾后性（尿路梗阻）
肾后性（肾内梗阻）
骨髓瘤、轻链病、尿酸和/或草酸钙、磺胺、阿昔洛韦等药物结晶
双侧肾盂、输尿管梗阻
管腔内梗阻肿瘤、结石、血块、组织块或脓块、脱落肾乳头、真菌团块管腔外压迫肿瘤、肿大淋巴结、后腹膜纤维化、误结扎膀胱及以下部位
结石、肿瘤、血块神经性膀胱
前列腺肿大（恶性或良性）
尿道狭窄（外伤、肿瘤）、严重的包茎

值得注意的是，同一致病因素可以引起不同类型的急性肾损伤。一些药物（如非甾体抗炎药）既可能引起肾前性、又可能引起肾实质急性变应性间质性肾炎；利尿剂既可引起急性变应性间质性肾炎、又可因过度利尿导致血容量不足，造成肾前性肾损伤；抗肿瘤药物可引起急性肾小管坏死、溶血性尿毒症综合征，又常因溶瘤综合征时高尿酸血症、高钙血症等导致肾内梗阻。

急性肾损伤常常是综合因素联合致病，有时临床上难以区分肾前、肾性（及其中的任何一种病因）及肾后性因素。如败血症伴数种抗生素的联合用药可以引起肾小管坏死伴药物过敏性间质性肾炎，二者共同导致急性肾损伤；应用血管紧张素转换酶抑制剂（ACEI）的糖尿病肾病患者又使用血管造影剂可在糖尿病肾病基础上引起肾前性及肾小管性急性肾损伤；心衰或肝硬化患者应用利尿剂及非甾体抗炎药可引起肾前性伴间质性急性肾损伤等。

（一）肾前性急性肾损伤

正常情况下机体对肾血流量在相当程度中的变动仍可维持稳定的肾小球滤过率，即肾脏的自身调节（autoregulation）现象。在肾脏血流灌注下降超过自身调节的范围引起肾脏缺血、缺氧及肾小球滤过功能下降时，即出现肾前性急性肾衰竭。传统的肾前性致病因素已得到普遍的公认，如各种原因引起的血容量下降（胃肠道丢失、皮肤丢失、尿液丢失或体液向第三体腔重新分布）或心排血量下降引起的对整个肾脏供血下降等（表3-2）。临床上对于血容量不足的判定是医生的基本功，但却又常被忽视。近年的一项荟萃分析表明，直立体位每分钟心率增快>30次/min或收缩压下降>20 mmHg或舒张压下降>10 mmHg、腋下干燥、口腔黏膜干燥、舌面纵行沟纹均是血容量不足的体检指征；而皮肤弹性下降、毛细血管再充盈减慢不是有用的指征。由于严重心力衰竭，心排血量下降引起的肾功能下降，称之为心肾综合征（cardiorenal syndrome），在脱水或应用 NSAIDs 或 ACE 抑制剂后易发生。

　　对于肾脏（主要是肾小球）血管收缩、扩张调节失衡引起的肾脏血液供应下降导致的急性肾衰竭应引起特别重视。如图 3-1 所示，肾小球血流受入球小动脉及出球小动脉二者流量的动态平衡所控制，从而影响滤过压及下游肾单位的血液供应。临床上，应用血管紧张素阻抑药物（包括 ACE 抑制剂、血管紧张素受体Ⅰ阻断剂）后可引起肾小球滤过率下降，重者可达到急性肾衰竭程度。这种影响在原有疾病存在着高肾素、高血管紧张素状态时，如严重水肿、严重容量不足或原有慢性肾脏病、重度肾动脉狭窄、慢性心衰时，更为突出。非甾体抗炎药（NSAIDs）可选择性地阻断花生四烯酸的合成，导致具有扩血管活性的前列腺素合成减少，从而抑制入球小动脉扩张，引起肾小球滤过率下降，重者出现急性肾衰竭。当患者出现容量不足（特别是强利尿后）、低蛋白血症水肿、慢性肾脏病、NSAIDs 与 ACE 抑制剂合用时、老年患者均更易出现此不良反应。上述药物相关的急性肾衰竭在及时停药后大部分患者肾功能可以恢复。失血性休克、革兰氏阴性杆菌败血症等重危病情时，肾脏调节入球小动脉收缩的多种因子发生变化，如：交感神经张力上升，去甲肾上腺素、血管紧张素Ⅰ、内皮素、脂质来源介质（血栓素、白三烯、PGF2α 样复合物）等分泌增加，使入球小动脉收缩，也是引起肾前性急性肾损伤的重要因素。

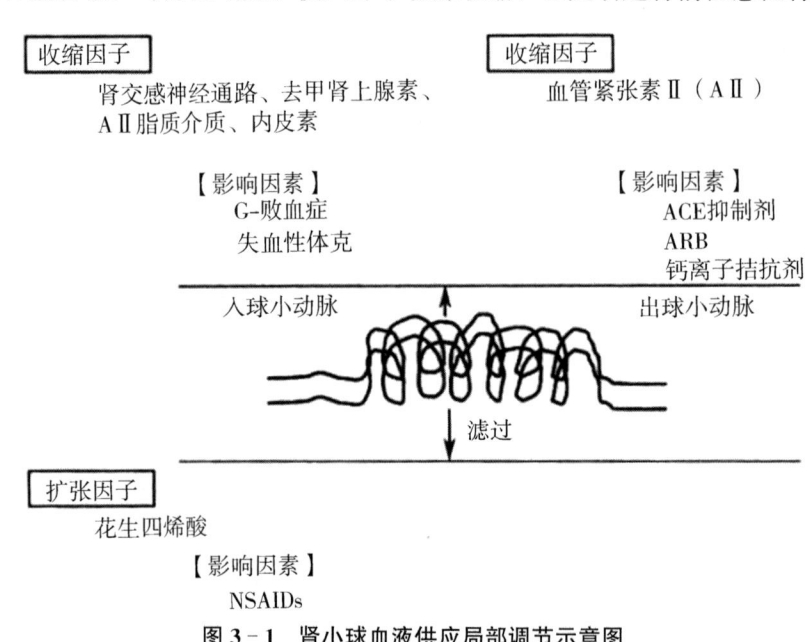

图 3-1　肾小球血液供应局部调节示意图

　　另一类与治疗用药有关的肾前性急性肾衰竭是由血浆胶体渗透压过高引起的渗透性肾病（osmotic nephropathy）。常见于过度应用甘露醇、右旋糖酐、蛋白制剂（如大剂量免疫球蛋白）、淀粉代血浆、菊糖、甘油、明胶等。我国 1980—1996 年 62 种医学期刊中与甘露醇引起药物不良反应有关文章共 104 篇、620 例，其中急性肾损伤 24%，一过性血肌酐上升 41%。当血液的胶体渗透压超过了肾小球的静水压，肾小球滤过过程停止，引起无尿型急性肾损伤；与此同时，含高渗物质的原尿可引起肾小管上皮细胞损害及减少水、氯化钠的重吸收，从而加重肾损伤的发生。对于神经科常用的治疗用药甘露醇，建议用药前后应该密切监测血浆渗透压，使得用药后血浆渗透压<350 mOsm/（kg·H_2O）或用药前后差值<55 mOsm/（kg·H_2O）。具体用量不超过 100～200 g/d<（20% 甘露醇 250 mL，每 8 小时一次）。并应对应用甘露醇的老年、糖尿病肾病、合并用其他肾毒性药物等高危患者监测尿量、Scr 及尿小分子蛋白。

　　（二）肾性急性肾损伤

　　按照损伤部位，肾性急性肾损伤可分为小管性、间质性、血管性和小球性。其中以急性肾小管坏死（acute tubular necrosis，ATN）最为常见。

　　ATN 是临床上最常见的肾实质性 ARF。随发病人群及其所处的环境不同，ATN 的病因可能多种多样：在不同国家和地区 ATN 均可发生于感染、应用某些药物或接触某些毒素之后；在东南亚、印度、非洲、拉丁美洲等国家可因热带病或蛇咬伤所致；在自然灾害或战争地区常因严重创伤所致。在住院患者中，ATN 最常见于重症监护室患者，其中 30%～50% 与脓毒血症有关，尤其在危重症患者常同时伴发多脏器衰竭。在医院获得性 ARF 病例中，20%～25% 为手术后 ATN，且多与肾前性肾脏低灌注相关。随着新型手术技术的发展，发生于脏器移植术后的 ATN 也有所增多。此外，介入治疗所致的造影剂肾病以及广泛应用药物所致的药源性肾损伤近年来也已成为导致 ATN 的常见原因。根据国内外学者的研究报告，ATN 发生的易感人群包括：存在基础肾脏病、高血压、糖尿病、心血管疾病或高龄的患者。

　　一般说来，无论其初始因素如何，ATN 的病因通常可分为以下两大类，临床上不同类型病因常可同时或先后存在。

一、肾组织缺血和/或缺氧

　　即因引起肾前性氮质血症的各种病因未能及时去除，进而导致肾组织持续低灌注所致的 ATN，又统称为缺血性 ATN（Ischemic ATN）。主要包括以下两大类原因：

　　1. 有效循环血量下降

　　可见于细胞外液容量下降（如各种原因引起的大出血、胃肠道体液丧失、烧伤及创伤引起的大量渗液、败血症所致的循环衰竭及休克等）、心源性休克（如严重心肌病、心肌梗死、严重心律失常、心脏压塞）、药物麻醉、脊髓损伤诱发的低血压休克等。临床上由此造成的缺血性 ATN 常发生于大手术（尤其是心脏手术）、创伤、严重低血压、败血症和烧伤的患者。

　　2. 肾脏大血管疾病导致肾脏灌注不良

　　通常为肾动脉病变所致，可能发生在慢性肾功能不全或孤立肾基础上，或是双侧肾血管同时受阻，临床相对较少见。可见于介入治疗或血管手术后的急性动脉粥样斑块栓塞、血管栓塞、急性血栓形成或夹层动脉瘤撕裂等。肾脏中小动脉的胆固醇栓塞所致的炎症反应也是肾血管阻塞的原因。双侧肾静脉血栓形成导致 ARF 很少见，偶见于严重肾病综合征和儿童严重脱水状态时。

二、肾毒性的中毒性损伤

　　即因某种类型的肾毒素直接或间接造成肾小管上皮中毒性损伤而导致 ATN，又称为中毒性 ATN（Toxic ATN）。

　　1. 外源性肾毒素

　　（1）微生物毒素或其代谢产物：可见于严重细菌感染导致的脓毒血症、深部真菌感染、重症病毒感染及钩端螺旋体感染等。

　　（2）药物：对肾小管上皮的直接毒性作用导致 ATN。常与药物不适当或过量使用（剂量过大、疗程过长）、某些肾毒性药物联合使用或短期内反复应用而使其毒性增强等因素有关。

　　（3）与特殊职业或环境相关的其他毒素：可见于非人类用药被误用或因缺乏防护而接触职业或环境中的毒素等特殊情况。

表 3-3　　　　　　　　　　　　　　引起中毒性急性肾小管坏死的常见外源性肾毒素

类　　型	名　　称
微生物或代谢毒素	金黄色葡萄球菌、革兰氏阴性杆菌、军团菌、汉坦病毒等
肾毒性药物	
氨基糖苷类抗生素	庆大霉素、卡那霉素、丁胺卡那霉素、妥布霉素、链霉素等

续表

类　型	名　称
多肽类抗生素	多粘菌素 B、万古霉素等
头孢类抗生素	头孢霉素（Ⅰ、Ⅱ代）等
磺胺类药物	磺胺嘧啶素
抗结核药	利福平、卷曲霉素等
抗真菌药物	两性霉素 B、灰黄霉素等
免疫抑制剂	环孢素 A
利尿剂	甘露醇、甘油（注射剂）、低分子右螺旋糖酐、呋塞米、利尿酸钠等
抗肿瘤化疗剂	顺铂、卡铂、丝裂霉素、甲氨蝶呤、秋水仙素、链脲毒素等
水溶性碘造影剂	泛碘酸盐、碘泛酸、胆影葡胺等
麻醉剂	甲氧氟烷、氟甲氧氟烷、氨氟醚、安非太明、海洛因等
中药	斑蝥、蟾酥、雄黄、生草乌、生白附子、含马兜铃酸中草药等
农药或灭鼠剂	有机磷农药、杀虫剂、灭鼠药（如毒鼠强）等
重金属或化学毒素	汞、镉、砷、铀、铬、锂、铅、金、银、铜、钛等
	一氧化碳、氯化汞、氰化物、四氯化碳、甲烷、乙醇、二甘醇、氯仿、酚、苯、甲苯等
生物毒素	鱼胆、毒覃、蛇毒、蝎毒、蜘蛛毒、蜂毒等

2. 内源性肾毒素

（1）肌红蛋白：主要因横纹肌溶解释放大量具有色素毒性的肌红蛋白，在肾小管内形成管型并堵塞管腔，导致 ATN。常见于肌肉创伤或过度运动后，也可见于感染、癫痫发作、多发性皮肌炎、糖尿病非酮症高渗性昏迷或糖尿病酮症、严重低钾血症、高钠或低钠血症、低磷血症、严重甲状腺功能减退以及遗传性肌萎缩症等。某些外源性重金属或化学毒素（如乙醇、一氧化碳、氯化汞等）和药物（如他汀类降脂药、鸦片类麻醉药、水杨酸过量等）也可因导致内源性横纹肌溶解而致病。

（2）血红蛋白：主要因急性溶血、红细胞大量破坏释放大量具有色素毒性的血红蛋白及红细胞破坏产物，在肾小管内形成管腔并堵塞管腔，导致 ATN。常见于血型不合的输血反应、自身免疫性溶血、遗传性疾病（如阵发性夜间寒冷性血红蛋白尿、葡萄糖-6-磷酸脱氢酶缺乏症）、热休克、烧伤等疾病。某些外源性化学毒素（如砷、苯、酚、甘油、奎宁、煤焦油等）和生物毒素（如蛇毒）也可导致溶血而致病。

（3）其他内源性毒物：主要因尿素、钙、磷或其他体内代谢物结晶等在肾小管内大量沉积，造成管腔梗阻和肾小管上皮损伤，导致 ATN。常见于多发性骨髓瘤、急性高尿酸血症、严重高钙血症以及肿瘤放疗或化疗后的溶解综合征。

由于病因的差异，ATN 的病理学形态、临床表现、治疗及转归常具有不同的特征。肾脏低灌注无论在肾前性氮质血症还是 ATN 中均具有重要作用，而且又是临床上重症监护患者发生急性肾损伤的主要原因，故而以往的大量临床与实验研究结果主要来源于对缺血性 ATN 或缺血-再灌注肾损伤的研究。此外，各种药物、理化因素、重金属或其他代谢毒物等均可直接或间接导致肾小管间质的中毒性损伤，在许多情况下，中毒性损伤可能与缺血性损伤同时存在。

（三）肾后性急性肾损伤

肾后性急性肾损伤是急性肾衰竭中较少见的病因，国内、外资料发病率均在 10％以下。这一类急性肾损伤在男性老年人群中较多见，与前列腺疾病及肿瘤疾病的高发有关。在 ICU 患者中很少见，而在一般社区来源的患者中较多见。大部分肾后性梗阻可以经过干预后永久或暂时解除，从而使肾功能好转。因此，临床上及早明确诊断十分重要。

除了传统的尿路梗阻之外，肾内梗阻（intrarenal obstruction）随着各种治疗措施的进展而日趋多见，其防治更应引起重视。如白血病、淋巴瘤及其他肿瘤化疗后出现溶瘤综合征（tumorlysis syndrome）时的高尿酸血症造成肾小管液中尿酸浓度上升、在酸性环境中形成结晶阻塞肾小管腔，如合并高钙血症时则形成混合性结石。因此，在化疗过程中应充分地水化、给予碱性药物及预防性应用黄嘌呤氧化酶抑制剂。大剂量应用化疗药物氨甲蝶呤（methotrexate，MTX）时，其不溶性代谢产物也可能在肾小管沉积，形成梗阻。其他如阿昔洛韦、茚地那韦及磺胺类等药物也有类似作用。此外，多发性骨髓瘤的大量轻链蛋白在脱水、应用利尿剂或造影剂或伴高钙血症或高尿酸血症的条件下也可以引起肾小管腔内梗阻，导致急性肾损伤。

第三节　急性肾损伤的流行病学

急性肾损伤的发病率呈逐年上升的趋势。据美国 USRD 资料库分析，自 1992 年至 2001 年急性肾损伤的总发病率为每 1000 名住院患者中有 23.8 人；由 1992 年的 11.6 人增至 2001 年的 34.6 人，每年增加 11%，在老龄、男性和黑人中发病率尤高。据美国住院患者资料库（CIS）数据，急性肾损伤的发病率由 1988 年的 61 pmp 增至 2002 年的 288 pmp，需透析的急性肾损伤由 4 pmp 增至 2002 年的 27 pmp。

以社区为基础的急性肾损伤人群发病调查报告并不多，而且由于急性肾损伤的诊断标准不一，各组报告之间数值差别较大。英国于 20 世纪 90 年代初报告，Scr≥500 μmol/L 的急性肾损伤发病率为 1.4 pmp。近年对苏格兰三个区域的回顾性人群调查发现，需要进行肾脏替代治疗的急性肾衰竭发病率为 2.03 pmp，为该地区 ESRD 发病率的一倍。西班牙马德里地区社区的多中心、前瞻性调查结果显示发病率为 2.09 pmp。我国目前尚缺乏全国性调查资料，如按以上数据粗略估计，我国每年急性肾损伤的发病数应为 20 万至 50 万人。据北京市血透质控中心统计，2002 年、2003 年、2004 年中因急性肾衰竭进入透析者分别占总透析人数的 4.4%、7.0% 和 9.7%。据交流资料 2004 年因急性肾损伤而进行持续性肾脏替代治疗（CRRT）者约 15000 例，推算全国每年因急性肾损伤进入血液净化治疗者应为 3 万人以上。

急性肾损伤是一种较常见的临床重、危、急症。院内发生的急性肾损伤见于各科患者（如内外、妇产、儿科，偶见于眼、耳鼻喉科及皮肤科）。于 20 世纪 70 年代占住院患者约 5%，90 年代增长了 3%～7.2%。而在重病监护室（ICU）患者中占 5%～30%，其中发生率最高的为异体造血干细胞移植后（平均 40%）、心、肝移植术后（30%～50%）、艾滋病患者（20%～40%）及严重创伤（20%～40%）。由于这一病因谱的改变，Ronco 等提出了"重症监护肾脏病学"（critical care nephrology），国际肾脏病学会已有重症监护肾脏病及急性肾损伤的专门委员会并多次围绕此专题组织学术活动。国内近年随着心脏手术、器官移植的开展，也屡有合并急性肾损伤的报告。但总的来看对各种高危人群中急性肾损伤的发病率、特点及防治经验总结得还很不够，可能与分科过细、缺乏跨学科合作有关。值得注意的是，在中国及其他发展中国家中，药物、感染、脱水及肾小球疾病仍是引起急性肾损伤的重要原因。

过去半个世纪以来，急性肾损伤的病死率并没有随着医疗水平的提高而下降。据各组报告总死亡率 28%～82%。包括轻症患者在内的总死亡率为 20%，而 Scr≥265 μmol/L（3 mg/dL）者死亡率为 40%～50%。一组国际性前瞻研究（BEST Kidney）报告，在 ICU 急性肾损伤的住院病死率超过 60%。而存活者中 13% 在出院时不能脱离透析。一组前瞻性病例对照研究表明，住院患者一旦出现急性肾损伤则其死亡率上升 6.2 倍、住院时间由 13 日延至 23 日。但值得注意的是，2006 年初美国的两个全国性统计均表明，在过去的十余年中，急性肾损伤的死亡率有着肯定的下降。USRDS 资料表明需要透析的急性肾损伤患者 90 日内死亡率由 1992 年的 45.7% 降至 2001 年的 44.8%；而不需透析组死亡率下降更为明显，由 49.7% 降至 40.3%；美国住院患者资料库材料表明，1988—2002 年住院急性肾损伤患者死亡率稳定下降，由 40.4% 降至 20.3%。这一发生在美国的死亡率下降现象，给急性肾损伤的预后带来令人鼓舞的前景。

导致患者死亡率增高的因素各家报告结果不完全一致。近年一组较大样本的报告显示：①伴多器官衰竭，其中伴血液系统衰竭 OR 3.40，伴肝衰竭 OR 3.60，伴呼吸衰竭 OR 2.62；②男性（OR 2.36）；③年龄每增加一岁危险度增加 2%；④肾衰竭的严重程度。Scr 值因受患者营养状态的影响，故判断预后价值尚有争议。近年的一项观察性研究表明 Scr 值与生存率直接相关（OR 0.71）；但另外一些研究却得到相反结果，可能与患者年老、衰弱、肌萎缩、肝病等因素影响 Scr 值有关。国内资料也表明老年、伴有多器官衰竭、低血压、昏迷、酸中毒等均是病死率高的因素。国内外研究均表明，败血症所致急性肾损伤患者预后差，Brivet 等比较有败血症的急性肾损伤死亡率为 73%，而不伴败血症者为 45%，其高病死率与少尿、在 ICU 中出现急性肾损伤、合并慢性疾病的数目和多脏器衰竭有关。近年研究还提示人群的遗传背景可能也影响急性肾损伤的预后。应用 TNF-α 基因型研究发现：高表达组病死率显著高；TNFa 高表达组伴低 IL-10 者病死率更高。

随着当前我们所处置的急性肾损伤患者的复杂程度和严重程度增高、年龄增大，决定了其病死率居高不下，而且治疗费用也明显增长。美国的一个十余年前的研究表明，应用包括透析治疗在内的积极方法治疗一个非常严重的住院急性肾损伤患者（患者为老年、伴多器官衰竭、严重感染，甚至恶性肿瘤），每质量生存年（quality adjusted life year）估计需 128200 美元，其中预后差的患者耗费更大，达到每例 274000 美元！因此，在急性肾损伤救治过程中，甚至发达国家也面临着昂贵的先进救治技术与实际医疗经济支付能力之间的严峻矛盾。

近年来人们更注意到有部分急性肾损伤患者如不经及时救治转为慢性肾衰竭，将引致更长期、大量的经济和社会负担。比利时 Ghent 大学医院 1993—1997 年中急性肾损伤转为慢性透析者占 5%，而 1998—2003 年竟达 20%。对 267 例急性肾损伤需要短期透析治疗的患者追踪资料表明：41% 患者存在肾功能损害，10% 患者需要持续性透析治疗，出院后五年生存率仅 50%。所以，急性肾损伤后的慢性肾脏病（Post-ARF CKD）是一个值得重视的问题，应对急性肾损伤患者进行追踪观察，特别是在前 3～5 年之中的专科追踪、及时干预是十分重要的。

急性肾损伤流行病学调查现状

1. 全球范围的急性肾损伤

全球的 AKI 发病率在不同的研究中差异很大，其主要取决于研究背景以及研究人群的选择。2013 年 Susantitaphong 等发布了一项迄今为止规模最大的 AKI 流行病学的荟萃分析，其根据国家、地理位置以及经济发展水平描述 AKI 的发病差异。该研究纳入了 2004—2012 年全球范围内的 312 项包括 49147878 例患者（大部分为住院患者）的 AKI 流行病学研究。在 154 个采用 KDIGO 及相关诊断标准的研究中，AKI 发病率为 23.2%，其中成人发病率为 21.6%，小儿发病率为 33.7%，需要肾脏替代治疗的比例为 2.3%；AKI 的全因死亡率为 23%。值得关注的是，AKI 发病率具有明显的地域差异：南美洲高于北美洲，南欧高于北欧，南亚高于西亚和东亚，澳大利亚和新西兰的发病率也较高。这种差异性可能与气候、生活习俗和地区经济发展水平不同有关。在 2004—2012 年的 8 年中，AKI 的发病率和死亡率都呈逐年下降的趋势，且死亡率与国家 GDP 用于全部卫生花费的比例成反比：该比例每上升 1%，AKI 发病率上升 0.54%，但死亡率却降低 1.36%，说明 AKI 患者的死亡率与政府的医疗投入具有相关性。

在高收入国家，普通病房内发生的轻度 AKI 已不太常见，大部分是重症监护治疗病房内危重患者发生的重度 AKI。高收入国家中，AKI 常由一个或多个损伤引起，包括术后低灌注引起的肾缺血、出血、脱水、休克、脓毒血症、药物的肾毒性作用以及肌红蛋白或血红蛋白引起的色素损伤等。

在中低收入国家，AKI 的发病情况与地区有关：大城市高水平医院内发生的 AKI 病因大多与高收入国家相同，但在卫生基础设施较差的农村或贫困地区，AKI 通常由社区获得性疾病所引起，易在年轻人、既往健康的个体中或患有易感疾病的情况下发生，其大多归因于一种病因。常见病因包括感染或毒素导致的腹泻、继发于热带传染病（如疟疾、钩端螺旋体病、登革热）的肾损伤、溶血尿毒综合征以及感染后急性肾小球肾炎等，并可能受到季节变化的影响。其他发病原因还包括术后并发症、蛇咬伤以及肾毒性药物的摄入等。

2. 社区获得性急性肾损伤

目前世界上有关 AKI 真实发病率的研究很有限，大多数研究无法量化一般人群中 AKI 的发病率。大部分流行病学研究聚焦在住院患者及重症患者中，总体人口流行病学的研究资料较少。

Hsu 等对美国加利福尼亚北部成人的 AKI 患病情况进行了研究，发现在 1996 年至 2003 年期间，无需透析治疗的 AKI 患者为每年每 10 万人中 384.1 例，且发病率从每年每 10 万人中 322.7 例上升到 522.4 例；而需要透析治疗的 AKI 患者为每年每 10 万人中 24.4 例，且发病率从每年每 10 万人中 19.5 例上升到 29.5 例；AKI 患者中男性多于女性，且发病率随着年龄增长而增长。与以往的研究相比，该研究的特点是通过血清肌酐的变化来诊断无需透析治疗的 AKI 患者，用该方法估计的发病率明显高于以往的研究结果。虽然历史上的研究更多关注需要透析治疗的 AKI 病例，但是该研究数据表明，与需要透析治疗的 AKI 比较，无需透析治疗的 AKI 发病率可能高出 10～20 倍，这说明了后者对个体以及公共健康的重要性。

3. 住院患者的急性肾损伤

（1）国内住院患者的急性肾损伤：在早期，中国的 AKI 流行病学调查研究较少，且多为单中心、小样本研究数据。近几年来，我国在住院患者的 AKI 流行病学研究方面取得了很大进展。

上海复旦大学附属中山医院的一项单中心研究纳入了 2004 年 9 月 1 日至 2008 年 6 月 30 日共 176155 名住院患者，AKI 发病率为 3.19%。AKI 住院患者中，最常见的入院疾病为心血管疾病，其次是泌尿生殖系统疾病和恶性肿瘤。该研究发现药物导致的肾功能不全在医源性 AKI 中占据重要地位。AKI 患者中有 381 例为药物源性 AKI，最常见的药物是造影剂、化疗药和抗生素，但是真实的药物源性 AKI 发病率应当远超该研究结果。

另一项上海的单中心研究纳入上海交通大学附属仁济医院 2009 年 1 月 1 日至 12 月 31 日共 38 734 例住院患者，其中 AKI 发病率为 2.41%，28 日病死率为 23.6%，其中需要透析治疗患者的生存率低于无需透析的患者（24.4% vs 74.2%，$P<0.01$）。值得注意的是，AKI 患者随着肾外脏器衰竭数的增加，其存活率逐渐下降。无肾外脏器衰竭患者的存活率为 79.2%，而伴有 1、2 和 3 个及以上肾外脏器衰竭患者的存活率分别为 66.1%、66.7% 和 57.5%，这些结果提示在 AKI 的治疗中，防治其他脏器衰竭是阻止 AKI 进一步进展以及改善患者预后和促进肾脏恢复的重要因素。

近年发表的两个多中心研究填补了我国大样本多中心住院患者 AKI 流行病学的空白。2013 年，由南方医科大学牵头的一项多中心回顾性队列研究纳入了国内 9 个地区中心医院共 659 945 名住院患者，在调整了各种变量的影响后，研究显示 AKI 发病率为 11.6%，其中社区获得性 AKI 发病率为 2.5%，医院获得性 AKI 发病率为 9.1%。住院期间进行 2 次或 2 次以上血清肌酐检测的患者比例仅为 30%。该研究提出，血清肌酐的检测频率对医院获得性 AKI 的检出率有较大影响，如果在住院的 7 日内只进行 1 次血清肌酐检测，则约有 48% 的医院获得性 AKI 病例会被遗漏。通过估计各危险因素的人群归因分值可知，社区获得性 AKI 主要危险因素依次是慢性肾脏病、肺炎、尿路梗阻，而医院获得性 AKI 的主要危险因素依次是重症监护、慢性肾脏病、心脏手术，慢性肾脏病是二者共同的主要危险因素。有研究者利用这 9 个地区中心医院的队列数据对老年人患 AKI 的流行病学进行了研究。与年轻患者相比，老年患者发生 AKI 的可能性更大，而结局更差。老年患者更容易接触到肾毒性药物，研究显示 38.6% 的 65～80 岁 AKI 患者和 51.4% 的高龄（80 岁以上）AKI 患者由药物诱导引起 AKI，这些比例高于 18～64 岁 AKI 患者中的比例（32.4%），差异有统计学意义（$P<0.001$）。值得注意的是，中药和非甾体抗炎药在老年患者中使用非常普遍，特别是高龄患者，超过三分之一在 AKI 发病前有中药接触史。

由北京大学第一医院牵头的一项大型多中心、回顾性队列研究纳入了 44 家不同地区和级别的医院共 2 223 230 名成年住院患者，根据 KDIGO 及其扩展标准，AKI 发病率为 2.0%，且具有较大的区域差异（西南地区明显高于北方地区）。该研究发现在三级医院和当地医院中，AKI 的未识别率均非常高，74% 的 AKI 患者在住院期间没有被主治医生诊断出 AKI；而在被诊断出 AKI 的病例中，有 17.6% 的病例诊断延误。并且，本研究中仅有 25.3% 的患者重复进行过血清肌酐检测，明显低于发达国家报道的数据（63.2%～67.6%）。上述原因导致我国 AKI 的发病率在全国范围内被大大低估。

（2）国外住院患者的急性肾损伤：RIFLE 诊断标准发布后，Uchino 等利用该标准在澳大利亚的一家三级医院进行了一项大型回顾性研究，观察了 3 年中各科室收治的 20 126 名住院患者，AKI 发病率为 18.0%。从非 AKI 患者到 F 级患者，病死率几乎呈线性增长。2014 年美国研究者发布的一项研究对不同的 AKI 诊断标准进行了对比。研究共纳入 31 970 名住院患者，AKI 发病率由高到低依次为：KDIGO 标准（18.3%）、AKIN 标准（16.6%）、RIFLE 标准（16.1%），且 AKI 多发生于男性和老年人中。易于并发 AKI 的疾病和情况有败血症（68.4%）、使用机械通气（63.9%）、重症疾病（60.3%）以及心脏手术（52.2%）等。无论使用哪种诊断标准，AKI 患者的病死率均明显高于非 AKI 患者，且随着 AKI 严重程度逐渐升高。值得注意的是，住院期间重复进行过血清肌酐检测的患者比例为 63.2%，明显高于我国国内研究报道的 25.3%～30.0%。

4. 重症患者的急性肾损伤

（1）国内重症患者的急性肾损伤：目前国内对于危重症患者 AKI 的流行病学研究多为单中心、单病种、小样本研究，全国性的多中心研究尚不多，危重症患者 AKI 的准确发生率、预后以及相关危险因素尚不够明确。可喜的是近年来国内研究的样本量及研究质量均有所提高。

一项前瞻性、多中心队列研究涵盖了国内 22 个 ICU 在 2009 年 7 月 1 日至 8 月 31 日期间的住院患者。根据 RIFLE 标准，AKI 发病率为 31.6%，其中 R 级 10.0%，I 级 7.3%，F 级 14.3%。ICU 内发生 AKI 的独立危险因素有高龄、SOFA 非肾脏评分较高、自身免疫性疾病、严重脓毒血症、因肾脏疾病入住 ICU 等。AKI 患者 90 日病死率为 41.9%，且 AKI 的严重程度越高，病死率越高。另一项多中心队列研究调查了 2012 年 3 月 1 日至 8 月 31 日期间北京 28 所三级医院的 30 个 ICU 内危重患者的 AKI 发病情况。该研究共纳入 3107 例重症患者，分别采用 RIFLE、AKIN 和 KDIGO 标准对 AKI 进行诊断和分期，发病率分别为 46.9%、38.4% 和 51.0%。但无论使用何种标准，AKI 患者的院内病死率明显高于非 AKI 患者。研究数据表明，KDIGO 标准比 RIFLE 标准和 AKIN 标准更敏感，且与 RIFLE 标准相比，KDIGO 标准能更好地预测院内病死率，但 AKIN 和 KDIGO 标准的预测能力之间无明显差异。这是中国第一个在重症患者中对这 3 项标准进行比较的多中心队列研究。

2016 年发表的一项多中心、多学科研究纳入了全国 9 家医院的 14 305 例重症患者，根据 KDIGO 标准，AKI 发病率为 30.04%。与非 AKI 患者相比，AKI 患者中男性较多，年龄偏大，合并症增多，查尔森合并症指数增高。在符合 KDIGO 诊断标准的 4298 例患者中，仅有 5.4% 的患者出院时有 "AKI" 诊断，说明大部分患者的 AKI 被漏诊了，这也反映出临床医师（即使是危重症患者的管床医师）对 AKI 的重视程度不够。本研究显示患有慢性肾脏病的危重症患者极易并发 AKI，发生率高达 68.8%，提示在既往已有肾脏功能减退的患者中应特别注意肾功能的急性损伤，这类患者一旦发生 AKI 预后较差。

（2）国外重症患者的急性肾损伤：Uchino 等对 23 个国家的 54 个 ICU 中的 AKI 患病情况进行了一项大型的多中心前瞻性研究，研究共纳入 29 269 例重症患者，其中 5.7% 的患者在 ICU 住院期间患过 AKI，4.2% 的患者需要进行肾脏替代治疗。ICU 中导致 AKI 的常见病因有感染性休克（47.5%）、大手术（34.3%）、心源性休克（26.9%）、低血压（25.6%）、肾毒性药物（19.0%）等。Hoste 等对美国匹兹堡大学医学中心的 7 个 ICU 进行了回顾性研究，其采用 RIFLE 标准诊断 AKI，发病率为 67.2%，其中 RIFLE 分级 R 级 12.4%、I 级 26.7%、F 级 28.1%，病死率分别为 8.8%、11.4% 和 26.3%，明显高于非 AKI 患者（5.5%）。研究发现，I 级和 F 级是院内死亡的独立危险因素，且 RIFLE 分级为 R 级的患者比 AKI 患者更易发展为 I 级和 F 级，该结果与国内的研究结果一致。

综上所述，国内外各个 AKI 流行病学研究的统计数据差异较大，原因可能是各个研究采用的诊断标准、诊断指标、选取的基础肌酐值，以及患者人群、地域和观察时间等不同。但毋庸置疑，AKI 是目前全球重要的公共卫生问题，是危重症患者常见的并发症，其发病率呈逐年上升的趋势，是严重影响患者预后的疾病，给个人、家庭以及社会带来了巨大的负担。这需要卫生部门、临床工作者以及普通民众共同面对：社区层面应加强预防知识的宣传，让民众更加了解该疾病；医院层面应加强临床医师对 AKI 的重视，完善血清肌酐和尿量的检测及记录；卫生决策层面可建立规范的 AKI 资料登记系统等。

参考文献

[1]　葛均波，徐永健. 内科学 [M]. 8 版. 北京：人民卫生出版社，2013.

[2]　Molitoris BA，Levin A，Warnock DG，et al. Improving outcomes from Acute Kidney Injury [J]. J Am Soc Nephrol，2007，18：1992 - 1994.

[3]　王海燕. 肾脏病学 [M]. 3 版. 北京：人民卫生出版社，2008.

[4]　Badr KF，Ichikawa I. Prerenal failure：a deleterious shift from renal compensation to decompensation [J]. N Engl J Med，1988，319：623 - 629.

[5]　Murray MD，Brater DC. Effects of NSAIDs on the kidney [J]. Progr Drug Res，1997，49：155 - 171.

[6]　张路霞，王梅，王海燕. 慢性肾脏病基础上的急性肾功能衰竭 [J]. 中华肾脏病杂志，2003，19：78 - 81.

[7]　Anderson RJ，Schrier RW. Acute Renal Failure. In：Schrier RW. Diseases of the Kidney and Urinary Tract，7th ed [J]. Philadephia：A Wolters Kluwer Company，2001：1093 - 1136.

[8]　Anderson R J. Clinical and laboratory Diagnosis of Acute Renal Failure. In：Molitotis BA，Finn WF，eds. Acute Renal Failure. A companion to Brenner & Rector's The Kidney [J]. Philadelphia：Saunders WB Company，2001：151 - 168.

[9]　Moran M，Kapsner C. Acute renal failure associated with elevated plasma oncotic pressure [J]. N Engl JMed，1987，317：150 - 153.

[10]　Hamel MB，Phillips RS，Davis RB，et al. Outcomes and cost- effetiveness of initiating dialysis and continuing aggressive care in seriously ill hospitalized adults. SUPPORT Investigators. Study to Understand Prognoses and Preferences for Outcomes and Risks of Treatments [J]. Ann Intern Med，1997，127：195 - 202.

[11]　Toto RD. Renal insufficiency due to angiotensin-converting enzyme inhibition [J]. Miner Electrolyte Metab，1994，20：193 - 200.

[12]　Lameire N，Van Biesen W，Vanholder R. Acute renal failure [J]. Lancet，2005，365：417 - 430.

[13]　Palevsky PM，Murray PT. Acute kidney injury and critical care nephrology [J]. Neph SAP，2006，5：72 - 120.

[14]　Wang Y，Cui Z，Fan M. Retrospective Analysis on Chinese Patients Diagnosed with Acute Renal Failure Hospitalized during the Last Decade (1994 - 2003) [J]. Am J Nephrol，2005，25，514 - 519.

[15]　Brady HR，Brenner BM，Clarkson MR，et al. Acute Renal Failure//Brenner & Rector's The Kidney，6th ed [J]. Philadelphia：Saunder，2000，1201 - 1227.

[16]　刘平. 急性肾小管坏死/王海燕. 肾脏病学 [M]. 2 版. 北京：人民卫生出版社，1995：1344 - 1368.

[17]　李航，李学旺. 急性肾小管坏死的病因及临床表现/王海燕. 肾衰竭 [M]. 上海：上海科学技术出版社，2003：67 - 76.

[18]　Obialo CI，Okonofua EC，Tayade AS，et al. Epidemiology of de novo acute renal failure in hospitalized African- Americans [J]. Arch Intern Med，2000，160：1309 - 1313.

[19]　上海市透析移植登记小组. 1999 年度上海市透析移植登记报告 [J]. 中华肾脏病杂志，2001，17：83 - 85.

[20]　Liano F，Junco E，Pascual J，et al. The spectrum of acute renal failure in the intensive care unit compared with that seen in other settings [J]. Kidney Int Suppl，1998，66：S16 - 24.

[21]　Haas M，Ohler L，Watzke H，et al. The spectrum of acute renal failure in tumourlysis syndrome [J]. Nephrol Dial

Transplant，1999，14：776 - 779.

[22] Perazella MA. Crystal- induced acute renal failure [J]. Am J Med，1999，106：459 - 465.

[23] Moist L，Nesrallah G，Kortas C，et al. Plasma exchange in rapidly progressive renal failure due to multiple myeloma. A retrospective case series [J]. Am J Nephrol，1999，19：45 - 50.

[24] Xue JL，Daniels F，Star RA，et al. Incidence and mortality of acute renal failure in medicare beneficiaries 1992 to 2001 [J]. J Am Soc Nephrol，2006，17：1135 - 1142.

[25] Waikar SS，Curhan GC，Wald R，et al. Declining mortality in patients with acute renal failure 1988 to 2002 [J]. J Am Soc Nephrol，2006，17：1143 - 1150.

[26] Feest TG，Round A，Hamad S. Incidence of severe acute renal failure in adults：results of a community based study [J]. Br Med J，1993，306：481 - 483.

[27] Metcalfe W，Simpson M，Khan IH，et al. Acute renal failure requiring renal replacement therapy：Incidence and outcome [J]. QJM，2002，95：579 - 583.

[28] Ronco C，Bellomo R，Feriani M，et al. Critical care nephrology：the time has come [J]. Kidney Int Suppl，1998，66：S1 - 2.

[29] 周福德，王梅. 北京市血液透析的发展与质量改进 [J]. 中国血液净化杂志，2006，3：117 - 118.

[30] Hou SH，Bushinsky DA，Wish JB，et al. Hospital-acquired renal insufficiency：A prospective study [J]. Am J Med，1983，74：243 - 248.

[31] Nash K，Hafeez A，Hou S. Hospital-acquired renal insufficiency [J]. Am J Kidney Dis，2002，39：930 - 936.

[32] de Mendoca A，Vincent JL，Suter PM，et al. Acute Renal Failure in the ICU：risk factors and outcome evaluation by SOFA score [J]. Intensive Care Med，2000，26：915 - 921.

[33] Zager RA. Acute renal failure in the setting of bone marrow transplantation [J]. Kidney Int，1994，46：1443 - 1158.

[34] Fraley DS，Burr R，Bernardini J，et al. Impact of acute renal failure on mortality in end-stage liver disease with or without transplantation [J]. Kidney Int，1998，54：518 - 524.

[35] Cruz DN，Perazella MA. Acute renal failure after cardiac transplantation：a case report and review of the literature [J]. Yale J Biol Med，1996，69：461 - 468.

[36] Rao TK. Acute renal failure syndromes in human immunodeficiency virus infection [J]. Semin Nephrol，1998，18：378 - 395.

[37] Vivino G，Antonelli M，Moro ML，et al. Risk factors for acute renal failure in trauma patients [J]. Int Care Med，1998，24：808 - 814.

[38] 陈良万，吴锡阶，陈道中. 原位心脏移植 43 例 [J]. 中华医学杂志，2004，84：646 - 648.

[39] 李如恒，杨周灼，杨小慧，等. 心脏术后低排综合征致急性肾功能衰竭的腹膜透析治疗 [J]. 中华肾脏病杂志，1999，15：314 - 316.

[40] 于建华，李守先，卢静，等. 体外循环术后急性肾功能衰竭 [J]. 中华肾脏病杂志，1997，13：166.

[41] 孙涛，张同琳，宋世兵，等. 肝移植术后并发急性肾功能衰竭的相关危险因素分析 [J]. 中华器官移植杂志，2005，26：283 - 286.

[42] 朱凤雪，刘春军，朱继业，等. 肝移植后急性肾功能衰竭的危险因素分析 [J]. 中华肝病杂志，2005，13：168 - 170.

[43] Nash K，Hafeez A，Hou S. Hospital- acquired renal insufficiency [J]. Am J Kidney Dis，2002，39：930 - 936.

[44] Uchino S，Kellum JA，Bellomo R，et al. Acute renal failure in critically ill patients：A multinational，multicenter study [J]. JAMA，2005，294：813 - 818.

[45] Shusterman N，Strom BL，Murray TG，et al. Risk factors and outcome of hospital- acquired acute renal failure. Clinical epidemiologic study [J]. Am J Med，1987，83：65 - 71.

[46] Mehta RL，Pascual MT，Gruta CG，et al. Refining predictive models in critically ill patients with acute renal failure [J]. J Am Soc Nephrol，2002，13：1350 - 1357.

[47] Han WK，Bailly V，Abichandani R，et al. Kidney Injury Molecule-1 （KIM 1）：A novel biomarker for human renal proximal tubule injury [J]. Kidney Int，2002，62：237 - 244.

［48］ Westhuyzen J，Endre ZH，Reece G，et al. Measurement of tubular enzymuria facilitates early detection of acute renal impairment in the intensive care unit［J］. Nephrol Dial Transplan，2003，18：543－551.

［49］ Rosen S，Heyman S. Concerns about KIM-1 as a urinary biomarker for acute tubular necrosis（ATN）［J］. Kidney Int，2003，63：1955.

［50］ Muramatsu Y，Tsujie M，Kohda Y，et al. Early detection of cysteine rich protein 61（CYR61，CCN1）in urine following renal ischemic reperfusion injury［J］. Kidney Int，2002，62：1601－1610.

［51］ 张晓英，朱剑，姜丽娜，等. 老年急性肾功能衰竭与多器官功能衰竭临床分析［J］. 中华肾脏病杂志，1998，14：184.

［52］ 王二军，李晓玫，王海燕，等. 老年急性肾功能衰竭病人的临床特点［J］. 临床肾脏病杂志，1997，1（3）：7－10.

［53］ 杨新年，张训，侯凡凡，等. 影响急性肾功能衰竭患者住院病死率与肾脏预后的危险因素分析［J］. 中华肾脏病杂志，2001，17：287－289.

［54］ Brivet FG，Kleinknecht DJ，Loirat P，et al. Acute renal failure in intensive care units causes，outcome，and prognostic factors of hospital mortality：a prospective，multicenter study. French Study Group on Acute Renal Failure［J］. Crit care Med，1996，24：192－198.

［55］ 张文贤，张训，侯凡凡，等. 败血症并发急性肾功能衰竭的临床特点和影响预后因素［J］. 中华肾脏病杂志，2002，18：243－246.

［56］ Jaber BL，Rao M，Guo D，et al. Cytokine gene promoter polymorphisms and mortality in acute renal failure［J］. Cytokine，2004，25：212－219.

［57］ Hamel MB，Phillips RS，Davis RB，et al. Outcomes and cost effectiveness of initiating dialysis and continuing aggressive care in seriously ill hospitalized adults. SUPPORT Investigators. Study to Understand Prognoses and Preferences for Outcomes and Risks of Treatments［J］. Ann Intern Med，1997，127：195－202.

［58］ Lamlire N，Van Biesen W，Vanholder R. The Changing epidemiology of acute renal failure［J］. Nat Clin Pract Nephrol，2006，2：364－377.

［59］ Radhakrishnan J，Kiryluk K. Acute renal failure outcomes in children and adults［J］. Kidney Int，2006，69：17－19.

［60］ Lewington AJ，Cerdá J，Mehta RL. Raising awareness of acute kidney injury：a global perspective of a silent killer［J］. Kidney Int，2013，84（3）：457－467.

［61］ Susantitaphong P，Cruz DN，Cerda J，et al. World incidence of AKI：a meta-analysis［J］. Clin J Am Soc Nephrol，2013，8（9）：1482－1493.

［62］ Lameire NH，Bagga A，Cruz D，et al. Acute kidney injury：an increasing global concern［J］. Lancet，2013，382（9887）：170－179.

［63］ Mehta RL，Cerdá J，Burdmann EA，et al. International Society of Nephrology's 0by25 initiative for acute kidney injury（zero preventable deaths by 2025）：a human rights case for nephrology［J］. Lancet，2015，385（9987）：2616－2643.

［64］ Hsu CY，McCulloch CE，Fan D，et al. Community-based incidence of acute renal failure［J］. Kidney Int，2007，72（2）：208－212.

［65］ 刘可心，杨定位. 急性肾损伤的流行病学研究现状［J］. 中华临床医师杂志（电子版），2019，13（3）：221－224.

［66］ Fang Y，Ding X，Zhong Y，et al. Acute kidney injury in a Chinese hospitalized population［J］. Blood Purif，2010，30（2）：120－126.

［67］ 陆任华，方燕，高嘉元，等. 住院患者急性肾损伤的发病及预后相关危险因素分析［J］. 中华肾脏病杂志，2012，28（3）：194－200.

［68］ Xu X，Nie S，Liu Z，et al. Epidemiology and clinical correlates of AKI in Chinese hospitalized adults［J］. Clin J Am Soc Nephrol，2015，10（9）：1510－1518.

［69］ Ge S，Nie S，Liu Z，et al. Epidemiology and outcomes of acute kidney injury in elderly Chinese patients：a subgroup analysis from the EACH study［J］. BMC Nephrology，2016，17（1）：136.

［70］ Yang L，Xing G，Wang L，et al. Acute kidney injury in China：a crosssectional survey ［J］. Lancet，2015，386 （10002）：1465 - 1471.

［71］ Uchino S，Bellomo R，Goldsmith D，et al. An assessment of the RIFLE criteria for acute renal failure in hospitalized patients ［J］. Crit Care Med，2006，34 （7）：1913 - 1917.

［72］ Zeng X，McMahon GM，Brunelli SM，et al. Incidence，outcomes，and comparisons across definitions of AKI in hospitalized individuals ［J］. Clin J Am Soc Nephrol，2014，9 （1）：12 - 20.

［73］ Wen Y，Jiang L，Xu Y，et al. Prevalence，risk factors，clinical course，and outcome of acute kidney injury in Chinese intensive care units：a prospective cohort study ［J］. Chin Med J （Engl），2013，126 （23）：4409 - 4416.

［74］ Luo X，Jiang L，Du B，et al. A comparison of different diagnostic criteria of acute kidney injury in critically ill patients ［J］. Crit Care，2014，18 （4）：R144.

［75］ 雷莹，聂晟，孙丹华，等. 中国危重症住院患者急性肾损伤的流行病学分析 ［J］. 南方医科大学学报，2016，36 （6）：744 - 750.

［76］ Uchino S，Kellum JA，Bellomo R，et al. Acute renal failure in critically ill patients：a multinational，multicenter study ［J］. JAMA，2005，294 （7）：813 - 818.

［77］ Hoste EA，Clermont G，Kersten A，et al. RIFLE criteria for acute kidney injury are associated with hospital mortality in critically ill patients：a cohort analysis ［J］. Crit Care，2006，10 （3）：R73.

［78］ 郎夏冰，杨毅，陈江华. 中国住院患者急性肾损伤流行病学调查现状 ［J］. 浙江大学学报（医学版），2016，45 （2）：208 - 213.

第四章　急性肾损伤的发病机制研究

急性肾损伤是以肾小管损伤为主的疾病，引起急性肾损伤的原因有很多，有缺血再灌注、药物毒性、感染等。以缺血再灌注为例，缺血再灌注主要是由于心脏手术、肾脏移植、休克、败血症以及创伤导致的肾脏血流中断，随后发生再灌注，使大量的炎性因子、氧自由基释放，同时细胞内钙超载，进一步导致肾小管凋亡、坏死和炎症的进展，最终造成了肾脏的缺血再灌注损伤。在本章节中，我们概述了AKI的病理生理学中的细胞和分子机制。

第一节　细胞表观遗传与急性肾损伤

表观遗传是研究基因的核苷酸序列不发生改变的情况下，基因表达的可遗传的变化。它最早是在1939年由Waddington在《现代遗传学导论》一书中提出，当时认为表观遗传学是研究基因型产生表型的过程。表观遗传的现象很多，已知的有DNA甲基化，组蛋白修饰，非编码RNA等。

1. 长链非编码RNA与急性肾损伤

长链非编码RNA（LncRNA）是长度超过200核苷酸的非编码RNA，和mRNA一样，大多数的LncRNA都有自己的启动子，被RNA聚合酶识别然后进行转录、剪切。LncRNA通常分散在整个基因组内，可以位于基因内，也可以位于基因间，同时LncRNA可以距编码蛋白的基因很远，也可以非常接近，还可以从编码蛋白的启动子转录而来。目前的研究还没有对LncRNA的定位或功能进行正式的分类。

目前有大部分研究表明LncRNA在细胞核或者细胞质中对细胞的DNA、蛋白质、RNA起调控作用。富集在核内的LncRNA可以通过与染色质重塑复合物结合来调节同一条染色体上（顺式）或另一条染色体上（反式）的基因的染色质结构。细胞质LncRNA可以海绵吸附作用，影响miRNA，继而影响miRNA所调控的mRNA的表达。由于大多数LncRNA缺乏功能注释，因此根据蛋白质-编码基因LncRNA可以分类如下：（i）有义或（ii）反义；（iii）双向启动子；（iv）内含子；（v）基因间或（vi）与增强子相关的蛋白（从蛋白编码基因的增强子区域转录而来）。

有部分研究探讨LncRNA在AKI中的作用。有研究表明在培养的人近端肾小管上皮细胞中发现了缺氧和炎症导致的LncRNA失调的模式。还有研究表明在肾脏I/R损伤的小鼠中，RANTES的表达增加，而在敲除RANTES后，小鼠的肾损伤和肾脏验证均可减轻，且进一步研究发现RANTES通过与LncRNA PRINS的相互作用来影响小管的凋亡。还有学者对缺血性AKI中的LncRNA MALAT1进行研究，他们发现LncRNA MALAT1在AKI患者的血浆和组织中升高，Malat1可能是肾脏I/R损伤的可检测的生物标志物。

2. CircRNA与急性肾损伤

CircRNA属于长链非编码RNA，由于带有共价闭合的环，因此被称为环状RNA，并且由于结构的特殊性，它对核糖核酸外切酶具有抗性。目前的研究认为绝大部分CircRNA定位于细胞质内，并且是通过内源性竞争RNA来对基因起调控和转录作用。

已有研究报道在AKI模型类型中，CircRNA的表达有明显改变。特别是在缺血再灌注诱导的AKI模型的小鼠肾脏中，验证了表达差异上调的34种circRNA和22种下调的circRNA。此外，研究还发现circ-Dnmt3a，circ-Akt3，circ-Plekha7和circ-Me1的表达与AKI中的PI3K-Akt信号传导有关，同时还有研究报道血清 circR-126 在 AKI 患者中升高，不仅可以作为 AKI 的预测生物标记物，它在 AKI 中可以通过吸附 miR-126-5p 对 AKI 的进展起重要作用。有研究报道 circHIPK3 是一种源自 HIPK3 基因的 Exon2 的 circRNA，可与包括 miR-124 在内的 9 种 miRNA 融合，敲除 HIPK3 在很大程度上阻止了人类细胞的生长，这可能与影响 circHIPK3 有关。此外，circRNA 在调节程序性细胞死亡和细胞周期进程中的功能表明它们可能是 AKI 的新型潜在治疗靶点。例如，mmu-circRNA015947 与 miRNA 相互作用以诱导下游基因表达，并因此参与了与凋亡相关的通路，这些通路与 IR 损伤的发病机制有关。

3. microRNA 与急性肾损伤

microRNA 是长度在 18～36 个碱基的非编码 RNA，它是由带有茎环结构的 pre-miRNA，通过 Dicer 酶的剪切作用下形成的。目前研究认为 microRNA 通过其种子区域与 mRNA 的 3'UTR 区域相结合，当结合区域完全匹配时，可以诱导 mRNA 的降解，若结合区域不完全匹配时，可以抑制其翻译。

有研究表明在缺血再灌注 AKI 模型中，microRNA-687，microRNA-489 和 microRNA-17-5p 的表达有显著差异。其中缺氧诱导因子 1（HIF1）1 可以诱导 miR-687 和 miR-489 的表达，并且 miR-678 的诱导可进一步抑制磷脂酶和张力蛋白同源物（PTEN）（一种已知的 G1 阻滞剂），进而促进细胞周期进程和凋亡，并加剧缺血性 AKI 的进展。相比之下，miR-489 和 miR-17-5p 在缺血性 AKI 中具有保护作用。在缺血性 AKI 的体外模型中 miR-489 的过表达可以减少细胞凋亡，同时在小鼠中抑制 miR-489 则增加了细胞凋亡并加重了缺血性 AKI。此外，PARP1（一种缺血性 AKI 中的已知细胞死亡介体）被认为是 miR-489 的靶基因，进一步表明 miR-489 可以通过抑制 PARP1 来减少缺血性 AKI 中的细胞凋亡。而另一个研究报道了 p53 可以诱导 miR-17-5p 上调，导致死亡受体 6（DR6；也称为 TNFRSF21）受到抑制，从而导致体外细胞凋亡减少，同时在体内可以起到对肾脏的保护作用。

4. 组蛋白与急性肾损伤

组蛋白，包括核心组蛋白（H2A，H2B，H3 和 H4）和接头组蛋白（H1 和 H5），是 DNA 包装中高度保守的碱性或带正电荷的蛋白质。它们可以通过静电相互作用与带负电荷的 DNA 结合，并将其包装成高度浓缩且有序的染色质结构单元，称为核小体。每个核小体都由包裹在核心组蛋白八聚体周围的一段 DNA 组成。组蛋白修饰涉及核心组蛋白的共价翻译后修饰，主要有乙酰化，甲基化，磷酸化，泛素化，磺酰化，瓜氨酸化，生物素化等。这些修饰主要发生在组蛋白的氨基末端尾部，并被认为会改变染色质的结构或为转录调节子提供对接位点，以正向或负向调节基因表达。其中乙酰化，甲基化和磷酸化是组蛋白修饰的主要形式。

越来越多的证据表明，AKI 与组蛋白乙酰化的变化有关，尤其是在缺血性 AKI 中，组蛋白的乙酰化至关重要。有一项研究表明，肾缺血-再灌注损伤（IRI）AKI 可以引起组蛋白乙酰化的动态变化。在该模型中，严重的单侧缺血导致肾脏近端肾小管细胞中 H3 乙酰化的短暂降低，然而在再灌注过程中，降低的 H3 乙酰化能够得以恢复，并且进一步诱导了骨形态发生蛋白 7（BMP7）（肾修复的关键调节剂）的表达。此外，另一项在双侧 IRI 小鼠模型中的研究报道了 HBO1（也称为 KAT7，一种 H4 特异性的乙酰化酶）-JADE1 复合物的动态调节有助于组蛋白 H4 乙酰化的改变，而 H4 的乙酰化在缺血 AKI 中小管修复中是非常重要的。还有一项研究认为乙酰化在缺血再灌注 AKI 后 1 周至 3 周内是持续增加的，并且可以导致炎症的进一步进展。尽管 AKI 中乙酰化在动态变化，但这种不一致的作用，可能和模型的损伤程度、小鼠品系的差异以及使用不同方法进行组蛋白乙酰化分析所导致的差异有关。

5. DNA 甲基化与急性肾损伤

DNA 甲基化影响 DNA 的表观遗传修饰。在真核生物中，DNA 甲基化仅发生在胞嘧啶残基上，并且涉及甲基（CH3）的共价加成。这通常由 S-腺苷-L-甲硫氨酸（SAM）提供甲基到胞嘧啶的 5 个碳原子上，再通过 DNA 甲基转移酶（DNMT）生成 5-甲基胞嘧啶（5mC）。DNA 甲基化主要发生在 CpG 中；然而，DNA 甲基化也可以在非 CpG 位点低频率发生，特别是在胚胎干细胞，卵母细胞和脑组织中。在哺乳动物基因组中，大多数（70%～80%）CpG 位点被甲基化。而在基因启动子区域内的 CpG 岛通常未甲基化，可进行转录。在哺乳动物中，DNA 甲基化对于调节许多生物过程至关重要，包括胚胎发育，基因组完整性，X 染色体失活（雌性）和基因组印迹。

有研究报道，补体因子 C3 启动子区域内的 IFNγ 响应元件中的胞嘧啶脱甲基，可响应大鼠肾脏的缺血再灌注。一项后续研究表明，C3 启动子的去甲基化不仅发生在急性损伤阶段，而且在慢性损伤阶段持续发生。在另一项研究中，在 AKI 小鼠血浆中 Slc22a12 启动子区域的甲基化不足，该区域编码负责尿酸重吸收的尿酸转运蛋白 1。同时在 AKI 患者血浆中，也已观察到了编码肾激肽释放酶的 KLK1 启动子区域的甲基化。这些研究表明，DNA 甲基化的状态在 AKI 中特定基因的启动子区域发生了变化，同时也暗示甲基化状态可能用作 AKI 的生物标记。

第二节　细胞自噬与急性肾损伤

自噬是一个吞噬自身细胞质蛋白或细胞器并使其包被进入囊泡，并与溶酶体融合形成自噬溶酶体，降解其所包裹的内容物的过程。在很多疾病中，比如：肿瘤，心血管功能失调，一些传染病以及神经退行性疾病等，自噬都发挥着重要的作用。而且现在有新的研究表明，自噬在顺铂、脓毒症，以及缺血再灌注引起的肾损伤中起重要作用。在这一节中，我们对细胞自噬和 AKI 的关系进行简单概述。

1. 自噬的发生

自噬从 1963 年被正式命名研究至今，目前虽有发现自噬的完整过程以及其涉及的信号通路的数篇相关报道，但是自噬的作用仍未有一个结论。尽管有大部分学者认为自噬在急性肾损伤中有保护作用，但也有不同的学者认为自噬在肾损伤中起促进损伤的作用。但在肾损伤发生前，自噬对肾小管上皮细胞是非常重要的。正因为它，细胞可以不断地吞噬自己，更新自己，使细胞在遭遇应激时得以存活以及维持自我平衡。

在哺乳动物体内的自噬过程中，ATG3，ATG5，ATG7，ATG10，ATG12 和 LC3 参与了足证两条泛素样蛋白加工修饰过程，其中 ATG12 结合过程和 LC3 的修饰过程是起至关重要的作用。其中，LC3 的修饰过程，则需要 ATG7 的参与。相关研究已有报道，LC3I 在哺乳动物 E1 泛素样酶 ATG7 的催化下，才能和自噬泡膜表面的磷脂酰乙胺醇相结合，形成 LC3Ⅱ。而 LC3Ⅱ 是定位于自噬体膜表面的一种蛋白，它可以被溶酶体识别，最终形成自噬溶酶体，发生自噬。

而目前研究自噬的信号通路主要有两条，一条是非 mTOR 依赖途径，另一条是 mTOR 依赖途径，现在大部分研究以 mTOR 依赖为主，认为细胞内 AMPK、ERK 或 MAPK 激活，从而影响 mTOR，继而抑制或激活自噬（图 4 - 1）。

自噬和细胞凋亡相似，在参与细胞死亡、细胞生理等方面起到非常重要的作用，并且现在的研究表明自噬本身具有双重作用，会根据细胞的类型以及不同的刺激强度而具有促进凋亡或者拮抗凋亡的作用，这种情况可能是因为它们同时由常见的上游信号触发，使得它们可能存在协同作用或拮抗作用。同时有研究也认为细胞凋亡和细胞自噬在某些信号通路传导方面是存在共享效应的。

2. 自噬与缺血再灌注引起的急性肾损伤

肾脏的缺血再灌注可以引起急性肾损伤，同时它也是导致肾移植术后肾功能损伤的主要原因。因此肾脏的缺血再灌注是导致肾损伤发病率和死亡率的主要原因。但是目前临床上无任何有效的治疗方法。在缺血再灌注中，肾小管细胞是依赖自噬得以存活以及维持自我的稳态平衡。因此研究自噬在肾损伤中的作用，自噬是否可以保护由缺血再灌注所致的肾小管损伤成为一个

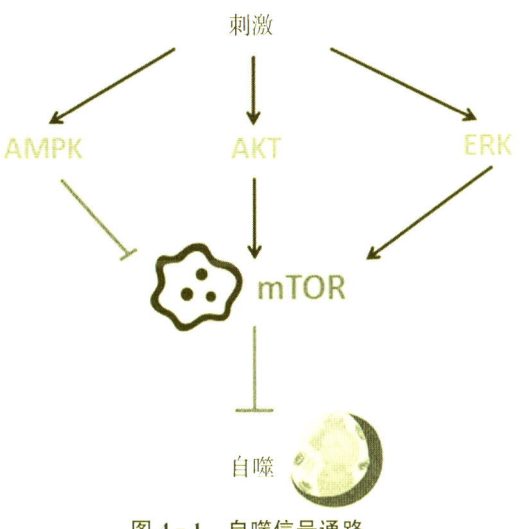

图 4 - 1　自噬信号通路

关键问题。

在不同啮齿动物的肾脏缺血再灌注模型中，缺血和再灌注引起的连续缺氧和氧化应激已显示出自噬被激活。然而肾脏的缺血再灌注引起的自噬增加，以及自噬在肾脏缺血再灌注模型中的保护作用还是损伤作用仍是一个主要争论的话题。

大部分研究主要在肾小管上皮细胞和足细胞中研究了自噬在 AKI 中的作用。第一个证据来自大鼠的肾脏缺血再灌注模型，其中有 Atg 蛋白（例如 Beclin1 和 LC3）在肾小管近端和远端上皮细胞中的表达增加。此外，研究表明在小鼠肾脏中 Bcl-XL 的表达增加足以抑制自噬和凋亡，与该观察结果一致，在小鼠的肾小管细胞中同样也发现了对缺血再灌注有反应的损伤的自噬体。也有文献证明，在再灌注期间自噬表达增加了。同样，肾小管特异性自噬缺陷的小鼠在缺血再灌注的模型中肾损伤是加重的。并且肾小管细胞特异的 Atg5 和 Atg7 敲除小鼠表现出组织损伤和细胞凋亡的显著增加。

因此在缺血再灌注的 AKI 中，自噬显然作为一个保护因子存在，但是自噬对于肾小管细胞的凋亡的保护的程度，以及在缺血再灌注的 AKI 中诱导自噬的启动因子仍未明确，但是鉴于自噬的保护作用，对于它的研究将会为临床带来一个新的治疗靶点。

3. 自噬与脓毒症引起的急性肾损伤

重症监护患者患脓毒症常常合并急性肾损伤（AKI）。且有流行病学调查显示，有 30%～50% 的脓毒症患者罹患 AKI，尽管有早期诊断和 CRRT 来帮助早期脓毒症的 AKI 的恢复，但是脓毒症所致的AKI 仍有较高的死亡率。自噬在脓毒症中的作用复杂，不仅仅调控细胞自身的凋亡，对于炎症和免疫也有一定的调控作用。

大部分研究表明自噬对败血症的感染具有肾脏保护作用。在盲肠结扎穿刺（CLP）引起的脓毒症的大鼠模型中，在脓毒症的早期阶段可有自噬的增加，随后在败血症中肾脏损伤的后期阶段下降，表明自噬减少时，肾损伤增加。同时 Atg7 siRNA 治疗在体外同样也增强了肿瘤坏死因子-α 诱导的肾小管细胞死亡。在最近的一项研究中，与内毒素血症期间的年幼的小鼠相比，年纪较大的小鼠自噬水平较年幼的小鼠低。这些数据表明自噬增加可保护年轻小鼠，而通过诱导自噬水平的恢复可保护败血症诱导的AKI 中的年纪较大的小鼠。

在炎症和感染方面，自噬在脓毒症中还可以通过调控靶向炎症小体和Ⅰ型干扰素的反应进一步控制感染，并抑制脓毒症诱发的肾损伤的能力。自噬也可以抑制先天免疫反应以预防肾脏疾病。但同时，有研究证明自噬也可以激活Ⅰ型 IFN 反应并促进 IL1B 分泌。自噬的促炎作用和抗炎作用都可以防止过度的炎症反应引起的肾脏疾病。

4. 自噬与万古霉素引起的急性肾损伤

引起 AKI 的常见原因除了感染和手术带来的肾脏缺血再灌注，由药物带来的 AKI 在临床中也较为普遍，特别是万古霉素所致的 AKI。万古霉素一直是临床上用来治疗耐甲氧西林葡萄球菌的重要药物，然而，在使用万古霉素的同时，它所带来的副作用也常常不能避免。一些较低剂量所带来的副作用常常伴随着停药时可恢复，但是较高剂量所带来的副作用，往往是不可逆的，因此临床上对万古霉素的使用剂量是非常谨慎的。据目前的数据统计，接受万古霉素治疗的患者中约有 35% 发生肾毒性，导致急性和慢性肾脏疾病。万古霉素肾毒性的发病机制涉及血管功能障碍，炎症和肾小管损伤。而现在大部分文献报道，自噬是在急性肾损伤中扮演着非常重要的角色。

在这方面，有研究报道了自噬的激活作为万古霉素肾毒性期间的损伤机制。最新研究表明，在使用万古霉素可以抑制 ERK1/2 和 mTOR 信号通路使自噬被激活。和缺血以及脓毒症不同的是，抑制自噬可以减轻万古霉素诱导的急性肾损伤。此外，该研究还报道了自噬蛋白 Atg7 通过 Atg7C571SDC 的调控位点可以直接与凋亡蛋白 PKC-d 相互作用，并进一步在万古霉素干预期间诱导肾小管细胞凋亡，揭示了自噬在药物引起的急性肾损伤方面主要是起损伤作用。

第三节　细胞死亡与急性肾损伤

细胞凋亡是细胞的程序性死亡，是由基因调控的、维持细胞内环境的一种自发性死亡方式，而细胞坏死则是细胞受到缺血、免疫细胞攻击等因素发生的细胞崩解。细胞凋亡和细胞死亡是不同的细胞死亡现象，细胞坏死则是被动发生且不可逆的过程。在这一节中，我们对细胞凋亡和细胞死亡进行简单的概述。

1. 细胞凋亡与急性肾损伤

凋亡是程序性细胞死亡，其特征在于能量依赖的生化机制和形态变化，包括细胞和细胞核萎缩、染色质浓缩和脱氧核糖核酸（DNA）断裂，然后巨噬细胞和邻近的上皮细胞迅速吞噬凋亡的细胞。细胞的凋亡通过多种途径发生，有内在途径（线粒体通透性转变［MPT］孔、Bcl-2家族、细胞色素c，caspase-9），外在途径（死亡受体，Fas，FADD，caspase-8）两种方式。内在途径的凋亡多为细胞因细胞内受损的DNA，氧化应激等因素诱发的凋亡，而外在途径多指由特定配体结合诱导的凋亡。

目前的观点表示在内在途径中，细胞应激通过Bax/Bak寡聚化来介导的线粒体通透性转变（MPT），并进一步诱导线粒体释放细胞色素c，释放的细胞色素c与Apaf-1及ATP结合可诱导凋亡小体复合物形成，并激活caspase-9，从而启动最终的酶促级联反应，导致细胞凋亡。而caspase-3对凋亡的影响则是通过外在凋亡途径，诸如Fas的配体与死亡受体（Fas受体）结合，并导致衔接蛋白（FADD）募集和随后的caspase-8激活，从而进一步激活下游的效应因子caspase-3，激活的caspase-3可以裂解细胞内底物，如层粘连蛋白A，聚ADP核糖聚合酶（PARP）等，最终诱导细胞凋亡。同时活跃的caspase-8还可以通过将Bid切割为截短的Bid来诱导内在途径，后者会移位到线粒体以激活内在途径来扩增凋亡级联反应。因此，线粒体完整性是连接内在和外在凋亡信号通路的关键介质。促凋亡的Bcl-2（多BH域蛋白，例如Bax和Bak，以及仅BH3的蛋白，例如Bid和PUMA）与抗凋亡的Bcl-2家族蛋白（Bcl-2和Bcl-XL）在线粒体凋亡中起关键作用。抗凋亡的Bcl-2蛋白通过结合Bax/Bak，或仅仅结合BH3蛋白，进而保持线粒体的完整性来保护细胞免受凋亡细胞的死亡，同时促凋亡蛋白则通过线粒体膜通透性转变来诱导凋亡的细胞死亡。有研究表明，肾缺血再灌注损伤通过改变在人、小鼠和大鼠肾脏中的Bax/Bcl-2的比例，增加Bax并降低Bcl-2，诱导促凋亡蛋白发挥作用，导致肾小管细胞凋亡。最近有研究报道Bax和Bak在缺血性AKI中肾小管细胞凋亡中的关键作用，肾脏近端肾小管特异性Bax缺失或整体Bak敲除可保护小鼠免受缺血性AKI的侵害。

2. 细胞坏死与急性肾损伤

细胞坏死是由物理、或化学因素，以及其他严重的病理性因素诱发的细胞死亡，是病理性细胞死亡。坏死细胞的膜通透性增高，致使细胞肿胀、细胞器变形或肿大，质膜完整性破坏，导致DAMPs释放，例如：高迁移率族蛋白（HMGB1），三磷酸腺苷（ATP），DNA和核糖核酸（RNA），进一步炎症的进展。和细胞凋亡不同的是，细胞坏死时染色质不发生凝集，没有凋亡小体的形成。

缺血性损伤导致严重且快速的ATP耗竭，优先导致线粒体损伤，随后氧化磷酸化的破坏，进一步的能量耗竭以及在再灌注期间大量形成反应性氧化物质（ROS），从而进一步介导细胞损伤。坏死不取决于胱天蛋白酶的活化，而是取决于细胞内钙积累和蛋白酶活化的综合结果。许多研究表明，ATP耗竭会引起钙ATPase和Na^+-K^+-ATPase的损伤，从而导致细胞内钙积累。升高的胞质钙水平会导致进一步的线粒体损伤，细胞骨架改变和蛋白酶激活，例如钙蛋白酶和磷脂酶，从而引起质膜通透性和细胞骨架蛋白降解。

参考文献

［1］　Malek M, Nematbakhsh M. Renal ischemia/reperfusion injury: from pathophysiology to treatment ［J］. J Renal Inj Prev, 2015, 4 (2): 20 - 27.

［2］　Xu Y, Ma H, Shao J, et al. A Role for Tubular Necroptosis in Cisplatin-Induced AKI ［J］. J Am Soc Nephrol, 2015, 26 (11): 2647 - 2658.

［3］　Wang J, Li H, Qiu S, et al. MBD2 upregulates miR-301a-5p to induce kidney cell apoptosis during vancomycin-induced AKI ［J/OL］. Cell Death Dis, 2017, 8 (10): e3120.

［4］　Skube S J, Katz S A, Chipman J G, et al. Acute Kidney Injury and Sepsis ［J］. Surg Infect (Larchmt), 2018, 19 (2): 216 - 224.

［5］　Bonventre J V, Yang L. Cellular pathophysiology of ischemic acute kidney injury ［J］. J Clin Invest, 2011, 121 (11): 4210 - 4221.

［6］　Han S J, Lee H T. Mechanisms and therapeutic targets of ischemic acute kidney injury ［J］. Kidney Res Clin Pract, 2019, 38 (4): 427 - 440.

［7］　Quinn J J, Chang H Y. Unique features of long non-coding RNA biogenesis and function ［J］. Nat Rev Genet, 2016, 17 (1): 47 - 62.

［8］　Ignarski M, Islam R, Muller R U. Long Non-Coding RNAs in Kidney Disease ［J］. Int J Mol Sci, 2019, 20 (13).

［9］　Lorenzen J M, Thum T. Long noncoding RNAs in kidney and cardiovascular diseases ［J］. Nat Rev Nephrol, 2016, 12 (6): 360 - 373.

［10］　Lin J, Zhang X, Xue C, et al. The long noncoding RNA landscape in hypoxic and inflammatory renal epithelial injury ［J］. Am J Physiol Renal Physiol, 2015, 309 (11): 901 - 913.

［11］　Yu T M, Palanisamy K, Sun K T, et al. RANTES mediates kidney ischemia reperfusion injury through a possible role of HIF-1alpha and LncRNA PRINS ［J］. Sci Rep, 2016, 6: 18424.

［12］　Jin J, Sun H, Shi C, et al. Circular RNA in renal diseases ［J］. J Cell Mol Med, 2020, 24 (12): 6523 - 6533.

［13］　Jeck W R, Sorrentino J A, Wang K, et al. Circular RNAs are abundant, conserved, and associated with ALU repeats ［J］. RNA, 2013, 19 (2): 141 - 157.

［14］　Memczak S, Jens M, Elefsinioti A, et al. Circular RNAs are a large class of animal RNAs with regulatory potency ［J］. Nature, 2013, 495 (7441): 333 - 338.

［15］　Xu T, Wu J, Han P, et al. Circular RNA expression profiles and features in human tissues: a study using RNA-seq data ［J］. BMC Genomics, 2017, 18 (Suppl 6): 680.

［16］　Li C M, Li M, Ye Z C, et al. Circular RNA expression profiles in cisplatin-induced acute kidney injury in mice ［J］. Epigenomics, 2019, 11 (10): 1191 - 1207.

［17］　Kolling M, Seeger H, Haddad G, et al. The Circular RNA ciRs-126 Predicts Survival in Critically Ⅲ Patients with Acute Kidney Injury ［J］. Kidney Int Rep, 2018, 3 (5): 1144 - 1152.

［18］　Shan K, Liu C, Liu B H, et al. Circular Noncoding RNA HIPK3 Mediates Retinal Vascular Dysfunction in Diabetes Mellitus ［J］. Circulation, 2017, 136 (17): 1629 - 1642.

［19］　Ren G L, Zhu J, Li J, et al. Noncoding RNAs in acute kidney injury ［J］. J Cell Physiol, 2019, 234 (3): 2266 - 2276.

［20］　Lin S P, Ye S, Long Y, et al. Circular RNA expression alterations are involved in OGD/R-induced neuron injury ［J］. Biochemical and biophysical research communications, 2016, 471 (1): 52 - 56.

［21］　Bhatt K, Wei Q, Pabla N, et al. MicroRNA-687 Induced by Hypoxia-Inducible Factor-1 Targets Phosphatase and Tensin Homolog in Renal Ischemia-Reperfusion Injury ［J］. J Am Soc Nephrol, 2015, 26 (7): 1588 - 1596.

［22］　Wei Q, Liu Y, Liu P, et al. MicroRNA-489 Induction by Hypoxia-Inducible Factor-1 Protects against Ischemic Kidney Injury ［J］. J Am Soc Nephrol, 2016, 27 (9): 2784 - 2796.

［23］ Hao J，Wei Q，Mei S，et al．Induction of microRNA-17-5p by p53 protects against renal ischemia-reperfusion injury by targeting death receptor 6 ［J］．Kidney international，2017，91 (1)：106－118．

［24］ Kimura H．Histone modifications for human epigenome analysis ［J］．J Hum Genet，2013，58 (7)：439－445．

［25］ Chen R，Kang R，Fan X G，et al．Release and activity of histone in diseases ［J/OL］．Cell Death Dis，2014，5：e1370．

［26］ Bhaumik S R，Smith E，Shilatifard A．Covalent modifications of histones during development and disease pathogenesis ［J］．Nat Struct Mol Biol，2007，14 (11)：1008－1016．

［27］ Marumo T，Hishikawa K，Yoshikawa M，et al．Epigenetic regulation of BMP7 in the regenerative response to ischemia ［J］．J Am Soc Nephrol，2008，19 (7)：1311－1320．

［28］ Havasi A，Haegele J A，Gall J M，et al．Histone acetyl transferase (HAT) HBO1 and JADE1 in epithelial cell regeneration ［J］．Am J Pathol，2013，182 (1)：152－162．

［29］ Zager R A，Johnson A C，Becker K．Acute unilateral ischemic renal injury induces progressive renal inflammation，lipid accumulation，histone modification，and "end-stage" kidney disease ［J］．Am J Physiol Renal Physiol，2011，301 (6)：1334－1345．

［30］ Schubeler D．Function and information content of DNA methylation ［J］．Nature，2015，517 (7534)：321－326．

［31］ Jeltsch A．Beyond Watson and Crick：DNA methylation and molecular enzymology of DNA methyltransferases ［J］．Chembiochem，2002，3 (4)：274－293．

［32］ Ramsahoye B H，Biniszkiewicz D，Lyko F，et al．Non-CpG methylation is prevalent in embryonic stem cells and may be mediated by DNA methyltransferase 3a ［J］．Proc Natl Acad Sci USA，2000，97 (10)：5237－5242．

［33］ Shirane K，Toh H，Kobayashi H，et al．Mouse oocyte methylomes at base resolution reveal genome-wide accumulation of non-CpG methylation and role of DNA methyltransferases ［J/OL］．PLoS Genet，2013，9 (4)：e1003439．

［34］ Xie W，Barr C L，Kim A，et al．Base-resolution analyses of sequence and parent-of-origin dependent DNA methylation in the mouse genome ［J］．Cell，2012，148 (4)：816－831．

［35］ Messerschmidt D M，Knowles B B，Solter D．DNA methylation dynamics during epigenetic reprogramming in the germline and preimplantation embryos ［J］．Genes Dev，2014，28 (8)：812－828．

［36］ Pratt J R，Parker M D，Affleck L J，et al．Ischemic epigenetics and the transplanted kidney ［J］．Transplant Proc，2006，38 (10)：3344－3346．

［37］ Parker M D，Chambers P A，Lodge J P，et al．Ischemia-reperfusion injury and its influence on the epigenetic modification of the donor kidney genome ［J］．Transplantation，2008，86 (12)：1818－1823．

［38］ Endo K，Kito N，Fukushima Y，et al．A novel biomarker for acute kidney injury using TaqMan-based unmethylated DNA-specific polymerase chain reaction ［J］．Biomed Res，2014，35 (3)：207－213．

［39］ Kang S W，Shih P A，Mathew R O，et al．Renal kallikrein excretion and epigenetics in human acute kidney injury：expression，mechanisms and consequences ［J］．BMC Nephrol，2011，12：27．

［40］ Sivridis E，Koukourakis M I，Zois C E，et al．LC3A-positive light microscopy detected patterns of autophagy and prognosis in operable breast carcinomas ［J］．Am J Pathol，2010，176 (5)：2477－2489．

［41］ Zhang J，Culp M L，Craver J G，et al．Mitochondrial function and autophagy：integrating proteotoxic，redox，and metabolic stress in Parkinson's disease ［J］．J Neurochem，2018，144 (6)：691－709．

［42］ HOWELL G M，GOMEZ H，COLLAGE R D，et al．Augmenting autophagy to treat acute kidney injury during endotoxemia in mice ［J/OL］．PloS one，2013，8 (7)：e69520．

［43］ Song X B，Liu G，Liu F，et al．Autophagy blockade and lysosomal membrane permeabilization contribute to lead-induced nephrotoxicity in primary rat proximal tubular cells ［J/OL］．Cell Death Dis，2017，8 (6)：e2863．

［44］ Sini P，James D，Chresta C，et al．Simultaneous inhibition of mTORC1 and mTORC2 by mTOR kinase inhibitor AZD8055 induces autophagy and cell death in cancer cells ［J］．Autophagy，2010，6 (4)：553－554．

［45］ Vakana E，Sassano A，Platanias L C．Induction of autophagy by dual mTORC1-mTORC2 inhibition in BCR-ABL-expressing leukemic cells ［J］．Autophagy，2010，6 (7)：966－967．

［46］ Patschan D，Schwarze K，Henze E，et al．Endothelial autophagy and Endothelial-to-Mesenchymal Transition (EndoMT) in eEPC treatment of ischemic AKI ［J］．J Nephrol，2016，29 (5)：637－644．

［47］ Chen J，Zhang L，Zhou H，et al. Inhibition of autophagy promotes cisplatin-induced apoptotic cell death through Atg5 and Beclin 1 in A549 human lung cancer cells ［J］. Molecular medicine reports，2018，17 （5）：6859 - 6865.

［48］ Sun X，Li J，Zhao H，et al. Synergistic effect of copper and arsenic upon oxidative stress，inflammation and autophagy alterations in brain tissues of Gallus gallus ［J］. J Inorg Biochem，2018，178：54 - 62.

［49］ Jia H，Liu W，Zhang B，et al. HucMSC exosomes-delivered 14 - 3 - 3 zeta enhanced autophagy via modulation of ATG16L in preventing cisplatin-induced acute kidney injury ［J］. Am J Transl Res，2018，10 （1）：101 - 113.

［50］ Bian A，Shi M，Flores B，et al. Downregulation of autophagy is associated with severe ischemia-reperfusion-induced acute kidney injury in overexpressing C-reactive protein mice ［J/OL］. PloS one，2017，12 （9）：e0181848.

［51］ Sunahara S，Watanabe E，Hatano M，et al. Influence of autophagy on acute kidney injury in a murine cecal ligation and puncture sepsis model ［J］. Sci Rep，2018，8 （1）：1050.

［52］ Kessel D H，Price M，Reiners J J，J R. ATG7 deficiency suppresses apoptosis and cell death induced by lysosomal photodamage ［J］. Autophagy，2012，8 （9）：1333 - 1341.

［53］ Han J，Hou W，Goldstein L A，et al. A Complex between Atg7 and Caspase-9：A Novel mechanism of cross-regulation between autophagy and apoptosis ［J］. J Biol Chem，2014，289 （10）：6485 - 6497.

［54］ Setz C，Benischke A S，Pinho Ferreira Bento A C，et al. Induction of mitophagy in the HEI-OC1 auditory cell line and activation of the Atg12/LC3 pathway in the organ of Corti ［J］. Hear Res，2018，361：52 - 65.

［55］ Komatsu M，Wang Q J，Holstein G R，et al. Essential role for autophagy protein Atg7 in the maintenance of axonal homeostasis and the prevention of axonal degeneration ［J］. Proc Natl Acad Sci USA，2007，104 （36）：14489 - 14494.

［56］ Gong K，Chen C，Zhan Y，et al. Autophagy-related gene 7 （ATG7） and reactive oxygen species/extracellular signal-regulated kinase regulate tetrandrine-induced autophagy in human hepatocellular carcinoma ［J］. J Biol Chem，2012，287 （42）：35576 - 35588.

［57］ Varshney P，Saini N. PI3K/AKT/mTOR activation and autophagy inhibition plays a key role in increased cholesterol during IL-17A mediated inflammatory response in psoriasis ［J］. Biochim Biophys Acta Mol Basis Dis，2018，1864 （5 Pt A）：1795 - 1803.

［58］ Huang X，Wu H，Jiang R，et al. The antidepressant effects of a-tocopherol are related to activation of autophagy via the AMPK/mTOR pathway ［J］. Eur J Pharmacol，2018，833：1 - 7.

［59］ Wang Y，Ni Q，Ye Q，et al. Tanshinone IIA activates autophagy to reduce liver ischemia-reperfusion injury by MEK/ERK/mTOR pathway ［J］. Pharmazie，2018，73 （7）：396 - 401.

［60］ Radhi O A，Davidson S，Scott F，et al. Inhibition of the ULK1 protein complex suppresses Staphylococcus-induced autophagy and cell death ［J］. J Biol Chem，2019，294 （39）：14289 - 14307.

［61］ Maiuri M C，Zalckvar E，Kimchi A，et al. Self-eating and self-killing：crosstalk between autophagy and apoptosis ［J］. Nat Rev Mol Cell Biol，2007，8 （9）：741 - 752.

［62］ Zhou F，Yang Y，Xing D. Bcl-2 and Bcl-xL play important roles in the crosstalk between autophagy and apoptosis ［J］. FEBS J，2011，278 （3）：403 - 413.

［63］ Marino G，Niso-Santano M，BAEHRECKE E H，et al. Self-consumption：the interplay of autophagy and apoptosis ［J］. Nat Rev Mol Cell Biol，2014，15 （2）：81 - 94.

［64］ He Z，Tang H，You X，et al. BAPTA-AM Nanoparticle for the Curing of Acute Kidney Injury Induced by Ischemia/Reperfusion ［J］. J Biomed Nanotechnol，2018，14 （5）：868 - 883.

［65］ Kimura T，Takabatake Y，Takahashi A，et al. Autophagy protects the proximal tubule from degeneration and acute ischemic injury ［J］. J Am Soc Nephrol，2011，22 （5）：902 - 913.

［66］ Chien C T，Shyue S K，Lai M K. Bcl-xL augmentation potentially reduces ischemia/reperfusion induced proximal and distal tubular apoptosis and autophagy ［J］. Transplantation，2007，84 （9）：1183 - 1190.

［67］ Xie Y，Xiao J，Fu C，et al. Ischemic Preconditioning Promotes Autophagy and Alleviates Renal Ischemia/Reperfusion Injury ［J］. Biomed Res Int，2018，2018：8353987.

［68］ Suzuki C，Isaka Y，Takabatake Y，et al. Participation of autophagy in renal ischemia/reperfusion injury ［J］. Biochemical and biophysical research communications，2008，368 （1）：100 - 106.

［69］ Jiang M, Liu K, Luo J, et al. Autophagy is a renoprotective mechanism during in vitro hypoxia and in vivo ischemia-reperfusion injury ［J］. Am J Pathol, 2010, 176 (3): 1181 - 1192.

［70］ Liu S, Hartleben B, Kretz O, et al. Autophagy plays a critical role in kidney tubule maintenance, aging and ischemia-reperfusion injury ［J］. Autophagy, 2012, 8 (5): 826 - 837.

［71］ Jiang M, Wei Q, Dong G, et al. Autophagy in proximal tubules protects against acute kidney injury ［J］. Kidney international, 2012, 82 (12): 1271 - 1283.

［72］ Godin M, Murray P, Mehta R L. Clinical approach to the patient with AKI and sepsis ［J］. Semin Nephrol, 2015, 35 (1): 12 - 22.

［73］ Hsiao H W, Tsai K L, Wang L F, et al. The decline of autophagy contributes to proximal tubular dysfunction during sepsis ［J］. Shock, 2012, 37 (3): 289 - 296.

［74］ Kimura T, Jain A, Choi S W, et al. TRIM - mediated precision autophagy targets cytoplasmic regulators of innate immunity ［J］. J Cell Biol, 2015, 210 (6): 973 - 989.

［75］ Sinha Ray A, Haikal A, Hammoud K A, et al. Vancomycin and the Risk of AKI: A Systematic Review and Meta-Analysis ［J］. Clin J Am Soc Nephrol, 2016, 11 (12): 2132 - 2140.

［76］ McWilliams T G, Prescott A R, Allen G F, et al. mito-QC illuminates mitophagy and mitochondrial architecture in vivo ［J］. J Cell Biol, 2016, 214 (3): 333 - 345.

［77］ Xu X, Pan J, Li H, et al. Atg7 mediates renal tubular cell apoptosis in vancomycin nephrotoxicity through activation of PKC-delta ［J］. FASEB J, 2019, 33 (3): 4513 - 4524.

［78］ 杨玉林, 贺志安. 临床肝病实验诊断学 ［M］. 北京: 中国中医药出版社, 2007.

［79］ Munshi R, Hsu C, Himmelfarb J. Advances in understanding ischemic acute kidney injury ［J］. BMC Med, 2011, 9: 11.

［80］ Havasi A, Borkan S C. Apoptosis and acute kidney injury ［J］. Kidney international, 2011, 80 (1): 29 - 40.

［81］ Galluzzi L, Vitale I, Aaronson S A, et al. Molecular mechanisms of cell death: recommendations of the Nomenclature Committee on Cell Death 2018 ［J］. Cell Death Differ, 2018, 25 (3): 486 - 541.

［82］ Cosentino K, Garcia-Saez A J. Bax and Bak Pores: Are We Closing the Circle ［J］. Trends Cell Biol, 2017, 27 (4): 266 - 275.

［83］ Reubold T F, Wohlgemuth S, Eschenburg S. A new model for the transition of APAF-1 from inactive monomer to caspase-activating apoptosome ［J］. J Biol Chem, 2009, 284 (47): 32717 - 32724.

［84］ Lee E W, Seo J, Jeong M, et al. The roles of FADD in extrinsic apoptosis and necroptosis ［J］. BMB Rep, 2012, 45 (9): 496 - 508.

［85］ LLAMBI F, MOLDOVEANU T, TAIT S W, et al. A unified model of mammalian BCL-2 protein family interactions at the mitochondria ［J］. Mol Cell, 2011, 44 (4): 517 - 531.

［86］ Wolfs T G, De Vries B, Walter S J, et al. Apoptotic cell death is initiated during normothermic ischemia in human kidneys ［J］. Am J Transplant, 2005, 5 (1): 68 - 75.

［87］ Han S J, Jang H S, Noh M R, et al. Mitochondrial NADP (＋)-Dependent Isocitrate Dehydrogenase Deficiency Exacerbates Mitochondrial and Cell Damage after Kidney Ischemia-Reperfusion Injury ［J］. J Am Soc Nephrol, 2017, 28 (4): 1200 - 1215.

［88］ Shen S, Zhou J, Meng S, et al. The protective effects of ischemic preconditioning on rats with renal ischemia-reperfusion injury and the effects on the expression of Bcl-2 and Bax ［J］. Experimental and therapeutic medicine, 2017, 14 (5): 4077 - 4082.

［89］ Wei Q, Dong G, Chen J K, et al. Bax and Bak have critical roles in ischemic acute kidney injury in global and proximal tubule-specific knock out mouse models ［J］. Kidney international, 2013, 84 (1): 138 - 148.

［90］ Davidovich P, Kearney C J, Martin S J. Inflammatory outcomes of apoptosis, necrosis and necroptosis ［J］. Biol Chem, 2014, 395 (10): 1163 - 1171.

第五章　急性肾损伤的病理生理

急性肾损伤（acute kidney injury，AKI）的动物模型代表了肾缺血再灌注损伤和肾毒性（由顺铂、叶酸、马兜铃酸等引起），为深入了解其潜在的病理生理学提供了重要的信息。AKI 的动物模型在重现人类的病理学和生物标记物特征方面非常有效，年轻健康啮齿类动物体内 AKI 模型提供了大量有关损伤和修复病理生理机制的信息。轻中度的 AKI 损伤可以完全恢复正常。但严重 AKI 发生异常修复，最终导致慢性肾损伤（chronic kidney disease，CKD）。常见的 CKD 动物模型代表了梗阻性肾病及严重的急性肾损伤后肾脏修复机制失衡导致的过度修复。本章节主要简单叙述 AKI-CKD 及 CKD 并 AKI 的动物模型的生理病理。

第一节　急性肾损伤到慢性肾脏病的动物模型

肾脏是由多种具有独特特点的细胞组成，负责维持体内稳态。近端小管细胞是肾脏中最常见的细胞类型，占肾皮质的近 90%。近端小管细胞表达多种转运蛋白并重新吸收各种重要物质，包括肾小球滤液中的钠、碳酸氢盐、葡萄糖和氨基酸。此外，近端肾小管细胞通过受体介导的内吞作用重新吸收内源性和外源性大分子，代谢各种蛋白质物质。有趣的是近曲小管主要以脂肪酸为能量来源，通过线粒体 β 氧化产生三磷酸腺苷（ATP）。因此，近端小管富含线粒体，用于执行上述任务。

虽然肾近端小管是维持体内稳态的必备条件，但它们也易受各种细胞应激的影响，被认为是免疫调节的主要靶点。例如，近端肾小管细胞易受缺血应激的影响。在肾脏的外髓质，近端小管的 S3 段由于其钠重吸收的巨大负担和生理性缺氧的微环境而特别容易发生缺血性 AKI。重要的是，近端小管具有有限的糖酵解活性，这也使得它们极易受到缺血损伤。

急性肾损伤

1. 急性肾损伤后正常修复

在正常情况下，肾近曲小管细胞分裂率很低。当肾脏从急性损伤中恢复时，它依赖于一系列修复过程，包括上皮细胞扩散和迁移以覆盖基底膜的暴露区域，以及快速增殖以恢复细胞数量，随后分化，最终完成肾单位功能完整性的恢复。

Joseph V 等研究表明利用转基因小鼠的遗传命运定位技术，94%～95% 的后肾间充质来源的肾小管上皮细胞被 β-半乳糖苷酶（lacZ）或红色荧光蛋白标记，而非间质细胞或血管细胞。缺血再灌注损伤后 2 日，50.5% 的上皮细胞共表达 Ki-67 和红色荧光蛋白，提示损伤后存活的上皮细胞发生增殖扩张。修复完成后，66.9% 的上皮细胞结合了 BrdU，而在未损伤的肾脏中只有 3.5% 的细胞结合了 BrdU。尽管细胞大量增殖，但修复后未观察到任何细胞命运标记物的稀释。这些结果表明，未标记细胞不参与替代丢失的肾小管上皮细胞。因此，成年哺乳动物肾脏缺血性肾小管损伤后正常修复的主要机制涉及存活的肾小管上皮细胞的再生。

2. 急性肾损伤后的异常修复

尽管肾脏有几种内在的修复能力，但在肾衰竭（如慢性肾损伤）的情况下，这些正常有效的修复机制会受损，一些额外的机制会触发不适应的修复反应，从而导致 CKD 进展。大量证据表明，损伤的近端肾小管细胞通过促进炎症和炎症反应，促进 AKI 向 CKD 的发展纤维化。这里，我们描述了损伤的近端小管在 AKI 到 CKD 进展过程中的一些病理作用。

肾脏微血管在 AKI 的病理生理过程中起着重要作用。肾脏具有较高的能量需求，净氧（O_2）的提取相对较低，但外髓质的氧合相当边缘，该区域的血管结构非常容易受到血管灌注和氧合的进一步损害。在稳态条件下，肾脏的氧气供应得到很好的调节。充足的氧气输送是产生线粒体三磷酸腺苷（ATP）以及一氧化氮（NO）和活性氧（ROS）的必要条件，这些都是肾功能稳态控制所必需的。损伤后，微循环受损，导致 NO、ROS 和 O_2 供应和使用失衡。随后的致病作用包括缺氧和氧化应激。微血管内皮的损伤和多糖-蛋白质复合物的改变导致内皮细胞活化，细胞表面标记物的新表达促进白细胞和血小板的募集和黏附，导致灌注和 O_2 输送的进一步改变，并导致额外的内皮细胞损伤和炎症。损伤后，血管通透性增加，间质水肿，血流进一步受损。此外，氧化应激和受损小管产生的血管收缩性前列腺素进一步损害 O_2 输送，导致局部"无血流"现象，其中闭塞的微血管加剧了初始损伤。微血管损伤的主要长期后果是管周毛细血管密度降低，这在一定程度上是对 VEGF（血管内皮生长因子）减少和 TGF-β（转化生长因子 β）信号增加的反应，这有助于持续缺氧和肾纤维化的发展。

Grgic 等人利用诱导型白喉毒素受体系统诱导白喉毒素对表达 Cre 重组酶的细胞的损伤，证明 Six2 Cre 系肾上皮细胞损伤导致间质纤维化和肾小球硬化。通过使用标记近端小管的 Ndrg1CreERT2 小鼠，表明近端小管特异性损伤不仅导致肾纤维化和 Epo 生成减少，而且还导致肾小球硬化和无管肾小球。这些研究表明，近端小管损伤既是 AKI 的主要触发因素，也是 AKI 的潜在决定因素晚期疾病进展，保护近端小管对于防止 AKI 的发展及其向 CKD 的进展至关重要。

（1）近曲小管异常修复：肾损伤后，肾小管细胞脱分化，增殖，再分化，导致肾单位的修复。许多研究者在小鼠模型中检测了肾小管上皮细胞的来源。Humphreys 等人研究证实损伤的近端小管主要通过其自身的细胞再生扩散修复。研究发现 AKI 后近端小管变短，表明近端小管再生能力受限。最近一项使用活体成像技术的研究很好地说明了修复过程。作为对激光诱导的肾小管损伤的反应，完整的邻近肾小管增殖并替换丢失的细胞。有趣的是，在这个过程中，血小板衍生生长因子（PDGF）受体 β 阳性的成纤维细胞迁移到损伤部位，并促进 PDGF-β 依赖的人肾小管再生，因为 PDGF-β 的抑制阻碍了成纤维细胞的迁移和肾小管再生。这些结果表明，常驻成纤维细胞是能动的，并有助于肾小管再生作为机械稳定地剥脱肾小管基膜。最近还报道，虽然 α-平滑肌肌动蛋白（α-SMA）阳性的肌成纤维细胞通常被认为是肾纤维化的驱动因素，但在肾损伤的早期阶段，肌成纤维细胞获得维甲酸产生能力，并积极参与肾小管细胞的修复过程，可能是通过促进肾小管细胞增殖来完成修复。

细胞周期 G2/M 阻滞是损伤的近曲小管促进肾脏炎症和纤维化。

在过去的十年中，多项研究表明了损伤的肾小管细胞和间质细胞之间的体液通信，以及它们在损伤后再生和纤维化中的作用。Bonventre 及其同事报道，严重的 AKI 会导致肾小管细胞周期停滞在细胞周期的 G2/M 期，分泌各种促纤维化和促炎症因子。转化生长因子 β 和结缔组织生长因子是公认的促纤维化和促炎症因子，在 G2/M 细胞周期阻滞时由受损的近端小管细胞分泌，至少部分由 c-Jun N 末端激酶信号介导，导致间质纤维化。

此外，肾小管细胞中的巨噬细胞迁移因子也被证明通过消除肾小管细胞中的细胞周期阻滞来限制炎症和纤维化。

（2）发育信号通路的异常再激活促进纤维化：在急性肾损伤和肾纤维化的动物模型中，一些发育信号通路，如 Wnt、Hedgehog 和 Notch 被重新激活。这些激活可能是肾小管损伤后再生的一部分，并参与了适应性不良修复。例如，受损伤的小管表达刺激信号通路中研究最多的配体 sonic hedgehog，它们分泌 sonic hedgehog，与间质成纤维细胞上的受体结合并上调表达促纤维蛋白基因的表达，如纤维连接蛋白和胶原蛋白。Wnt/b-catenin 途径是另一个重要的发育途径，在肾损伤的急性期肾小管细胞中也被重新激活，这可能是保护性的，因为 β-catenin 的近端小管特异性缺失在该期显示出加重的细胞凋亡和肾小管损伤。然而，Wnt 配体的持续表达诱导肌成纤维细胞转化并导致纤维化。这些研究表明，发育信号通路的重新激活参与了损伤后的修复过程，最终会导致不适应性修复。

（3）内质网应激：在内皮细胞应激反应中，未折叠蛋白聚集在内质网（ER），触发未折叠蛋白反应（UPR）。UPR 是一种适应性机制，通过激活 PERK、IRE1 和 ATF6 通路来恢复细胞和组织内稳态。急性缺血和肾毒性后，在体内和体外的肾上皮细胞中诱导内质网应激。内质网伴侣 BiP/GRP78 和 ORP150 的过度表达或使用化学伴侣，如 PBA 或 TUDCA，它们增强了适应性 UPR，抑制了应激反应，从而提高了蛋白质折叠能力，促进未折叠或错误折叠蛋白质的运输，从而保护细胞和组织免受损伤。

如果应激太严重或持续时间太长，那么这种不适应反应会被 CHOP（CEBP 同源蛋白；CEBP，CCAAT/增强子结合蛋白）诱导激活，CHOP 是 PERK-ATF4 途径下游的一种转录因子，负责细胞凋亡。CHOP 基因敲除小鼠可保护其减轻肾缺血再灌注损伤，这些小鼠缺血后微循环的恢复得到改善。相反，长期和压倒性的内质网应激与肾纤维化的发展有关。

（4）线粒体功能障碍：内质网和线粒体在多个接触部位之间存在结构连续性，称为线粒体内质网相关膜（MAM）。MAM 含有内质网结合蛋白和线粒体蛋白，对维持两个细胞器之间的结构通信很重要。这种相互联系以及钙释放功能性地将内质网应激与线粒体通路联系起来，致病菌中的 llularstressresponse 近曲小管依赖有氧代谢，线粒体氧化程度高于远曲小管细胞，可以利用糖酵解。线粒体功能障碍的研究已经成为 AKI 治疗方法的一个令人兴奋的新领域。

线粒体功能障碍越来越被认为是 AKI 对 CKD 进展的一个关键贡献者。尽管线粒体对于一些细胞功能是必需的，例如生理条件下的 ATP 合成，但在损伤期间，它们也对细胞起着一些有害的作用，如活性氧的产生和凋亡的诱导。最近的研究表明，大多数 AKI 包括肾小管上皮细胞中不同程度的线粒体功能障碍。

线粒体损伤发生在 AKI 的早期，尤其是缺血再灌注损伤，与细胞损伤有关。在缺血条件下，缺氧会破坏线粒体的氧化磷酸化，导致活性氧产生过多和 ATP 缺乏，从而进一步损害各种分子，包括 DNA、蛋白质和脂质，导致细胞死亡和炎症。受损的线粒体也会释放一些危险分子，如 DNA 和心磷脂，导致 NOD-、LRR-和 pyrin 结构域蛋白 3 炎症体激活。因此保护线粒体功能是治疗不同病因 AKI 的关键。值得注意的是，线粒体特异性抗氧化分子，如 mitoubiquinone、MitoTEMPO 和 SkQR1，在缺血性和败血症性 AKI 的实验模型中也显示出保护作用，与氧化应激的降低有关。线粒体功能障碍也参与了 AKI 后 CKD 的进展。Szeto 等人报道，大鼠近曲小管在缺血性 AKI 出现线粒体功能障碍，晚期给予线粒体保护分子 SS-31 可促进 CKD 的恢复。

为了维持健康的细胞状态，线粒体不断更新。受损的线粒体通过有丝分裂吞噬和自噬降解被选择性地去除，线粒体质量的损失被线粒体的生物发生所补充。过氧化物酶体增殖物激活受体γ-共激活因子1α（PGC-1α）是线粒体生物发生的主要调节因子，在皮质和髓质外条带高度表达，其中线粒体活性相对较高。有趣的是，缺血和炎症性肾损伤后，肾小管细胞中 PGC-1α 的过度表达增加了线粒体质量，也显示出肾保护作用，而不是细胞死亡，而在败血症性 AKI 模型中，PGC-1α 基因敲除小鼠显示出严重的肾功能不全，甚至向 CKD 进展。

（5）成纤维细胞功能障碍：新的证据也表明，AKI 和 CKD 病理生理学之间存在明显的重叠，其中驻留的成纤维细胞起着关键作用，表明 AKI 中的成纤维细胞对 CKD 发展可能有重要贡献。尽管 AKI 的病因和病理生理学各不相同，但肾脏的病理变化集中于几种常见的 CKD 特征，包括间质纤维化、小管周围毛细血管丢失和肾性贫血。间质纤维化是 CKD 的一个标志，被定义为细胞外基质（ECM）的积聚，主要由 aSMA 阳性的肌成纤维细胞产生。间质间隙异常的 ECM 积聚扭曲了器官结构，扰乱了血液供应，降低了肾氧合。管周毛细血管丢失和肾性贫血也会导致慢性缺氧，这是导致 ESRD 的最终共同途径。有趣的是，间质纤维化、肾性贫血和管周毛细血管的丢失在机制上是相互联系的，而驻留的成纤维细胞是这些疾病的中心角色。

驻留的成纤维细胞是位于间质空间的梭形间充质细胞。有趣的是，肾脏内的成纤维细胞具有感知缺氧和产生促红细胞生成素（EPO）的能力，因此在维持体内稳态方面起着关键作用。然而，在损伤过程中，成纤维细胞的表型发生了显著的变化。研究发现肾皮质和髓质外的成纤维细胞是用 P0-Cre 标记的谱系，P0-Cre 标记迁移的神经嵴细胞。作为对损伤的反应，P0-Cre 谱系标记的成纤维细胞转分化为 aSMA 阳性的肌成纤维细胞，显著增殖，并通过产生大量 ECM 来执行纤维化。最近，Humphreys 和他的同事们发现，Gli1-Cre 系标记的细胞是肌成纤维细胞的祖细，在小鼠单侧输尿管梗阻模型中，切除 Gli1-Cre 系标记细胞可使肾纤维化减少 50% 以上。重要的是，在向肌成纤维细胞的表型转变过程中，成纤维细胞失去了对缺氧产生 EPO 的能力。

（6）免疫细胞激活

1）免疫细胞的表型可塑性和异质性：在肾脏损伤与修复的病理生理过程中，免疫细胞对损伤肾脏的命运有重要影响。几种类型的免疫细胞，如单核细胞和淋巴细胞，被招募到损伤部位，并在组织破坏和组织修复中发挥重要作用。尽管炎症最初是一种生物反应，是清除病原体和促进损伤后组织修复所必需的，但过度和不可溶解的炎症可导致组织损伤和纤维化。因此，促炎性和抗炎性免疫反应之间的平衡对 AKI 后的肾脏结局有重要影响。在这里，我们描述了免疫细胞在 AKI 到 CKD 的病理生理过程中的作用。

2）免疫细胞在肾脏损伤修复中的作用：在急性期，先天性免疫细胞如单核细胞和中性粒细胞被招募，以应对坏死细胞释放的损伤相关分子模式。这些被招募的细胞被激活并释放促炎细胞因子，如白细胞介素（IL）6 和肿瘤坏死因子 α，传播炎症反应。缺血损伤导致血管通透性增加和黏附分子异常激活，两者都加速免疫细胞的浸润。淋巴细胞也参与了病理生理学。最初激活的组织驻留单核吞噬细胞吸收抗原并移动到引流淋巴结，在那里向 T 细胞提供抗原。随后，活化的 T 细胞随着效应表型克隆性扩增并迁移到肾脏，在那里它们释放促炎细胞因子，如干扰素 γ，并促进炎症。

与前面描述的免疫细胞在急性期损伤中的有害作用不同，大量证据也显示了免疫细胞在损伤肾脏中的修复作用。巨噬细胞是炎症和纤维化的关键调节细胞。例如，在 AKI 的早期阶段，巨噬细胞表现出促炎性 M1 表型并加剧了肾损伤，如前所述，在 AKI 的恢复阶段，M1 巨噬细胞转变为抗炎性 M2 表型，从而调节炎症反应并促进组织修复。AKI 也有报道。参与肾脏修复的研究最多的 T 细胞是 CD4＋CD25＋FoxP3＋调节性 T 细胞。调节性 T 细胞通过接触依赖性机制和产生抗炎性 IL10 来对抗促炎反应，因此限制过度炎症以促进修复过程。CD4-CD8-αβT 细胞也被认为能释放抗炎细胞因子，促进肾脏恢复。

综上所述，肾脏发生损伤后，适应性反应被激活，以恢复正常的细胞和组织内稳态。这些过程包括通过上皮细胞的增殖来替换丢失的上皮细胞。然而，当损伤严重或持续时，平衡会出现不适应反应，导致细胞和组织功能障碍。在严重损伤的情况下，或在慢性肾损伤的情况下，尤其是在衰老的肾脏，炎症和纤维化是不适应的修复，最终导致 CKD。

第二节　慢性肾脏病合并急性肾损伤

慢性肾脏病（chronic kidney disease，CKD）是指各肾脏疾病导致肾功能渐进性不可逆性减退，直到功能丧失所出现的一系列症状和代谢紊乱所组成的临床综合征。尽管其发病的具体原因不同，但当疾病发展到一定阶段，其介导的慢性肾衰竭进展存在一些共同的机制，即健康肾单位会出现"代偿适应现象"，以弥补肾单位功能和数量的不足。长时间高负荷代偿结果，健存肾单位逐渐受到损害，最终导致肾小球硬化、肾间质纤维化，进入终末期肾病（end-stage renal disease，ESRD）。ESRD 是所有急慢性肾脏疾病的最末归宿，当 CKD 进入失代偿期或再次遭受 AKI 打击，会进一步加重 CKD 并迅速进入终末期肾病。本小节主要简述 CKD 并 AKI 的病理生理机制。

一、慢性肾脏病的病理生理机制

1. 肾小球硬化

慢性肾衰竭进展常伴随进行性肾小球硬化。大量研究表明，肾小球硬化分为不同阶段，其实为肾小球内皮细胞损伤与炎症，继而肾小球系膜细胞增生和活化，最后出现肾小球硬化和纤维化。起始肾小球硬化可能源于肾小球内皮细胞的免疫性或非免疫性损伤，单核细胞通过细胞与细胞间的直接相互作用或释放有丝分裂原与系膜细胞起反应，刺激系膜细胞增生，合成细胞外基质。另外，肾小球内皮细胞与系膜细胞凋亡失控，也参与肾小球硬化。

正常情况下，肾小球系膜细胞具有收缩、吞噬与代谢功能，参与维持肾小球基底膜的完整性。当其发生病变时，大分子物质在系膜区与内皮下积聚，可导致肾小球透明变性、肾小球毛细血管腔狭窄，甚至闭塞和肾小球硬化。在血小板源性生长因子（PDGF）和碱性成纤维细胞生长因子（β-FGF）作用下，肾小球系膜细胞增生和产生致纤维化因子，如转化生长因子β（TGF-β），介导肾小球硬化。

此外，肾小球祖细胞也参与肾小球硬化，肾小球足细胞缺乏再生能力，受损后从肾小球基底膜脱落，裸露的肾小球基底膜吸引囊壁层上皮细胞，并与之反应，形成粘连。此外，肾小球基底膜裸露，促进蛋白尿形成，增加炎性、有丝分裂性和致纤维化性介质滞留。

2. 肾间质纤维化

肾间质病变程度与肾功能之间的关系比肾小球硬化更加密切，肾小管间质纤维化涉及炎症、成纤维细胞增生、大量细胞外基质沉积，最终导致肾间质纤维化。肾小管上皮细胞并非被动的受害者，在间质纤维化发生发展过程中起着重要作用。在各种致病因素的作用下，受损害的肾小管上皮细胞可以作为抗原呈递细胞（APC）、表达黏附分子、释放炎性介质、化学驱动因子、细胞因子和生长因子，最终让细胞外基质合成增加。受损的肾小球固有细胞，可释放大量激素，如血管紧张素Ⅱ、生长因子和细胞因子，刺激与活化肾小管上皮细胞，促进肾小管上皮细胞释放化学趋化物质（如骨桥蛋白、补体和 MCP-1 等）趋化炎性细胞。炎性细胞释放一系列生长因子，并与肾间质成纤维细胞作用，活化成纤维细胞。活化的成纤维细胞合成细胞外基质——胶原Ⅰ和胶原Ⅲ，肾间质细胞外基质成分聚集。基质金属蛋白酶组织抑制剂活化和纤维溶解酶原激活物抑制Ⅰ（PAI-1）活化，进一步促进细胞基质成分的合成与降解失衡，有利于细胞外基质聚集，出现不可逆肾间质纤维化。

3. 血管硬化

与慢性肾衰竭进展平行，但血管改变与全身高血压并不成正比。慢性肾衰竭早期并没有严重的高血压，但存在肾小球动脉透明变性。入球小动脉透明变性在糖尿病肾病肾小球硬化发展中起着重要作用，球后小动脉改变进一步加重肾间质纤维化。肾小管周围毛细血管病变、数量减少与功能障碍，可进一步加重肾间质缺血和纤维化。越来越多的证据表明，肾脏缺血缺氧可刺激肾小管上皮细胞和肾脏成纤维细胞产生细胞外基质、抑制胶原降解、促进肾间质纤维化。肾小管周围毛细血管丧失与肾脏血管生长因子-血管内皮生长因子表达减少有关，血小板反应素——抗血管生成因子过表达，可以让微循环血管内皮生长因子进一步耗竭和缺血。血管内皮生长因子可恢复微循环，预防肾小管周围毛细血管丧失，减少肾间质纤维化，改善肾功能。

二、慢性肾脏病合并急性肾损伤

当 CKD 再次受到刺激，在 CKD 基础上再次发生 AKI 时，AKI 会再次造成血管内皮细胞损伤，微血管床进一步减少，新生血管被抑制，持续性的组织相对缺血缺氧，释放促纤维因子，导致纤维组织进一步增生和肾纤维化加重。典型的病理表现为肾小球硬化增多，肾小球内固有细胞数量减少，细胞外基质过度沉积；肾小管间质纤维化则表现为成纤维细胞增生及毛细血管丛丧失。其可能病理生理机制包括：

1. 肾小球高滤过

大多数 AKI 的动物模型已证实，肾单位的丢失会导致残余正常肾小球代偿性高滤过及肾小球肥大，高滤过状态下局部氧耗增加，组织氧供不足，导致低氧信号通路激活，上皮细胞修复过程受损，同时高滤过状态还导致肾小管肥大和重吸收负荷加重，诱发肾单位节段性纤维化及数目减少，最终引起肾小管间质纤维化，后者是 CKD 发展中一个重要的组成部分。

2. 线粒体功能失调

线粒体是细胞能量代谢的中心，其通过氧化磷酸化合成 ATP，亦可产生活性氧和调控细胞凋亡。生理状态下线粒体分裂和融合处于动态平衡，分裂过度和（或）融合受阻可导致线粒体片段化。缺血及顺铂诱导的各项 AKI 研究中显示缺血 30 分钟即可引起 30%～40% 肾小管上皮细胞出现线粒体片段化，而顺铂干预 4 小时后可引起超过 25% 小管上皮细胞出现线粒体片段化，且此过程随时间进展。这些发现提示细胞线粒体动态变化是影响 AKI 发生发展的重要因素。肾小管上皮细胞富含线粒体，当受损或应激时，线粒体从细长网格状分裂成短棒或球状，可通过细胞能量代谢障碍、活性氧的产生、细胞内钙浓度增加、线粒体膜通透性改变、Bcl2 家族和 Caspase 家族的激活等生化过程介导细胞死亡、促进 AKI 的发生发展。线粒体严重损伤时，线粒体碎片直接通过改变线粒体膜的通透性参与肾小管上皮细胞死亡，而在中等程度损伤时，线粒体碎片则通过降低呼吸链的活性、减少 ATP 的产生及引起细胞和组织功能障碍从而诱导肾小管上皮细胞死亡。Funk 和 Schnellmann 研究则证实 AKI 发生后即使线粒体修复、肾小球滤过率（GFR）改善，线粒体的动态平衡仍持续被破坏、功能障碍仍持续存在，最终引起细胞和器官的慢性功能障碍、导致 CKD 的进一步加重。

3. 微血管损伤

相关研究认为毛细血管内皮可能是缺血或缺氧诱导信号异常转导的位置，即纤维化区域的毛细血管稀薄可能先于缺氧损伤。各种 AKI/CKD（缺血再灌注、叶酸、一氧化氮合酶抑制剂、输尿管梗阻）的动物模型显示肾脏损伤后毛细血管从密度减少 30%～50%，在肾小管间质纤维化区域，毛细血管稀薄诱导信号转导从而促进 CKD 进展。这种信号转导通过缺氧诱导因子（HIF）和其他途径加重间质炎症和纤维化，使肾小管间质的毛细血管稀薄、缺氧信号转导和各种低氧对象相互作用，最终导致 ESRD。

4. 肾小管间质炎性细胞浸润

炎症亦被证实是缺血和感染性 AKI 发生的关键过程。动物模型发现，急性肾小管坏死早期间质即可出现显著中性粒细胞浸润，后期出现单核-淋巴细胞浸润，单核细胞浸润与疾病稳定期、恢复期的病理密切关联，且是修复、再生和组织重构的主要因素。缺血后单核细胞在促进纤维组织母细胞增殖和纤维化的同时加重肾脏损伤。

综上所述，AKI 与 CKD 密切相关，AKI 可导致 CKD 的发生；同时，AKI 可加重 CKD，并缩短 CKD-ESRD 病程时间。发生 CKD 的风险取决于 AKI 的严重程度，大多数不良结局与两者共同致病密切相关。AKI 进展为 CKD 的重要致病机制包括肾小球高滤过和肥大，线粒体功能失调，细胞浸润和生物活性分子的分泌，肾组织毛细血管密度的降低和肾小管间质纤维化。目前还没有确切手段逆转 CKD 病理生理，探索并进一步研究 AKI-CKD 分子机制，有望为未来临床干预提出新的治疗方案。

第三节 急性肾损伤的病理生理-细胞模型

一、IRI-AKI 模型

缺血导致的急性肾损伤（AKI）会导致慢性肾脏病（CKD）的发展甚至转变为终末期肾脏疾病，导致高发病率和死亡率。数据表明，缺血性 AKI 的病理生理学所涉及的许多细胞类型之间存在密切的相互作用，这对 AKI 相关肾脏疾病的治疗具有至关重要的意义。下列描述了这些细胞之间的相互作用以及它们对缺血后损伤的反应。

1. 缺血性急性肾损伤期间的细胞变化

上皮细胞损伤在肾脏灌注减少之后，无法为细胞基础代谢提供足够的 ATP，ATP 的消耗会导致细胞损伤，严重的话会导致细胞凋亡或坏死。肾损伤的所有节段均可在缺血性损伤中受到影响，但最常见的损伤是近端肾小管上皮细胞。首先，这种细胞类型具有离子迁移所需的高代谢速率，并且具有有限的糖酵解的能力。其次，由于肾单位 S3 段外部条纹中独特的血流，受伤后该区域会出现明显的微血管灌注不足和充血，即使皮质血流可恢复到接近正常水平，仍会持续局部缺血。内皮细胞损伤和功能障碍是造成这种现象的主要原因，称为 AKI 的延伸期。参与缺血性 AKI 病理生理的肾单位的其他主要上皮细胞是位于远端的髓袢上升支，如肾毒性急性肾小管坏死中远端肾节段所示，已在人 AKI 中检测到凋亡。移植前供体活检中也发生远端肾小管细胞凋亡，缺血或脓毒症期间近端肾小管细胞损伤和功能障碍导致肾小管肾小球反馈，管腔阻塞和滤液回渗，GFR 的大幅下降。

2. 形态变化

缺血性损伤的标志是近端肾小管细胞根尖刷缘的缺失，微绒毛的破坏以及从根尖细胞表面的分离导致缺血后形成膜结合的"小泡"，并释放到管状内腔中。肾小管细胞的分离和丢失暴露了裸露的基底膜区域，导致近端肾小管扩张的局灶区域，以及远端肾小管管型的形成。脱落的肾小管细胞，刷状小泡残余物和细胞碎片与尿调节素形成的这些物质可能会阻塞肾小管腔的颗粒状管型，导致该功能单元内无GFR。坏死细胞很少见，仅限于高度敏感的髓外区域，而近端和远端均常见凋亡特征的肾小管细胞。尽管研究显示可逆的足细胞特异性分子和细胞变化，但在组织学染色上通常看不到缺血性或败血性损伤后肾小球上皮细胞的损伤。Wagner 等人在大鼠模型中证实，由于紧密连接蛋白 Neph1 和 ZO1 之间相互作用的迅速缺失，肾缺血可导致足细胞受损，裂隙膜完整性和蛋白尿减少。使用人类足细胞的细胞培养模型显示，ATP 耗竭导致 Neph1 和 ZO1 结合迅速缺失，以及 Neph1 和 ZO1 从细胞膜到细胞质的重新分布。ATP 的恢复增加 Neph1 的磷酸化并恢复 Neph1 和 ZO1 的结合及其在细胞膜上的定位。细胞骨架和结构变化影响肌动蛋白细胞骨架在维持细胞结构和功能，极性，内吞作用，信号传导，运动性，细胞器运动，胞吐作用，细胞分裂，迁移，连接复合物的屏障功能和细胞基质黏附。维持细胞骨架的完整性对于近端肾小管细胞尤为重要，在细胞中，微绒毛放大顶膜对于正常细胞功能至关重要，细胞ATP 的消耗会导致部分由 cofilin 介导的解聚作用而导致根尖 Factin 的快速破坏，以及细胞骨架 Factin核心的重新分布。这种破坏导致表面膜的不稳定性和形成膜结合的细胞外小泡或小泡，这些小泡被剥落到管状内腔中或被内化以可能被回收利用。解聚过程中涉及的其他蛋白是原肌球蛋白和 ezrin。在局部缺血期间，ezrin 会被去磷酸化，并且微绒毛 Factin 核心与质膜之间的附着消失，同样，原肌球蛋白通过阻止进入 cofilin 的方式与末端网中的 Factin 微丝核心结合并使其稳定。缺血后，原肌球蛋白从微丝核心中解离，这使得末端网中的微丝能够达到与纤溶蛋白的结合，切断和解聚作用。肌动蛋白细胞骨架破坏的另一个重要结果是紧密连接的丧失和黏附的交界处，这些连接复合物积极参与许多功能，例如细胞旁转运，细胞极性和细胞形态。早期缺血性损伤导致紧密连接的开放，导致细胞旁通透性增加和肾小球滤出液向间质渗漏。在缺血过程中，由于整联蛋白的破坏，上皮细胞也失去了与细胞外基质的附着，ATP 的消耗导致 β 整联蛋白从基底膜重新定位到顶膜，随后使活细胞从管状基底膜分离，脱落的细胞相互结合并在管状内腔中形成细胞铸型。缺血期间肌动蛋白的细胞骨架导致细胞极性和功能的改变。基底外侧 Na^+/K^+-ATPase 泵最早在细胞骨架破裂后 10 分钟内重新分配到根膜，泵的重新分布导致钠和水在根尖的双向运输以及基底外侧的上皮细胞膜，细胞中的钠被转运回管状内腔，这一过程是急性肾小管坏死患者钠高排泄的主要机制之一，并且由于缺血性疾病使 ATP 的使用与有效的跨细胞钠转运脱钩，导致细胞 ATP 的利用效率低下，滤液中的钠浓度高，可通过激活肾小球反馈并刺激黄斑部黏膜使GFR 降低。

3. 凋亡和坏死

缺血损伤后上皮细胞的结局最终取决于损伤程度，如果伤害中断，遭受亚致死或轻度伤害的细胞具有结构和功能恢复的能力。遭受更严重或致命伤害的细胞会发生凋亡或坏死，甚至死亡。凋亡是能量依赖性的程序性细胞死亡，其导致核和细胞质物质凝结形成凋亡小体，这些膜结合的凋亡小体被巨噬细胞和邻近的上皮细胞迅速吞噬。坏死期间，细胞和细胞器肿胀，质膜丧失，细胞质和核物质迅速释放到管腔或间质中，当正在进行凋亡的细胞没有足够的 ATP 水平来支持阶段性细胞分裂时，会发生继发性坏死。caspase 家族是凋亡的重要启动子和效应子，内在（线粒体）和外在（死亡受体）凋亡途径均在AKI 中被激活。具体而言，pro-caspase9 的激活主要取决于受 Bcl2 家族蛋白调控的内在线粒体途径，而 pro-caspase8 的激活则是通过细胞表面死亡受体（如 FAS 和 FADD）的外在信号传导所致。Caspase3，caspase6 和 caspase7 是效应子 caspase，其丰富且具有催化作用，可裂解许多细胞蛋白，从而导致经典的细胞凋亡表型。在体内和体外 AKI 中，抑制 caspase 活性具有保护作用。几种凋亡途径，包括内在的（Bcl2 家族，细胞色素 C，caspase9），外在的（FAS，FADD，caspase8）和调节性（p53）和（NF-κB）通路在缺血性肾小管细胞损伤期间被激活。细胞存活与凋亡细胞之间的平衡还取决于 Bcl2 蛋白质家族的促凋亡（BAX，BAD 和 BID）和抗凋亡（Bcl2 和 Bcl2 样蛋白 1）的相对浓度。促凋亡蛋白的过表达或抗凋亡蛋白的相对缺乏会导致线粒体孔的形成。在凋亡途径中具有重要作用的其他蛋白质包括 NF-κB 和 p53。缺氧，低氧诱导因子以及其他有害刺激物（例如某些药物）可激活中枢促凋亡转录因子 p53。激酶通过与来自包括肝细胞生长因子，胰岛素样生长因子 I，表皮生长因子和血管内皮生长因子（VEGF）在内的生长因子的信号相互作用参与凋亡，存活和修复的细胞应答。这些机制可以通过非缺血性途径在其他类型的损伤中独立激活，从而抑制促凋亡蛋白并激活环状 AMP 反应元件结合因子的抗凋亡转录。上皮细胞坏死是由于增加坏死细胞因此不表现出细胞凋亡中见到的核碎裂或染色质凝集，也不会形成凋亡小体。在功能上，严重的 ATP 耗竭首先导致线粒体损伤，随后阻断氧化磷酸化，从而导致能量存储进一步耗竭并形成活性氧。缺血性损伤期间，上皮细胞中的催化转化产生了活性氧，例如羟基自由基过氧亚硝酸盐和高氯酸。这些分子以多种方式损害细胞，包括质膜和细胞内膜中脂质的过氧化作用，以及维持细胞间黏附以及细胞与细胞外基质之间相互作用所需的细胞骨架蛋白和整联蛋白的不稳定。活性氧还可以通过清除自噬来发挥血管收缩作用，自噬是通过溶酶体机制降解细胞自身成分的过程，如今已逐渐被认为是受损上皮细胞最常见的细胞死亡途径。

4. 内皮功能障碍

内皮细胞有助于血管紧张，调节流向局部组织床的血液，调节凝血和炎症以及调节血管通透性。缺血和败血症均对肾内皮有深远的影响，导致微血管失调，持续的缺血和进一步的损伤，特别是在肾脏的外部。组织病理学检查显示血管充血，水肿形成，微血管血流减少以及炎性细胞与内皮的边缘化和黏附，导致 AKI 延长期。尽管总肾脏灌注显著减少导致整体缺血，但局部区域减少灌注可以延长局部缺血性损伤，而不会影响整体灌注。Conger 等首次证明缺血后的大鼠肾脏对肾脏灌注压降低有血管收缩作用，因此，即使在受伤后 1 周内总肾脏血流量恢复到基线值，也无法自动调节血流量。这种反应可以被 Ca^{2+} 拮抗剂阻断，内皮一氧化氮合酶（eNOS）功能的丧失是由于对乙酰胆碱和缓激肽的血管舒张反应减少。选择性抑制，耗竭或缺失诱导型一氧化氮（iNOS）显示出肾脏保护作用。注射精氨酸，NOdonormolsidomine 或 eNOS 辅因子 sapropterin 可以保持髓质灌注并减轻缺血-再灌注损伤引起的 AKI；相反，据报道使用 NO 阻断剂 Nω-硝基精氨酸甲酯会加重 AKI 的病程。一些药理学研究评估了 eNOS 损伤对缺血再灌注损伤后肾功能降低的整个病程的作用。内皮屏障将血管腔与周围组织分开，并控制这两个隔室之间的细胞和液体交换。Sutton 等人在一系列实验中利用荧光葡聚糖和双光子活体成像研究了内皮细胞在 AKI 中的作用，在 AKI 中观察到的微血管通透性增加可能是由多种因素共同引起的，例如内皮单层和肌动蛋白细胞骨架的破坏，血管周围基质的破坏，内皮细胞之间的接触改变，白细胞与内皮之间的相互作用上调以及改变肾脏微脉管连接的完整性。体内双光子成像显示在再灌注后 2～4 小时内毛细血管屏障功能丧失，在损伤后 24 小时达到最大作用。内皮提供的屏障功能被破坏也可能是由于基质金属蛋白酶 2 或基质金属蛋白酶 9 的激活所致。

5. 凝结

内皮细胞通过与蛋白 C 和血栓调节蛋白的相互作用在凝结中起核心作用。凝血酶介导的裂解激活蛋白 C，当凝血酶结合内皮细胞表面受体血栓调节蛋白时，该反应的速率增加 1000 倍。当内皮蛋白 C 受体（EPCR）时，蛋白 C 的激活率进一步提高约 10 倍。结合蛋白 C 并将其呈递给凝血酶-血栓调节蛋白复合物。活化的蛋白 C 具有抗血栓和纤溶蛋白的特性，并参与许多抗炎和细胞保护途径，以恢复正常的稳态。活化的蛋白 C 还是蛋白酶活化受体 1 的激动剂。在发生炎症反应时，许多天然抗凝剂，包括蛋白 C，其降解或它们的产生与 EPCR 和血栓调节蛋白表达的下调一起减少，降低了蛋白 C 途径的抗凝和抗炎作用。受损的内皮细胞发生凋亡，通过提供促凝表面来进一步放大凝血级联。炎症的持续激活和凝血途径导致微血管凝血增加，并进一步导致内皮细胞功能障碍。最终，微血管功能受损，导致弥散性血管内凝血和血栓形成，局部组织灌注减少以及器官功能障碍或衰竭。损伤前后均使用血栓调节蛋白治疗可减轻损伤，最大限度降低血管通透性，并改善肾血流量。白细胞的激活及其细胞因子的释放需要来自血液中循环的趋化因子或直接与内皮接触的信号。白细胞可以被趋化因子例如补体 C5a 和血小板激活因子激活，一旦激活，白细胞上的整合素会与内皮配体结合以促进牢固的黏附，其中整合素 β2 是最重要的，这些与内皮的相互作用是通过在缺血条件下上调的内皮黏附分子引起的。Singbartl 等人发现 Pselectin 中性粒细胞介导的缺血性 AKI 的主要决定因素是血小板，而非内皮细胞。Eselectin，Pselectin 和 Lselectin 通用配体的阻断提供了针对缺血性损伤和死亡率的保护，这似乎取决于 selectin 配体上是否存在关键岩藻糖基糖。

6. 白细胞与炎症

长期的内皮损伤可能导致慢性疾病。Basile 等人记录了急性缺血性损伤后血管密度的显著下降，这导致了"血管脱落"现象。Hörbelt 等人证实了这一现象，他们发现缺血性损伤后第 4 周血管密度降低了近 45%，与肾上皮小管细胞不同，肾血管系统缺乏可比的再生潜能。缺血可抑制 VEGF，同时诱导 VEGF 抑制剂 ADAMTS1，血管修复的缺乏是由于 VEGF 表达降低所致，因为缺血后给予大鼠 VEGF 可以维持微血管密度。血管脱落可能增加在低氧诱导因子和纤维化的表达中，改变适当的血液动力学，导致高血压。Basile 及其同事已经表明，内皮细胞再生能力差，并转化为成纤维细胞的主要原因是缺乏 VEGF 表达，在缺血再灌注损伤引起的 AKI 最初恢复后，CKD 的进展可能会加速，血管性视力下降可能使个体易于复发缺血事件和 AKI。白细胞和炎症上皮损伤期间白细胞的炎症和募集现已被认为是内皮细胞和肾小管细胞损伤各个阶段的主要介质。早期炎症的特征是白细胞通过选择素与配体之间的相互作用使白细胞边缘化至活化的血管内皮，从而实现牢固的黏附，然后再迁移到间质中。受损的上皮近端小管细胞可产生许多有效的介体，包括炎性细胞因子，例如肿瘤坏死因子（TNF），白介素（IL）6，IL1β，IL8，CC 基序趋化因子 2，转化生长因子 β 和 CC 基序趋化因子 5，Toll 样受体 2 是内皮缺血性损伤的重要介质，而 TLR4 在缺血性和脓毒症损伤的动物模型中也显示出一定的作用，特别是在近端小管细胞中。中性粒细胞是第一个细胞在缺血性损伤的部位蓄积。中性粒细胞功能或中性粒细胞耗竭的阻断仅提供了针对损伤的部分保护，表明其他白细胞也参与了损伤。这些炎性介质包括巨噬细胞，B 细胞和 T 细胞。在敲除小鼠模型中这些细胞的选择性缺失，并通过抗体参与的阻滞，表明这些细胞在该过程的各个阶段参与肾小管损伤，并且之间存在协同相互作用。补体成分 C5a 在近端肾小管上皮细胞和间质巨噬细胞上的表达明显上调，是一种具有促凝特性的强大化学引诱剂。败血症过程中补体级联被激活，并且发现 C5a 升高在脓毒症的啮齿动物模型中阻断 C5a 或其受体可以提高脓毒症的存活率。Thurman 等人表明 C3a 是上皮细胞产生 CXC 趋化因子所必需的，缺血损伤后，上皮细胞膜 Crry 基因表达减少。在移植模型中使用 RNA 干扰保护 C3a 和 caspase3。无论是从内皮细胞还是上皮细胞释放的多种细胞因子，都可以协同作用，以增强缺血性或败血性损伤后的炎症反应。脂多糖导致 TLR2，TLR3 和 TLR4 的上调以及 CC 趋化因子（例如 CC 基序趋化因子 2 和 CC 基序趋化因子 5）的分泌。这些数据表明，管状 TLR 的表达可能参与间质白细胞浸润和肾小管损伤细菌性脓毒症。TLR2 和 TLR4 在肾上皮中组成性表达，并且在肾脏缺血再灌注损伤后其表达增加。ElAchkar 等人在脓毒症的 CLP 大鼠模型中显示，TLR4 表达在所有肾小管（近端和远端），肾小球和肾血管中均显著增加。此外，该小组证明败血症可导致炎性介质 Cox2 的表达增加 Tlr4 依赖性。该蛋白主要限于 Henle 的皮质和髓质上升环，其特征性表达和分泌尿调节蛋白。尿调节蛋白可以通过减轻炎症来稳定损伤过程中的髓外，可能是通过影响 TLR4 的遗传缺失。

7. 调节性（TREG）细胞在缺血性急性肾损伤中也有作用

Gandolfo 等在缺血性 AKI 的小鼠模型中显示，在 3 日和 10 日后，TREG 细胞向肾脏的运输增加了。缺血后肾脏的 T 细胞受体（TCR）β+CD4+和 TCRβ+CD8+T 细胞数量增加，细胞因子的产生增加。有研究显示，缺血性损伤后 1 日使用抗 CD25 抗体消耗 TREG 细胞会增加肾小管损伤，减少肾小管增生，在 3 日时增加由渗透性 T 细胞产生的细胞因子的产生，并在 10 日时由 TCRβ＋CD4＋T 细胞产生 TNF。在另一项研究中，在初始损伤后 1 日输注 CD4＋CD25＋TREG 细胞可减少 TCRβ＋CD4＋T 细胞在 3 日时产生的干扰素 γ，改善修复并在 10 日时减少细胞因子的产生。这些研究表明，TREG 细胞在愈合过程中会渗入再灌注的肾脏，从而促进修复，可能是通过调节其他 T 细胞亚群的炎性细胞因子产生来实现的。用抗 CD25 单克隆抗体部分清除 TREG 细胞可增强缺血再灌注损伤所致的肾脏损害，并导致更多的中性粒细胞、巨噬细胞和先天的细胞因子转录。肾缺血再灌注损伤后的炎症白细胞比含有 TREG 细胞的小鼠要多；分离的 TREGS 细胞和 Scurfy 淋巴结细胞的共转移减弱了缺血再灌注损伤引起的肾脏损伤和白细胞蓄积。据报道，自然杀伤细胞在再灌注后 4 小时浸润缺血性肾脏。有研究通过嗜中性粒细胞浸润和 γ 干扰素证明了自然杀伤细胞和嗜中性粒细胞在对肾脏缺血再灌注损伤的先天免疫反应中的重要作用。此外，在缺乏自然杀伤细胞的小鼠和使用抗 CD1d 单克隆抗体的小鼠中，明显地保护了肾脏免受缺血再灌注损伤，从而阻断了抗原呈递细胞与自然杀伤细胞之间的相互作用。T 细胞在缺血性损伤期间的血管通透性中也起主要作用。基因芯片分析表明，缺血后血液和肾脏的 CD3 和 CD4 T 细胞中 TNF 和 γ 干扰素的产生增加。此外，还已经证明，在缺乏表达 CD3、CD4 和 CD8 的 T 细胞的小鼠中，缺血性损伤后肾血管通透性的减弱的增加。通过这种方式，T 细胞可能通过产生细胞因子直接促进了血管通透性的增加。在炎症和内皮细胞损伤过程中注意到的另一个特征是红细胞聚集现象，从而导致微血管阻塞进而引起微血管血流的减少并加剧肾小管损伤。

缺血性 AKI 的远距离器官效应可能具有遥远的效应，可能会改变其他器官的功能。Kelly 等人证明了缺血后 6 小时即可诱导 IL1，TNF 和细胞间黏附分子 1 的 mRNA 表达，从而证明了肾脏缺血对心脏组织的影响。Kramer 等人表明，肾脏缺血性损伤导致肺血管通透性缺陷的增加，而肺血管通透性缺陷是通过巨噬细胞引起的。此外，该组在双侧肾缺血或肾切除术的大鼠模型中显示，肺上皮钠通道、Na^+/K^+-ATPase 和 aquaporin5 的表达下调，而在单侧缺血模型中则并非如此，表明尿毒症毒素在 AKI 的环境中，大脑中的功能变化也已显示出来，这在小鼠中表现出来，这种小鼠在大脑中的神经元萎缩和小胶质细胞增生增加。此外，伊文思蓝染料向大脑的渗出表明肾外器官可能相反地调节缺血性 AKI。外伤性脑损伤引起细胞因子和炎症反应，导致死者移植而导致肾脏炎症，而不是活体供体。AKI 与高发病率和高死亡率相关的事实表明，多器官交叉感染可能是非肾功能不全的主要原因。防止损伤的分子上面的许多讨论都集中在促进损伤的蛋白质或事件上。但是，有一些保护机制可以抵御多种压力。热激蛋白系统是在压力条件下诱导的。例如，发现损伤前热激蛋白 25、90 和 72 的过表达具有保护作用。这些蛋白被认为可以通过协助变性蛋白的重新折叠来帮助恢复正常的细胞功能，并有助于新合成蛋白质的适当折叠。热休克蛋白还会降解无法修复的蛋白质和毒素，从而限制其积累。血红素加氧酶 1 具有抗炎、血管舒张、细胞保护、抗凋亡和抗增殖的作用。缺乏这种酶的小鼠显示出甘油诱导的 AKI 明显加重，而在培养的肾上皮细胞中血红素加氧酶 1 的过表达诱导了细胞周期抑制蛋白 p21 的上调，从而赋予了对凋亡的抵抗力。因此，血红素加氧酶 1 的作用使其成为预防和减少疾病的潜在治疗性酶。

8. 损伤的修复

肾小管上皮细胞在缺血或毒性损伤后具有显著的再生潜力。当血流恢复时，受损程度最小的细胞会得到修复，而受损程度更严重的细胞会进入去分化阶段，在此阶段，它们表现为扁平的细胞，刷边界不明确。活细胞增殖并扩展到裸露的基底膜上，随后恢复其分化特征如肾小管上皮细胞重新组装细胞骨架，并在 ATP 补充后恢复细胞极性。Na^+/K^+-ATPase 从顶端结构域丢失并重新定位到基底外侧膜，并重新建立脂质和蛋白质极性。Ichimura 等人证明表达肾脏损伤分子 1（KIM1）的受损肾脏上皮细胞可能具有内源性吞噬细胞的特性。KIM1 特异性识别凋亡小管上皮细胞表达的凋亡标记物磷脂酰丝氨酸和氧化的脂蛋白，从而导致肾小管重构和修复。另一种蛋白，跨膜糖蛋白 NMB（GPNMB）在肾脏组织缺血性损伤后被上调 15 倍，GPNMB 是一种吞噬蛋白，对于将自噬蛋白 LC3 募集到这些蛋白共定位的吞噬体以及溶酶体与吞噬体融合和降解而言，表达 GPNMB 的巨噬细胞和上皮细胞的凋亡小体是不表达 GPNMB 的细胞的三倍。改变 GPNMB 或消融炎性巨噬细胞会阻止肾脏的正常修复。与野生型小鼠相比，缺血后 GPNMB 突变型小鼠的肾脏凋亡细胞碎片增加了五倍。这些研究表明，GPNMB 对于巨噬细胞自噬降解途径与吞噬作用之间的相互影响是必需的，并且是上皮修复的重要组成部分。巨噬细胞在维修和恢复中也具有重要作用。Wnt 途径配体 Wnt7b 由巨噬细胞产生以刺激修复和再生。当从受损的肾脏中切除巨噬细胞时，肾脏上皮细胞中的经典 Wnt 途径反应会降低。此外，当 Wnt7b 在巨噬细胞中体细胞缺失时，修复作用会大大降低。将 Wnt 途径调节剂 Dkk2 注入小鼠体内加速了修复过程，表明了缺血性 AKI 的治疗潜力。由于已知 Wnt7b 会刺激肾脏发育过程中的上皮反应，因此这些发现表明巨噬细胞能够迅速侵袭受伤的组织并重新建立受损细胞的生长因子和信号对于促进及时和适当的再生至关重要。在动物模型中，已证明施用外源性生长因子，例如表皮生长因子，胰岛素样生长因子 I，α 黑素细胞刺激激素，促红细胞生成素和肝细胞生长因子可以促进肾脏的康复。所有这些蛋白可能通过直接的血流动力学作用增加 GFR，并促进肾小管上皮细胞恢复。干细胞在修复中的作用祖细胞，干细胞和间充质干细胞（MSCs）在肾小管上皮细胞修复中的作用不断增加。已在人体内鉴定出具有再生潜能的 CD133 祖细胞。这些细胞能够在体外分化为肾上皮和内皮。甘油诱导的 AKI 注射这些细胞的小鼠肾小管损伤后恢复情况有所改善。MSCs 也存在于肾脏中，可能源自胚胎组织或骨髓。AKI 后，骨髓细胞可以迁移到肾脏并参与正常的肾小管上皮细胞更新和修复。Lange 等人证明，输注 MSCs 可以改善肾功能，并且主要位于肾小球毛细血管中，而肾小管没有铁标记，提示缺乏肾小管转分化。通过短干扰 RNA 敲低 VEGF 降低了 MSCs 在大鼠模型中治疗缺血性 AKI 的效率，用这些 MSCs 消耗掉 VEGF 的动物的血管微血管密度降低，这表明 VEGF 在早期和晚期都很重要。Humphreys 等人使用遗传脂肪贴图技术和嵌合小鼠，发现缺血性 AKI 的主要修复机制是存活的肾小管上皮细胞再生，而不是骨髓干细胞移植。这些研究表明，一旦明确地定义了祖细胞和干细胞的作用，可能对未来的治疗选择产生巨大影响。在骨髓中，这些细胞的特征在于表面标记，例如 CD34，VEGFR2 和 CD133；此外，循环的内皮祖细胞可以表达诸如 KIT 和干细胞抗原 1 的标记。进一步分化后，这些细胞会失去 CD133 表达并表达钙黏着蛋白 5（VEcadherin）和 von Willebrand 因子。肾脏损伤后 24 小时全身性施用的人类 HSCs 被选择性地募集到免疫缺陷小鼠的受伤肾脏中，并显著地分布在血管系统内和周围，并通过肾脏的旁分泌作用和受损微血管的修复来改善 AKI。该募集与肾脏微脉管系统和肾小管上皮细胞的修复，功能恢复的改善以及生存期的增加有关。募集到肾脏的 HSCs 表达与循环内皮祖细胞一致的标志物，并合成高水平的促血管生成细胞因子，从而促进内皮细胞和上皮细胞的增殖。尽管纯化的 HSC 一旦募集到肾脏后便获得了内皮祖细胞标记物，但人内皮细胞在小鼠毛细血管壁中的植入很少，这表明人干细胞对肾脏的修复是通过旁分泌机制而不是血管系统的替代来实现的。

二、CI-AKI 模型

碘剂的药理学机制

所有碘化造影剂（CM）的基本结构是三碘苯环的结构，可以将不同的侧链结合到该化合物的 1，3 和 5 位苯环并相应地改变了 CM 的理化特性，例如溶解度，重量克分子渗透压浓度，蛋白质结合和不良反应。根据其渗透压，碘化 CM 可分为三大类：①离子高渗透压 CM［1500～1800 mOsm/(kg·H_2O)，例如，碘代草酸盐］，如今很少用于血管内给药；②非离子型低渗透压的 CM 单体［600～850 mOsm/(kg·H_2O)，例如碘海醇］；③非离子型等渗的二聚体碘克沙醇［290 mOsm/(kg·H_2O)］。CM 细胞毒性可分为直接毒性（也涉及细胞内信号传导途径）和间接毒性，这是通过 ROS 形成实现的。细胞膜破坏是前者发展的第一步。通过肾小管上皮空泡化和完整膜蛋白小窝蛋白的消失而发生，接着是细胞能量衰竭（如 ATP 水平下降所证明），腺苷升高和细胞色素 C 消失。其次是一系列复杂的相互作用途径，均导致程序性细胞死亡：p38 和 JNK 丝裂原活化蛋白激酶的激活，NF-κB 信号传导以及 cAMP，PI3K，AKT，mTOR，ERK1 和 ERK2，ATF2。途径的激活 HK2 细胞暴露于 CM 时，由于 AKT 和 ERK1/2 抑制作用，凋亡率更高，用活性形式的 AKT 进行 HK2 细胞转染可基本恢复细胞活力。在 Sumimura 等人对微血管内皮细胞进行的开创性研究中，发现高细胞内 Ca^{2+} 水平是 CM 细胞毒性发展的先决条件。细胞内 Ca^{2+} 与 1，2-双（邻氨基苯氧基）乙烷-N，N，N'，N'-四乙酸的螯合作用相反，即内皮细胞损伤逆转。源自内质网（ER）的细胞内 Ca2＋的排出，促进 Ca2＋进入线粒体并释放细胞色素，未折叠的蛋白应答（UPR）途径的激活，这是对内质网应激的主要应答机制，并保持蛋白稳态和细胞适应性。但是，严重内质网应激的延长将保护性 UPR 途径转变为"促凋亡"途径。血管内皮细胞没有幸免于 CM 的毒性作用，电镜的早期研究表明细胞缩小，内皮层开窗，细胞膜上微绒毛的形成，核突起以及最终细胞凋亡。据推测，由 CM 引起的肾小管细胞凋亡以时间和剂量依赖性的方式发生。直接细胞毒性的时程很有趣，因为它具有预防意义。罗曼诺等观察到，在高剂量 CM 孵育细胞后 15 分钟内，虽然在 3 小时时达到最大，但仍具有最大的细胞毒性作用。应及时抓住进行适当补水和高尿流诱导的早期干预的机会，这可能有助于减轻这种担忧，因为在使用 PRESERVE 临床研究中，其他措施（如使用抗氧化剂，如口服乙酰半胱氨酸等抗氧化剂未显示出临床益处）。

ROS 的形成和氧化应激氧的生理代谢导致副产物化学物质 ROS 的合成，在正常情况下，肾髓质中 ROS 的形成在体内稳态、肾小管活性和细胞信号传导的调节中起着重要作用。但是，CM 给药和伴随的髓质缺氧会急剧增加 ROS 水平，这可能会导致肾小管细胞受损，这个过程被称为氧化应激。ROS 引起的损伤涉及核和线粒体 DNA，膜脂蛋白和细胞蛋白，此外，由于 NO 与 ROS 的反应（即超氧化物）形成过氧亚硝酸盐，ROS 的形成增加了血管紧张素 II 和内皮素 1，并降低了血管扩张剂 NO 的生物利用度。有实验证据表明，在恶性循环中，肾血管收缩和髓质缺氧产生了 ROS 形成，继而又加剧了微血管功能障碍和实质性缺氧。有人认为存在 ROS 介导毒性的替代途径。肾小管细胞损伤导致线粒体催化的或未结合的铁泄漏，这在 Haber-Weiss 和 Fenton 方程中起催化剂的作用，并加剧了有毒 ROS 的产生和氧化损伤。通过使用催化 ROS 歧化的抗氧化剂来抑制 ROS 的形成可能具有重要的治疗意义。CM 毒性与它们的重量克分子渗透压浓度成正比，后者被用来将它们分为三类：高渗透压 CM，低渗透压 CM 和等渗压 CM。它们是水溶性的，在血管内给药后迅速分布在循环中，并且仅从肾脏排泄。CI-AKI 是一种严重的医学疾病，需要在高危患者中立即加以识别，它是医院发病率和死亡率不断增长的原因。CI-AKI 的病理生理学尚未完全阐明，似乎许多途径都有助于肾脏损伤的表达。第一阶段涉及血管收缩和髓质缺氧。随后是肾小管细胞损伤，其通过活性氧物质的形成而增强。

三、LPS/CLP-AKI 模型

炎症反应是宿主抵抗感染的主要防御机制，对于启动和损伤后恢复功能所必需的修复过程至关重要。但是，炎症反应失调可能导致进一步的损伤并导致适应不良的修复。在脓毒症期间，免疫细胞和肾脏 TECs 表面表达的模式识别受体［即 Toll 样受体（TLR）］识别释放的 PAMPs 和 DAMPs42 会启动细胞内分子级联反应，在表型上表现为对感染的炎症反应。在 TECs 中，TAMPs 的 DAMPs/PAMPs（即 TLR2 和 TLR4）触发下游信号级联反应，激活 NF-κB，从而上调炎性细胞因子的基因表达，暴露于这些炎症介质和激活 TECS 中先天免疫的激活会导致氧化应激增加，活性氧产生和线粒体损伤，所有这些都会加剧 TEC 损伤。肾小管毛细血管中释放的血源性 PAMP 和 DAMP 可以进入间质间隙和静脉 TEC 的基底外侧膜。此外，PAMPs/DAMPs 可以通过肾小球滤过，并可以被 TECs 顶膜中的 TLR4 受体识别，引发炎症反应并引起炎症和氧化损伤。这种双重打击机制使近端 TEC 尤其容易受伤。在脓毒症中，这在 T 细胞和单核细胞中表现得更好。响应炎症信号，单核细胞和 T 细胞的特征是在综合征的急性期将新陈代谢从氧化磷酸化（OXPHOS）转变为有氧糖酵解。

实验数据表明，在 S-AKI 期间，TECs 可能发生相似的代谢重排。此外，这种重排可能是功能恶化与结构变化之间存在解离的解释。暴露于脂多糖的人 HK2 细胞显示有氧糖酵解的驱动程序早期增加，并转换回 OXPHOS。来自细胞因子或 PAMPs 的炎症刺激导致 TEC 离子转运蛋白的表达下调和管状离子的关闭转运，从而牺牲了非生存性的细胞存活功能。

四、顺铂- AKI 模型

顺铂- AKI 的病理生理学涉及 4 个主要机制：①近端肾小管损伤；②氧化应激；③炎症；④肾脏血管损伤。近端肾小管损伤涉及几种不同的机制，包括细胞凋亡，自噬，细胞周期蛋白失调，促分裂原活化蛋白激酶（MAPK）信号通路的激活，对肾小管的直接毒性上皮细胞，DNA 损伤和线粒体功能障碍。

近端小管损伤

1. 细胞凋亡

顺铂的剂量决定了细胞是否坏死或凋亡，高浓度的顺铂会引起细胞坏死，但较低的浓度会导致细胞凋亡。然而，在体内，顺铂诱导坏死和细胞凋亡有几种凋亡途径，例如由死亡受体诱导的外在途径，内在途径主要取决于线粒体和内质网（ER）应激途径。在外在途径中，死亡受体（例如 Fas 和 TNFR）的激活导致下游 caspase 的激活，从而诱导细胞凋亡。在内在途径中，细胞损伤导致促凋亡的 Bax 和 Bak 蛋白活化，进而导致细胞凋亡因子的释放，包括 cytc，AIF，Smac/DIABLO 和核酸内切酶 G。顺铂诱导 Bax 激活，而 Bcl-2 对 Bax 的抑制作用减少了线粒体损伤和顺铂诱导的细胞凋亡。当 Bax 基因缺失时，动物对顺铂具有抗性。在细胞凋亡的内质网应激途径中，启动子是 caspase-12，其被顺铂激活。在细胞培养研究中，发现抗 caspase-12 抗体的转染可减轻细胞凋亡。ER-iPLA2 的抑制可改善顺铂诱导的近端肾小管细胞凋亡。

2. 自噬

细胞质成分被隔离到自噬囊泡中，然后被递送至溶酶体进行降解，自噬已被证明可在顺铂 AKI 中立即诱导。自噬标记物如 Beclin 1，LC3 和 Atg5 的表达水平在 RTEC 接触顺铂后显著增加。尽管就细胞存活而言，关于自噬的作用存在一些争议，但自噬被认为是顺铂 KI 中的一种肾脏保护机制。自噬可以促进细胞存活并延迟暴露于顺铂的 RTEC 中的细胞凋亡。

3. 细胞周期，MAPK 和其他途径

（1）Cdk2-p21 途径：细胞周期蛋白依赖性激酶 2（Cdk2）是一种丝氨酸/苏氨酸蛋白激酶，可使细胞周期进程的底物磷酸化。顺铂的细胞毒性取决于 Cdk2 活性，Cdk2 敲除细胞对顺铂具有抗性，并且在野生型 Cdk2 转导后这些细胞恢复了顺铂敏感性。一方面，发现丙戊醇（一种 Cdk2 抑制剂）对顺铂诱导的 AKI 具有明显的保护作用。顺铂还诱导 Cdk2 抑制剂 p21 的上调，p21 基因敲除小鼠具有增强的肾细胞周期活性和顺铂的肾毒性。另一方面，p21 过表达和细胞周期抑制剂药物（如 roscovitine）被证明可以完全保护近端肾小管细胞免受顺铂诱导的细胞凋亡。除 p21 外，p27 是另一种诱导细胞周期停滞的细胞周期蛋白依赖性激酶抑制剂。总之，Cdk2 是顺铂诱导的肾小管损伤的介体。细胞周期抑制剂和细胞周期蛋白依赖性激酶抑制剂 p21 和 p27 可以防止顺铂引起的肾小管损伤。

（2）丝裂原激活的蛋白激酶（MAPK）途径：MAPK 途径是调节细胞增殖，分化和存活的丝氨酸/苏氨酸激酶的级联反应。已知顺铂可激活肾上皮细胞中的 p38，ERK 和 JNK/SAPK。在 Nowak 等人的研究中，ERK1/2 途径在肾小管细胞中被顺铂激活。用 MEK 药理抑制剂（如 PD98059 和 U0126）抑制 ERK1/2 可改善顺铂诱导的线粒体功能障碍和细胞凋亡。ERK1/2 途径的抑制降低了肾脏组织中的 TNF-α 表达和 caspase 活化。在体内，ERK 抑制提供了顺铂诱导的 AKI 的功能和组织学保护。因此，ERK1/2 途径是顺铂- AKI 中 TNF-α 产生和 caspase 激活的上游信号。还发现 ERK 1/2 途径与肾小管纤毛功能有关。

p38 是顺铂- AKI 发病机制中的另一个重要 MAPK。二者在体外和在体内，顺铂显示出激活的 p38-MAPK。在体内，p38-MAPK 抑制剂 SKF-86002 显著降低了 TNF-α 水平并保护了顺铂- AKI，氧化应激会激活肾脏中的 p38-MAPK。另外，羟自由基清除剂二甲基硫脲（DMTU）通过阻止 p38-MAPK 的活化而完全阻止了顺铂- AKI。

（3）雷帕霉素（mTOR 抑制剂）途径的哺乳动物靶标：mTOR 是细胞存活，增殖，蛋白质合成和自噬的关键途径。雷帕霉素，一种 mTOR 抑制剂，已被证明可以通过自噬激活来抵抗顺铂- AKI。但是，mTOR 激酶具有两种截然不同的蛋白质复合物，分别称为 mTORC1 和 mTORC2。Rictor 提供了 mTORC2 的组装以及 mTORC2 与底物和调节剂的相互作用。与对照组相比，小鼠中小管特异性 Rictor 缺失（Tubule-Rictor－/－）加剧了顺铂- AKI。在基因敲除小鼠的肾脏中，自噬明显减少，Akt 磷酸化减少，细胞凋亡增加。

（4）过氧化物酶体增殖物激活受体（PPAR）途径：PPAR 在调节脂质和葡萄糖代谢，细胞生长和分化中起关键作用。PPAR-α 还被证明具有显著的抗炎和抗凋亡活性。顺铂降低了 PPAR-α 的转录活性，进而抑制了肾脏组织中的脂肪酸氧化（FAO）酶。顺铂- AKI 期间长链脂肪酸和长链酰基肉碱的随后氧化失败导致其积累和细胞毒性。苯扎贝特（一种已知的 PPAR-α 配体）的给药可防止抑制 FAO 和肾脏中有毒脂肪酸的积累。纤维状物质还改善了近端肾小管细胞的凋亡和坏死，从而显著保护了肾功能。然而，在 PPAR-α 基因敲除小鼠中，纤维状诱导的针对 AKI 的保护得到了改善。重要的是，在近端小管中过度表达 PPAR-α 的转基因小鼠受到了顺铂- AKI 的保护。同样，WY-14643 是一种纤维状的 PPAR 配体，可显著抑制顺铂诱导的细胞因子/趋化因子表达，从而防止中性粒细胞积聚，该药物还改善了顺铂- AKI。相反，WY-14643 不能预防 PPAR 缺失小鼠的炎症和顺铂- AKI。总之，PPARs 的诱导对顺铂诱导的肾小管损伤具有保护作用。

4. 炎症

（1）caspase：顺铂可诱导 AKI 产生炎性因子已得到充分证明。各种细胞因子［例如 IL-1-β，IL-6，IL-18，单核细胞趋化蛋白 1（MCP-1）］的分泌受激活的正常 T 细胞表达和分泌（RANTES），巨噬细胞炎性蛋白 2（MIP-2），细胞间细胞黏附分子 1（ICAM-1）和转化生长因子 β（TGF-β）已显示在顺铂- AKI 中升高。顺铂对内皮细胞有直接毒性。在 Dursun 等人的研究中，将培养的胰腺微血管内皮（MS1）细胞暴露于低浓度和高浓度的顺铂中。用低浓度顺铂处理的细胞具有正常的 ATP 水平，增加 caspase-3 活性和凋亡。但是，用较高浓度的顺铂处理的细胞具有严重的 ATP 消耗，caspase-3 活性增加和坏死。更高的顺铂浓度使钙蛋白酶活性显著增加。caspase 抑制剂和钙蛋白酶抑制剂均能够减少顺铂引起的坏死。已经证明，在顺铂处理的内皮细胞中，caspase 也可引起坏死。此外，钙蛋白酶抑制剂可保护内皮细胞免受 caspase-3 独立坏死的危害。Caspase-1 是炎性细胞因子。Caspase-1 将 IL-1-beta 和 IL-18 转换为其活性形式。在 caspase-1－/－小鼠中对顺铂- AKI 的保护独立于 IL-1b 和 IL-18，因为对 IL-1b 或 IL-18 的抑制作用不能对顺铂- AKI 进行保护。

（2）TNF-α：顺铂会增加 TNF-α，TNF-α 的遗传或药理抑制作用会降低顺铂模型中其他炎性细胞因子和趋化因子（如 IL-1-beta，MCP-1 和 RANTES）的表达。重要的是，TNF-α 的药理抑制剂（GM6001 和 TNF 中和抗体）可以保护顺铂- AKI。TNF-α 基因敲除小鼠对顺铂肾毒性也有抗药性。通过 TNF-α 抑制的方式，水杨酸酯也据报道对顺铂- AKI 具有保护作用。但是，水杨酸酯对 TNF-α 基因敲除小鼠没有有益作用。在 Kim 等人的另一项研究中，己酮可可碱是一种 TNF-α 抑制剂，在体内可防止顺铂肾毒性。

为了确定肾实质细胞和骨髓来源的细胞对顺铂- AKI 发病机制的贡献，嵌合小鼠的骨髓被消融并被野生型或 TNF 的供体骨髓细胞替代使用 α-α 基因敲除小鼠。带有 TNF-α 基因敲除肾脏的嵌合体显示出明显更低的血清 TNF-α 水平和顺铂- AKI，而与免疫细胞来源无关。可以得出结论，在体内由本地肾脏细胞而不是由骨髓来源的浸润免疫细胞局部产生 TNF-α 在顺铂- AKI 中是至关重要的。

（3）IL-33：IL-33 是炎性细胞因子，也是 CD4＋T 细胞通过其受体 ST2R 的趋化因子。当将可溶性 ST2（sST2）作为诱饵受体注射以阻断顺铂治疗的小鼠的 IL-33 时，发现经 sST2 治疗的小鼠的 CD4＋T 细胞浸润较少，并且急性肾小管坏死（ATN）和肾脏细胞凋亡减少。此外，sST2 可以抵抗顺铂- AKI。应该注意的是，在野生型小鼠中施用重组 IL-33（rIL-33）使顺铂诱导的 AKI 恶化，而在 CD4 缺陷型小鼠中则没有，这表明 CD4＋T 细胞介导了 IL-33 的伤害作用。接受顺铂和 rIL-33 的野生型小鼠也具有较高水平的趋化因子 CXCL1。缺乏 CXCL1 受体的小鼠与顺铂给药后的野生型小鼠相比，血清肌酐，ATN 和凋亡也较低。

（4）IL-10：IL-10 是一种主要由 Th2 细胞，调节性 T 细胞（Tregs），树突状细胞和巨噬细胞产生的抗炎细胞因子，能抑制炎性细胞因子和趋化因子的产生。通常，树突状细胞通过包括产生 IL-10 在内的各种机制具有抗炎功能。在 Tadagavadi 和 Reeves 的研究中，顺铂给药后，与野生型小鼠相比，IL-10 基因敲除小鼠的 BUN 和肌酐水平更高。此外，与树突状细胞中具有 IL-10 的嵌合小鼠相比，树突状细胞中缺乏 IL-10 的混合骨髓嵌合小鼠表现出更严重的肾功能不全。考虑到这些数据，可能表明内源性 IL-10 对顺铂肾毒性具有保护作用。此外，树突状细胞产生的 IL-10 是在顺铂- AKI 中树突状细胞保护作用的重要组成部分。

（5）激活炎性细胞因子的信号通路：顺铂诱导的 NF-κB 易位至细胞核，通过抑制蛋白 I 的降解 NF-κB。内细胞核，激活 NF-κB 引导的炎症介质包括 TNF-α。反过来，TNF-α 诱导其他炎症细胞因子的表达和炎症细胞向肾脏组织的募集。除了 NF-κB，其他炎症途径已在顺铂诱导的 AKI 的病理生理学定义如聚（ADP -核糖）聚合酶- 1（PARP-1）和 toll 样受体（TLR）途径。PARP-1 对各种炎症基因具有调节作用，包括 TNF-α，IL-1-β，IL-6，ICAM-1 和 TLR4。已知 PARP-1 抑制或基因缺失对缺血/再灌注引起的 AKI 具有肾脏保护作用。药物 PJ-34 对 PARP-1 的药理抑制作用可显著降低顺铂注射后的炎症反应，并具有抗顺铂- AKI 的作用。

TLR 途径在顺铂诱导的 RTEC 损伤中起作用，通过识别病原体相关的分子模式以及组织损伤的内源性信号，TLR 具有多种功能，是先天免疫系统的重要组成部分，顺铂的肾毒性已证明是 TLR4 依赖性的。TLR4（－/－）的小鼠白细胞浸润和顺铂- AKI 明显减少，与野生型小鼠相比，TLR4（－/－）小鼠的血清，肾脏和尿液中的细胞因子水平也显著降低。在 TLR4（－/－）小鼠中，JNK 和 p38 途径的激活也减弱了。在顺铂- AKI 中，肾实质细胞上 TLR4 的激活可能激活 p38-MAPK 途径，从而导致肾毒性。

（6）免疫系统的炎性细胞：免疫系统的炎症细胞（例如 T 细胞，巨噬细胞，嗜中性粒细胞和肥大细胞）会渗入肾脏组织，并在顺铂- AKI 的发生中发挥作用。T 淋巴细胞，特别是 CD4＋T 细胞的病理生理作用已在顺铂- AKI 中得到了确认。然而，其他炎性细胞的作用尚不明确，例如，在 Faubel 等人的研究中，通过使用中性粒细胞减少抗体 RB6-8C5，在顺铂- AKI 模型中肾中性粒细胞被清除，但是肾功能或肾小管坏死并未改善。黏附分子［如 ICAM（CD54）］对于白细胞募集至发炎组织很重要。在一项使用抗 CD54 抗体的研究中，研究了 ICAM 在顺铂- AKI 发病机制中的重要性。在这种顺铂- AKI 模型中，用抗 CD54 抗体治疗的动物的肾功能和死亡率得到了改善。

1）T 细胞：活化的 T 淋巴细胞表达 Fas 配体（FasL）和 T 细胞免疫球蛋白黏蛋白 1（Tim-1），这可能对 T 细胞引起的细胞毒性很重要。最近，人们还认为 FasL 相关的凋亡仅通过 T 淋巴细胞介导。在完全不存在免疫细胞的情况下，原代肾小管细胞介导 FasL 介导的细胞死亡。用阻断 FasL 的单克隆抗体 MFL3 治疗严重的联合免疫缺陷（SCID）/米色小鼠，在以其他方式致死的顺铂剂量后完全恢复了存活，这表明除了免疫细胞外，FasL 的另一个来源。因此，顺铂- AKI 可能通过在肾小管细胞而非炎症细胞上表达的 FasL 介导。除了激活的 T 细胞，Tim-1 在缺血或毒性损伤后也由肾小管上皮细胞表达，被称为肾损伤分子- 1（Kim-1）。在顺铂肾毒性模型，发现抗 Tim-1 抗体可以减少肾脏 NF-κB 激活，发炎，以及 CD4 和 CD8 T 细胞的激活和凋亡。此外，抗 Tim-1 抗体可显著减弱顺铂- AKI 和 Kim-1 的表达。

2）T 调节细胞：CD4＋CD25＋Treg 细胞可以抑制肾脏的先天免疫和 CD4＋T 细胞介导的病理学。最近的研究还表明，CD4＋CD25＋Treg 细胞可以抑制巨噬细胞的活化，从而减轻阿霉素肾病中肾小球和间质的损伤，Treg 细胞在顺铂- AKI 中起保护作用。

3）巨噬细胞：顺铂- AKI 与中性粒细胞和巨噬细胞共同产生的肾髓过氧化物酶升高有关。脂质体包裹的氯膦酸盐对巨噬细胞的消耗导致肾 CD11b 阳性巨噬细胞的有效减少。但是，巨噬细胞耗竭并不能抵抗顺铂- AKI。Fractalkine（CX3CL1）由受损的内皮表达，并作为巨噬细胞的有效化学引诱剂。为了研究 CX3CR1 的作用，使用了抗 CX3CR1 抗体和 CX3CR1－/－小鼠。然而，这些策略对顺铂- AKI 也没有保护作用。

4）肥大细胞：肥大细胞能够分泌白细胞募集和黏附所必需的细胞因子和趋化因子。它也很独特，会形成 TNF-α，在脱颗粒后立即释放。有研究使用 KitW-sh/W-sh 小鼠研究了顺铂- AKI 中肥大细胞缺乏症。与野生型小鼠相比，这些小鼠的肾损伤，血清 TNF-α 水平降低，白细胞募集减少。当用野生型小鼠的肥大细胞重建肥大细胞缺陷型小鼠时，与野生型小鼠相似，观察到 TNF-α 水平升高和顺铂诱导的肾功能不全。但是，用来自 TNF-α 缺陷小鼠的肥大细胞重建的肥大细胞缺陷的小鼠仍然需要保护以抵抗顺铂- AKI。此外，肥大细胞稳定剂色糖酸钠也显著改善了顺铂- AKI 中的肾脏损伤。

5）树突状细胞：树突状细胞（DC）通过产生 TGF-β，IL-10，自身反应性 T 细胞的克隆缺失和 Treg 细胞的诱导而具有抗炎和免疫耐受的特征。树突状细胞产生 IL-10 是在顺铂- AKI 中树突状细胞保护作用的重要组成部分。

5. 氧化应激

活性氧（ROS）的产生，肾脏中脂质过氧化产物的积累以及抗氧化系统的抑制被认为是顺铂- AKI 的主要机制。在细胞内，顺铂转化为高反应性形式，与含硫醇的抗氧化剂分子（如谷胱甘肽）迅速反应。因此，谷胱甘肽的消耗导致细胞内氧化应激的增加。顺铂还可能通过呼吸链受损而引起线粒体功能障碍和 ROS 产生增加。最后，顺铂可能通过细胞色素 P450（CYP）系统诱导 ROS 的形成。在 CYP2E1 无效的小鼠中，顺铂诱导的 ROS 蓄积减弱，CYP2E1 无效的小鼠受到顺铂- AKI 的保护。

有氧化应激抑制剂可防止顺铂引起的 RTEC 损伤。硫代硫酸钠和氨磷汀的代谢产物（WR-2721）长时间以来就被用来灭活有毒的铂族物质并保护其免受顺铂的肾毒性。

（1）铁代谢和氧化应激：铁在顺铂诱导的肾毒性中的氧化应激引起的组织损伤中起重要作用。为了研究细胞色素 P-450 在顺铂- AKI 中作为催化铁源的作用，在顺铂肾毒性模型中使用了胡椒基丁醚（一种细胞色素 P-450 抑制剂）。胡椒基丁醚可防止顺铂引起的细胞色素 P-450 的丢失以及铁在肾脏中的蓄积，还改善了顺铂- AKI。铁螯合剂如去铁胺和 1，10-菲咯啉可显著减弱顺铂诱导的细胞毒性。

（2）血红素加氧酶-1（HO-1）途径和氧化应激：HO-1 是一种氧化还原敏感的微粒体酶，可催化血红素降解为胆绿素，铁和一氧化碳。它通过顺铂在肾脏中被激活。HO-1 基因敲除小鼠对顺铂- AKI 明显更敏感，此外，HO-1 的过表达显著改善了顺铂诱导的细胞凋亡。

（3）醌氧化还原酶-1（NQO1）和氧化应激：NADH，醌氧化还原酶 1（NQO1）是一种抗氧化剂黄素蛋白，可增加细胞内 NAD＋水平。此外，NQO1 具有多种功能，例如激活抗炎过程，清除超氧阴离子自由基和稳定 p53。β-拉帕酮被鉴定为 NQO1 的激活剂，可增加用顺铂治疗的肾脏组织中细胞内 NAD＋/NADH 的比率，还可以明显改善炎症细胞因子和 AKI。

五、万古霉素- AKI 模型

万古霉素引起的肾损害是由药物的细胞内积累引起的，它通过肾小球滤过排泄和肾小管分泌，并积极横跨基底外侧膜经由有机阳离子转运系统转运至近端小管细胞。在刷状缘处可见大量的万古霉素，这也表明药物在根尖侧（例如，从尿液）持续分泌或重新吸收。最近的临床数据已经通过证明万古霉素穿过刷状缘膜转运顶端胞吞作用通过脱氢肽酶和巨蛋白和 P-糖蛋白，流出转运蛋白的表达和功能是由万古霉素的抑制作用来介导的。

1. 急性间质性肾炎

在罕见的急性间质性肾炎（AIN）病例中观察到万古霉素，它诱导的 AIN 被认为是细胞介导的超敏反应。肾活检中已报告间质性水肿，浸润包括嗜酸性粒细胞，肥大细胞，浆细胞，淋巴细胞和巨噬细胞。万古霉素诱导的 AIN 的机制是未知的。有研究显示，VIKI 可以通过补体激活继之以炎症反应的发展来介导。在他们的毒理基因组学研究中，接受大剂量万古霉素的小鼠肾脏显示补体途径的几种转录物的表达发生了变化，包括 C3 和 C4b 以及以补体依赖性方式产生的缺血性急性肾衰竭的生物标志物 Ccl1。

2. 氧化应激

氧化应激是细胞内自由基和抗氧化剂之间的不平衡，导致线粒体功能障碍和细胞凋亡。万古霉素可以刺激氧消耗并导致在培养的肾细胞中的 ATP 浓度的剂量依赖性增加，表明万古霉素可刺激线粒体氧化磷酸化。耗氧量可导致自由基的产生，以及通过抑制超氧化物歧化酶参与 VIKI 的发病机制。由于铁螯合剂 2,3-二羟基苯甲酸可以预防 VIKI，因此有证据表明 VIKI 部分地通过氧化应激而介导，形成铁络合物催化自由基的形成，特别是羟基自由基，因为铁在这个激进分子的产生中至关重要。自由基会诱导脂质过氧化，这是影响细胞膜中不饱和脂肪酸的链反应，导致其受损，并产生丙二醛。因此，在万古霉素治疗的大鼠肾脏组织中，丙二醛水平的增加和抗氧化酶活性的降低（谷胱甘肽过氧化物酶和超氧化物歧化酶的减少）被证明是氧化应激的指标。抗氧化剂，包括超氧化物歧化酶偶联物，可以逆转或预防这些影响和下游组织病理学损害，此外，线粒体膜去极化和下游 caspase 的活化，细胞色素 C 释放的超氧化物都导致细胞凋亡。

值得注意的是，超氧阴离子是 DNA 单链断裂的内源性诱导剂，必须激活 PARP-1，这是一种参与 DNA 修复的酶。PARP-1 酶在修复过程中使用 NAD+作为底物，随后，细胞利用 ATP 来再生 NAD+存储。随着大量的 DNA 损伤，PARP-1 过度活化会导致 NAD+/ATP 耗竭并导致坏死细胞死亡。在万古霉素大鼠中 PARP-1 活性过度活化和 PARP 抑制剂 1,5-异喹啉二醇对肾损伤的缓解证明了 VIKI 中氧化应激机制的进一步支持。

在基因组水平上已经证实了 VIKI 中氧化应激和线粒体损伤的发生。在接受大剂量万古霉素治疗的小鼠中（即每日 7 次静脉注射 200 mg/kg 和 400 mg/kg 万古霉素，以及每日 7 次腹膜内剂量 400 mg/kg 万古霉素），*Hmox1* 的转录表达是细胞氧化应激的指标，编码一些主要细胞抗氧化剂的 *Cat*，*Gpx6*，*Gstk1*，*Sod2* 和 *Sod3* 的表达下调。miRNA 似乎是该 VIKI 机制途径的重要组成部分，miR-301a-5p 和 miR-192-5p 通过甲基 CpG 结合域蛋白 2（MBD2）和 p53 参与了 VIKI 的发展。甲基-CpG 结合结构域蛋白，是甲基化的蛋白阅读器和通过结合到甲基化的 CpG 的 DNA，无论是从与 DNA 结合阻断其他蛋白质因子或通过结合到积极参与 DNA 甲基化介导的转录调控转录基因的启动子。在 VIKI 中，MBD2 与 miR-301a-5p 启动子的甲基化 CpG 元素结合并激活该启动子，从而增加 miR-301a-5p 的转录，从而上调 p53，caspase 的活性以及万古霉素诱导的 HK-2 细胞凋亡。此外，有研究显示 p53 在野生型小鼠中通过 miR-192-5p 诱导凋亡，而在 p53-KO 小鼠中则被抑制。用相应的反义寡核苷酸阻断 miR-301a-5p 或抑制 miR-192-5p 可以改善 C57BL/6 小鼠的 VIKI。

尿液中万古霉素的受体介导的内吞作用和血液中转运蛋白介导的万古霉素向肾小管上皮细胞的分泌导致万古霉素滞留在内体中。内体与溶酶体融合，从而导致万古霉素在溶酶体中蓄积。1992 年，首次使用免疫电子显微镜观察了近端小管细胞溶酶体中万古霉素的积累。万古霉素在溶酶体中的积累可能会触发有害的自噬过程。自噬是一种依赖溶酶体的细胞成分自我降解过程，可维持细胞稳态或响应压力并可以作为细胞存活的适应性和保护性机制。失调的自噬可能会导致细胞死亡，几个自噬相关基因（ATGS）或蛋白质已经被鉴定为所需要的自噬体，其缺乏可以抑制自噬过程的成熟。研究使用近端肾小管特异性 Atg7 基因敲除小鼠模型成功减弱了 VIKI，从而证明了 VIKI 中自噬的破坏作用。此外，HK-2 细胞的形态分析表明，雷帕霉素（mTOR 抑制剂）增强了万古霉素诱导的细胞凋亡，而自噬抑制剂氯喹（chloroquine）降低了万古霉素诱导的细胞凋亡，并通过 caspase 活性测定得到证实。他们在万古霉素处理的肾细胞中使用免疫共沉淀和各种 Atg7 缺失构建体，得出 Atg7 通过直接相互作用和 PKCδ 激活介导肾小管细胞凋亡这一结论。此外，各种应激源和活性氧（ROS）的产生可能会诱导线粒体附近的溶酶体通透化。溶酶体膜损伤将包括组织蛋白酶在内的蛋白酶释放到胞质溶胶中，从而激活细胞凋亡效应物，例如线粒体和 caspase，溶酶体的完全破坏可能会诱导细胞溶质酸化，进而引起细胞坏死。

第四节　急性肾损伤的病理生理 - 动物模型

一、缺血再灌模型

缺血性 ATN 的血管病理生理变化

在正常生理状况下，肾血管内皮细胞发挥许多调节功能，包括血管通透性、血管舒缩、炎症反应及止血作用等。内皮细胞功能受损可引起血管调节持续失调，进一步影响肾脏灌注及氧合，引起小管上皮细胞以及 GFR 下降，使早期损伤转变为持续性的缺血性损伤，AKI 进入进展期。

在动物模型中，急性缺血性损伤与肾脏血流的自身调节能力的丧失有关。在缺血性 ARF 期间，血管内皮细胞对血管收缩物质敏感性增强，对血管舒张物质反应性减弱，交感神经和 RAAS 异常兴奋，可引起局部肾脏血管收缩。移植肾功能延迟恢复的患者，肾血管阻力显著升高，但其血浆肾素活性和内皮素水平与移植肾功能正常的患者相似。肾脏缺血时自身调节能力的丧失可能和入球小动脉细胞内钙离子浓度增加有关。肾血流量下降在缺血性 ARF 病理生理变化早期起极其重要的作用。动物模型和人类缺血性 ARF 研究均发现缺血后再灌注期间肾脏总体血流量下降 40%～50%。生理条件下，从皮质外层到内髓，肾脏氧张力逐步下降，肾皮质氧分压约为 50 mmHg，外髓部位氧分压仅为 10～20 mmHg。因此，外髓部位对低氧更为敏感，非常轻微的血流量或氧输送下降就可引起缺氧损害。缺氧性 ARF 时肾内不同部位的血流量下降并不相同。在缺血性 ARF 动物模型，持续灌注不同在外髓部位比在皮质外层、内髓部位更为明显。局部血流量异常在肾缺血性损伤进展期起重要作用，引起肾血流量变化多样性的原因包括肾脏局部对内皮源性血管活性物质的敏感性不同、脱落小管细胞在外髓部位停留造成阻塞、炎症因子的局部反应造成内皮细胞的损伤、肿胀，进而增加血流阻力等。在肾脏血流恢复正常以后，或皮质部位开始修复及再生以后，外髓部位仍灌注不足伴持续低氧。

肾脏外髓部位充血是急性肾缺血的另一个血管病理生理变化标志。外髓部位充血可加重外髓部位的血管低氧，引起近端小管 S3、亨氏袢部位升支粗段的缺氧损伤。微血管充血可能与间质水肿、红细胞残留、白细胞附着及外渗有关。缺血性损伤可引起内皮细胞活化，进一步促进内皮细胞表面黏附分子 P-选择素和 ICAM-1 的上调，影响内皮细胞-粒细胞、内皮细胞-红细胞的相互作用，最终引起局部微血管充血。在缺血性 ARF 动物模型，抑制 ICAM-1 和选择素可改善肾功能不全，提高存活率。活化粒细胞可参与炎症级联反应，造成内皮细胞损伤，并通过释放细胞因子、蛋白酶、氧化损伤介质改变内皮细胞的通透性。粒细胞耗竭动物模型显示对缺血性 ARF 有保护作用，中性粒细胞和/或 T 细胞缺乏的动物模型也显示对缺血性肾脏损伤。但也有研究发现，假手术组小鼠在肾脏未经受缺血的情况下，淋巴细胞也会向肾脏迁移。腹部手术也会引起淋巴细胞向肾脏迁移。故肾缺血动物模型中某些细胞的迁移可能是由手术本身引起的。

内皮细胞和肾血管平滑肌细胞均有动态变化的细胞骨架，内皮细胞的基本结构由肌动蛋白丝网状结构组成的细胞骨架维持。在肾动脉钳夹模型中，Sutton 等发现缺血再灌注损伤可引起皮髓交接处血管内皮细胞基底和基底外侧部位肌动蛋白的聚合，改变内皮细胞的屏障功能，使血浆从血管腔内漏出，引起间质水肿加重，使原本已经下降的髓质血流量更为减少。肌动蛋白丝的聚合和解聚由肌动蛋白结合蛋白家族调节。目前认为肌动蛋白解聚因子/丝切蛋白家系可能在缺血性内皮细胞肌动蛋白骨架变化可能是治疗缺血性 AKI 的一种重要疗法。此外，炎症反应时氧化损伤还可引起人类肾脏内皮组织的细胞-细胞间紧密连接中闭锁蛋白的分布异常，使内皮细胞对溶质的通透性增加。

二、CI-AKI 模型

CM 肾毒性的最重要决定因素是剂量。McCullough 等人对 1826 名接受冠脉介入治疗的患者的研究表明，低于 100 mL 的 CM 量与 AKI 发生率降低相关。较早的研究提出以 125 mLCM 剂量作为阈值。

然而，在常规临床实践中观察到剂量为 30～140 mL 的低渗性 CM。CM 管理路径的作用也同样重要，动脉内给药比静脉内给药更具肾毒性。动脉内注射可在肾血管中获得更高的 CM 浓度，而 CM 则分布在细胞外液区室之间，而静脉内注射可使它们在循环中的浓度稳定下降。此外，动脉内 CM 给药对动脉粥样硬化性肾病的风险很小但很显著。近来有争论认为，与动脉内给药相比，静脉内给药与肾毒性的风险最小。在对 13 项非常规研究的荟萃分析中，静脉注射造影剂，静脉内 CM 组和未暴露的控制组之间的 AKI 发生率相似，所有 CM 都是水溶性的，在血管内给药后在循环中迅速稀释。在 2～30 分钟的过程中，血管内和血管外液中 CM 的浓度均匀平衡。CM 排泄主要是肾脏，因此，非肾脏器官对 CM 的暴露率很低，在肾功能正常的情况下，在最初的 24 小时内消除了所有的 CM，肾功能不全患者的 CM 半衰期可延长至 40 小时以上。

CI-AKI 中 CM 引起的血管狭窄和缺氧，对肾血流动力学影响的分析至关重要。尽管最初在将 CM 注入系统循环后观察到一氧化氮（NO）引起暂时性血管舒张，碘克沙醇注射液由于 NO 生物利用度降低和高氧浓度增加而导致小动脉传入直径的减小，引起肾脏血液供应减少，髓外层极易受到氧合作用的损害，髓质微环境的代谢需求随着管状流体中 CM 存在所施加的压力而增加。CM 会引起髓样血管床的内皮功能障碍，并且通常用于冠状动脉介入治疗的剂量会明显收缩直肠降支。有证据表明，CM 给药可引起内皮素-1 再释放，这是一种有效的血管收缩剂，可能在微血管内皮功能障碍中起关键作用。另一种引起脉管直肠血管收缩的机制是 CM 的管状淤滞会增加静水管压，导致脉管直肠直接机械压缩，血管收缩具有临床重要性，髓质缺氧和肾小管的联合作用细胞损伤似乎导致肾小管肾小球反馈的激活，当感觉到氯化钠加载到近肾小叶黄斑部时，这是肾小球信号降低肾小球滤过率（GFR）的信号。在对离体灌注的兔肾小管上皮装置的研究中，发现 CM 给药引起黄斑部黏液管状液体的输送增加，从而触发肾小球-肾小球反馈。血清肌酐的升高通常在 GFR 下降后的 1～2 日内就可以看出。研究人员还描述了一种非常相似的肾小管血管串扰：受损的肾小管可能通过血管活性物质（如血管紧张素Ⅱ和多腺苷多磷酸）引起传入小动脉和脉管直肠的血管收缩。合并症的存在进一步加剧了髓质缺氧与肾小管细胞毒性之间的恶性相互作用，这是通过 CM 给药引发的。诸如 CKD 和糖尿病之类的疾病，其特征分别在于肾血流量减少和内皮功能障碍，是 CI-AKI 发展的公认危险因素。在通过 BOLD-MRI 评估的糖尿病大鼠模型中，表明 CM 给药可引起明显的髓质缺氧。另一个有趣的发现是，CKD 和糖尿病患者暴露于 CM 的有害作用的时间更长。初次给药后长达 8 日，可以使用 CT 成像在肾皮质中观察到残留的 CM。小管细胞的损伤和凋亡在体外研究中，所有 CM 均以高血浆浓度存在时，对肾小管细胞均表现出毒性作用，而与组织缺氧程度无关。

在大鼠模型中，碘克沙醇可大大提高尿液中的黏度。在这 3 种物理化学特性中，渗透压或溶液中的颗粒浓度越高，注射期间以及 CI-AKI 的血管症状会产生发热和疼痛，当碘化造影剂注入全身动脉回路时，通过一氧化氮的释放会引起短暂的内皮依赖性血管舒张，其后持续数秒的动脉微血管收缩持续至外周循环中的坚果样变化。再细分为服务于肾小球的传入肾小球小动脉，传出小动脉分裂并形成周围网状血管，最后形成血管网中的肾小管，短暂扩张后可经历一段持续的血管收缩，持续数小时。当 CKD 和糖尿病患者的肾脏实质血肿减少且肾单位减少时，肾脏血流量的减少可以持续，从而削弱对外部髓质的氧合作用，从而导致近端和远端小管的缺血。近端小管细胞的顶端表面容易吸收反差，并从基底外表面进入肾小管间质间隙。肾小管细胞经历肿胀，起泡和凋亡，在手术完成后，肾脏内部存在造影剂的滞留。3-羟基-3-甲基-谷氨酰-CoA 还原酶调节异戊二烯焦磷酸的产生，进而在鸟苷三磷酸结合蛋白的内吞作用中发挥关键作用。在肾小管细胞内和周围高浓度的对比下，存在直接的细胞毒性，包括肾小管边界的丧失，桥粒的破坏，细胞膜完整性的丧失以及物质进入尿管空间的脱落（Tamm-Horshfall 蛋白），进一步促进了毒性尿素中的造影剂停滞，使造影剂能够更多地进入没有间隙形式的肾小管间隙。据报道，CKD 和糖尿病的患者存在持续性肾图，造影剂给药后长达 8 日肾脏内可观察到造影剂，对近端小管的缺血性和化学毒性损伤的结合触发了称为肾小管肾小球反馈的过程，该过程表明肾小球减少了过滤。

三、脓毒症-AKI 模型

动物模型和组织病理学大多数早期的脓毒症 AKI 体内模型不能复制人类所见的典型的高动力状态。此外，肾缺血的模型与脓毒症 AKI 的病理生理学无关。然而，绵羊对败血症的心血管反应与人类相似，因此已广泛用于研究革兰氏阴性活菌输注化脓性 AKI，克服了基于内毒素模型的缺陷。但是，细菌、菌株、数量和输液速度的选择会改变败血症反应，因此很难标准化。盲肠结扎和穿刺（CLP），肠缺血或粪便腹腔内植入可诱发多菌性腹部脓毒症。这些诱导脓毒症的方法相对容易，但是释放的细菌的数量和类型随脓毒症的严重程度而变化，肾脏的结构性病变被认为是导致败血症性 AKI 的肾功能不全的原因。特别是，急性肾小管坏死（ATN）被认为是造成这种功能障碍的原因。但是，在人类败血症 AKI 验尸研究中，ATN 并不常见，同样，ATN 在实验性化脓性 AKI 中并不常见。此外，ATN 可能不是一个有用的术语，因为它缺乏明确的定义，无法量化，也无法说明败血症期间出现的功能变化。在这方面，研究比较了有或没有败血症死亡者的验尸后肾组织的组织学。他们在脓毒症肾脏中发现了更多的轻微肾小管病变，白细胞浸润和凋亡。这些变化仅是局灶性的，大多数肾单位显示正常，并且肾功能不全的指标不能很好地预测肾脏的组织学变化。因此，像 RBF 一样，组织学似乎与功能分离。通过对来自以下患者的组织样本的采样进一步模糊不清，这些患者死于肾功能不全，发病前的肾脏疾病，治疗性干预措施，肾毒素暴露和疾病的严重程度以下可变的程度。最近，同时进行了绵羊败血症 AKI 的对照实验研究肾功能，肾血流量，在 48 小时内进行了连续的肾脏活检，并进行了系统的组织学评估。随着严重脓毒症 AKI 的发展，RBF 和肾脏耗氧量保持不变，唯一的组织学异常是在电子显微镜下可见较小的局灶性肾小球系膜扩张。因此，脓毒症 AKI 的功能和结构之间存在脱节，并且败血症的肾功能的早期变化似乎主要代表功能性疾病而非结构性疾病。如果确实是早期（最初的 24～48 小时）败血性 AKI 代表了微血管和肾小管的功能改变，那么早期干预和预防进展就显得尤为重要。脓毒症的 CLP 大鼠模型中显示，TLR4 表达在所有肾小管（近端和远端），肾小球和肾血管中均显著增加。此外，该小组证明败血症可导致炎性介质 Cox2 的表达增加 TLR4 依赖性。该蛋白主要限于 Henle 的皮质和髓质上升环，其特征性表达和分泌尿调节蛋白。

在脓毒症 AKI 中，从肾脏髓质到肾皮质的血流会重新分布，并具有一定程度的髓质脱氧。血流量的区域分布的这种变化意味着肾脏内分流途径的激活。败血症中肾小管的系统信息也有限，而 GFR 可能如上所述丢失。肾小管损伤的病理生理学理论表明，有毒血液的超滤是引起肾小管应力进而损伤的诱因。根据这一理论，在脓毒症期间，血液中充满了中小型分子（细胞因子，趋化因子，补体片段等），当这些分子集中在作用于管腔表面的超滤液中时，会对肾小管细胞产生毒性作用。实验观察支持了这种"AKI 的炎症理论"。例如，病原体相关的分子模式（例如脂多糖）可以与肾小管细胞上的 Toll 样受体（TLR）相互作用，并且实验研究表明，TLR 拮抗剂的给药可以减弱隔震性 AKI。此外，肾内皮细胞和肾小管细胞都表达细胞因子受体并释放炎性分子，这些分子可以将 T 细胞募集到肾脏，败血病患者的血液可以在体外诱导肾小管细胞凋亡。因此，肾脏对炎症的反应之一可能是由于细胞器的自消化（自噬），线粒体的消化和功能障碍（线虫）以及细胞极性丧失而导致的能量消耗减少。这些复杂的炎症事件（包括组蛋白，微粒和微小 RNA 的释放）如何影响肾功能仍是未知的。

四、顺铂-AKI 模型

内皮功能障碍和血管自动调节受损引起的肾血管收缩是顺铂诱导的 AKI 病理生理的重要组成部分。顺铂已被证明可引起急性缺血性损伤，髓样血流减少，从而导致肾小管细胞损伤。在顺铂诱导的 AKI 中出现明显的血管收缩，从而引起进一步的低氧损伤。顺铂在人的 GFR 未发生任何改变之前就降低了有效的肾脏血浆流量。同样，已证明在大鼠中，顺铂给药后 2～3 日肾血流量减少，这些肾血流动力学改变可能与肾小球小动脉中胞质钙的增加有关。一致地，显示钙通道阻滞剂可逆转肾血管收缩并减轻顺铂引起的肾功能不全。顺铂诱导的肾血管收缩的另一个可能原因是 Cox2 和血管舒张性前列腺素减少。

1. 非肿瘤轴承

目前在顺铂诱导的 AKI 中的研究主要利用两种小鼠模型：短期高剂量和长期低剂量肾毒性小鼠模型。例如，长期模型在 3~4 周内使用 5~15 mg/kg 顺铂给药，给药 2~4 次。短期模型使用单一的大剂量顺铂 20~30 mg/kg，这会在顺铂-AKI 后 3~7 日导致死亡率和肾毒性。这些模型中的许多模型严重依赖于 6~10 周龄的雄性 C57BL/6 小鼠。然而，雌性 C57BL/6 小鼠在顺铂注射后有更高的 AKI 严重性升高倾向。此外，与年轻的对照组相比，年龄在 16~17 个月大的小鼠也表现出更差的顺铂-AKI。无论使用哪种模型，顺铂-AKI 均使用血清肌酐、BUN、胱抑素-C、KIM-1、NGAL、CCL2 和 IL-18 进行常规检测。有趣的是，在顺铂-AKI 中，MiRNA 可用于检测顺铂诱导的 AKI，因为它们在 18 小时后表现出尿液中的增加，这比肌酐或 BUN 更快，在肾功能下降之前，生物标记物可提供具有高灵敏度和特异性的 AKI 检测工具。

2. 肿瘤轴承模型

为了治疗实体瘤，顺铂以低于 10 mg/kg 的剂量长期用于患者。然而，很少有老鼠坚持服用少于 10 mg/kg 的顺铂，也没有纳入荷瘤小鼠的研究。

此外，顺铂会在大约 1/3 的患者中引起 AKI。与同龄男性相比，围绝经期妇女顺铂-AKI 的发生率要高得多。无论是年龄还是性别，都没有反映在当前的动物模型中。迄今为止，几乎没有进行过临床前和临床试验来发现癌症患者化疗诱导的 AKI 的预防性治疗方法。因此，理所当然的是，使用更适用的动物模型（即接受生理剂量方案的荷瘤老年雄性和雌性小鼠）将大大改善模型的可翻译性和再现性。重要的是要进行预防或干预研究，以解决顺铂-AKI 的病理生理问题，并考虑性别和体内肿瘤。同种异体移植模型是大多数带有顺铂-AKI 模型的肿瘤，具有使用免疫功能的宿主的优势，移植的潜伏期短，但由于缺乏有用的小鼠细胞系而受到限制。用于 AKI 的细胞系同种异体移植模型包括：鼠衍生的 EL4 淋巴细胞，H22 肝细胞癌，CMT167 肺腺癌和 CT26/WT 成纤维细胞结肠癌。在顺铂-AKI 模型中，同种异体移植需要 7~10 日才能形成实体瘤。长期模型允许在顺铂-AKI 模型中观察到肿瘤的植入，然后每 3~7 日进行 3~4 周的顺铂治疗（3.33~10 mg/kg）。

五、万古霉素-急性肾损伤模型

1. 给药途径和肾毒性

1950 年进行的急性毒性研究表明，在静脉内注射万古霉素（LD 50 319 mg/kg；50％致死剂量是杀死 50％的测试人群所需的物质的量）后，大鼠死于阵挛性抽搐。万古霉素的腹腔给药会有更好的耐受性并且需要高剂量才能导致致死事件（LD 50 2218 mg/kg）。在 1980 年后期，每日 2 次腹膜内给予 75 mg/kg、150 mg/kg 和 350 mg/kg 的剂量持续 4 日时，万古霉素的肾毒性剂量被确定为 150~350 mg/kg。

有研究证明，皮下注射万古霉素导致低水平的吸收，即使在慢性毒性研究中，每日皮下剂量为 400 mg/kg 或更少，持续 7 个月。由于万古霉素溶液的酸性 pH 值，皮下注射的大剂量 400 mg/(kg·d) 的耐受性差，并且在注射部位引起皮肤坏死。即使吸收低，在接受 10~400 mg/(kg·d) 的大鼠中，皮下注射万古霉素的剂量与肾实质组织中万古霉素的浓度之间也存在线性关系，范围为 26~614 μg/g。因此，尽管采用皮下注射万古霉素的研究偶尔会在大剂量下引起肾脏组织的组织病理学改变，但这种给药途径的吸收低以及缺乏测量血药浓度的研究无法得出许多结论。与万古霉素的暴露-毒性关系可能取决于大鼠研究的给药途径。有研究证明，万古霉素的肾毒性在静脉内给药时最高，其次是腹膜内，而在肌肉内给药后最低。第一次，第二次或第三次注射后，500 mg/kg，iv 剂量致死，表明从给药部位的吸收直接影响暴露-毒性关系。此外，万古霉素对肾组织具有高亲和力，单次静脉注射后，万古霉素的血清浓度下降，半衰期为 0.6 小时，但万古霉素的肾脏浓度持续数日保持高水平，并在重复给药后累积在肾脏组织中。当万古霉素与 β-葡萄糖醛酸苷酶抑制剂 D-葡萄糖醛-1.5-内酰胺联合使用时，观察到肾毒性作用降低。

2. 剂量效应和肾毒性

剂量范围研究显示，大鼠万古霉素剂量（腹膜内最高 450 mg/kg）增加和治疗持续时间（亚急性最多 28 日）与组织病理学损害增加和 AKI 尿液生物标志物升高有关。在 VIKI 腹腔给药的大鼠模型中，生物标记物 KIM-1 和 clusterin 是 24 小时内组织病理学损害的最佳预测指标。

3. 药代动力学/毒理动力学（PK/TD）关系：VIKI

大鼠模型也已用于探索 PK/TD 关系。由于万古霉素的功效与相对于最小抑菌浓度（AUC：MIC）暴露相关，并且由于 AUC 在每日总剂量下保持恒定，因此作者询问万古霉素的肾毒性潜力［腹膜内 400 mg/（kg·d），共 7 日］如果以分剂量服用万古霉素［200 mg/（kg·d），每日 2 次，腹膜内给药，共 7 日］，则可以降低这种剂量。静脉内研究可对暴露进行仔细控制，并且暴露不受可变吸收率的影响，已被用于探查引起毒性的 PK 参数和伤害的定量阈值。使用静脉内给药的大鼠研究表明，万古霉素 AUC 0~24 或 C_{max} 0~24，而不是最低浓度（C_{min}）可以预测尿液生物标志物的反应。AUC 0~24 现已确定 482.2（mg·h）/L 的浓度，与相似的人类暴露响应数据直接相关。最近在大鼠中进行的静脉内研究表明，接受每日万古霉素剂量分次给药的大鼠尿液中的生物标志物含量较低，而不是合并给药（即每日 3~4 次，而每日 1 次或 2 次）。在这项研究中，24 小时 AUC 保持功能恒定，而 C_{max} 降低。与 AUC 相比，C_{max} 更好地描述了由 KIM-1 尿液浓度定义的肾脏损伤，然而，还需要进一步的工作来进一步描述这种关系，并确定即使对于相似的 AUC，改变给药方案是否也可以通过降低 C_{max} 来降低 VIKI。

第五节　细胞焦亡

1. 细胞焦亡

细胞焦亡（Pyroptosis）是近年发现并证实的一种新的程序性细胞死亡方式，最早是在弗氏志贺杆菌感染的巨噬细胞中被发现。当宿主细胞遭受病原微生物的侵染或内源危险信号刺激时，炎性合半胱氨酸的天冬氨酸蛋白水解酶（Caspase）被激活，细胞膜形成空隙，并释放胞内促炎性物质，这种死亡方式即为"细胞焦亡"。细胞焦亡的主要特征为胞膜上有 20 nm 的小孔形成，导致包膜内外各种离子形成浓度差，进而细胞发生渗透性肿胀，随即胞体破裂，胞质内 IL-1β、IL-18 等促炎症因子大量释放。

2. 细胞焦亡的方式

目前认为，细胞焦亡分为 caspase-1 介导的经典途径和 caspase-11 介导的非经典途径。在经典途径中，NLRP1、NLRP3、AIM2 以及 NLRC4 等炎症小体被激活后，与凋亡相关斑点样蛋白（Apoptosis-associated speck-like protein containing a CARD，ASC）结合，活化 caspase1 为 clever-caspase1，从而裂解 GSDMD 后发生细胞焦亡。在非经典途径中，革兰氏阴性杆菌直接激活细胞内的细菌内毒素（Lipopolysaccharide，LPS），使 caspase11 可识别 LPS 并活化为 clever-caspase11，介导细胞焦亡。

3. gasdermin 家族在焦亡中的作用

在免疫炎症细胞中发现，caspase1 和 caspase11 的终下游底物为 GSDMD，其活性 N 端是打开膜孔释放促炎症因子必不可少的"分子开关"。在骨髓源巨噬细胞中基因敲除 GSDMD 后，LPS 刺激几乎不能促进 IL-1β、IL-18 等促炎症介质的释放。GSDMD 蛋白主要存在于细胞质中，由促细胞焦亡的 N 端结构域和抑制细胞焦亡的 C 端结构域组成，未发生裂解时 C 端可对 N 端起抑制作用，而使全长蛋白保持无活性状态。研究已证实，在有效刺激下，GSDMD 蛋白可发生裂解，其 N 端结构域（GSDMD-N）将到达包膜并插入细胞内膜的磷脂结构中，导致包膜上形成小孔，即发生细胞焦亡。GSDMD 为 gasdermin 蛋白家族的一员，该家族成员还包括 GSDMA、GSDMB、GSDMC、DFNA5（又称 GSDME）、DFNB59（又称 Pejvakin），均具有能够打开细胞膜孔的 N 端结构域，故该家族又被称为"焦亡家族"。其中 GSDMD 是该家族目前研究最多的成员，但近年来其他成员也陆续报道跟细胞焦亡相关。2016 年，Zhou 等人研究发现 GSMDA 介导了皮肤的免疫防御，并猜测其可能的机制是触发细胞焦亡；同年，

Ding 等人发现 GSDMA、GSDMB、GSDMC 的 N 端结构域可与工膜上的脂蛋白结合，形成孔隙；2017年，Wang 等人研究发现 DFNA5 介导了肿瘤细胞焦亡的发生；而 DFNB59 虽然缺乏 C 端结构域，却具有与 DFNA5 极度相似的 N 端结构域。

4. 焦亡在 I/R 诱导急性肾损伤的病理生理过程

肾小管上皮细胞焦亡在 I/R 诱导 AKI 的病理生理过程中具有重要意义。炎症反应是 I/R 损伤后导致肾组织功能快速衰退的重要因素，而在炎症反应中促炎症因子的释放又主要依赖于细胞焦亡。2013年，Yang 对缺血再灌注损伤大鼠体内模型和缺氧再复氧损伤肾小管上皮细胞体外模型进行了检测，结果发现模型中的 caspase1、caspase11 和 IL-1β 表达均显著上调，提示 I/R 诱导 AKI 时肾小管上皮细胞发生了细胞焦亡。2016 年，Wu 等人的团队在缺血再灌注大鼠和缺氧再复氧 HK2 细胞模型中同样发现了细胞焦亡现象，并且提出了 miR-155/FoxO3a/ARC 在缺血/再灌注损伤条件下导致肾小管上皮细胞焦亡的新信号通路。2019 年，Miao 等人利用 GSDMD-基因敲除鼠同时构建 I/R 和顺铂诱导 AKI 模型，检测发现与野生鼠比较，基因敲除鼠肾功能明显改善、肾组织炎症明显减少。同时，研究发现小鼠基因敲除 caspase11 后，给予 AKI 处理后肾组织中 GSDMD 裂解减少，炎症因子释放减少，从而证实 caspase11 裂解 GSDMD 介导的细胞焦亡在 AKI 的病理生理过程中起重要作用。但是，在免疫细胞中报道 caspase1 裂解 GSDMD 的作用强于 caspase11，且典型的 NLRP3-ASC-caspase-1-IL-1β 轴已被证实通过调节肾坏死炎症而参与多种肾脏疾病的病理生理过程。所以，GSDMD 是否可能在 caspase11 和 caspase1 的双重调控下诱发细胞焦亡，还有待进一步研究。近年来，缺血再灌注损伤、肾小管上皮细胞焦亡、炎症反应三大环节已成为 AKI 病理生理机制的研究热点。但是，由于细胞焦亡在 I/R 诱导 AKI 中的具体调控机制以及与炎症反应间相互作用还在探索明确中，将细胞焦亡应用于急性肾损伤的临床治疗尚需更多的研究支持。但随着研究的深入，以细胞焦亡为靶点的治疗能作为未来肾脏疾病治疗的新策略。

参考文献

[1] Nielsen R，Christensen EI，Birn H. Megalin and cubilin in proximal tubule protein reabsorption：from experimental models to human disease [J]. Kidney Int，2016，89：58-67.

[2] Humphreys B D，Valerius MT，Kobayashi A，et al. Intrinsic epithelial cells repair the kidney after injury [J]. Cell Stem Cell，2008，2 (3)：284-291.

[3] He L，Wei Q，Liu J，et al. AKI on CKD：heightened injury，suppressed repair，and the underlying mechanisms [J]. Kidney Int，2017，92：1071-1083.

[4] Ferenbach DA，Bonventre JV. Mechanisms of maladaptive repair after AKI leading to accelerated kidney ageing and CKD [J]. Nat Rev Nephrol，2015，11：264-276.

[5] Bonventre JV，Yang L. Cellular pathophysiology of ischemic acute kidney injury [J]. J Clin Invest，2011，121：4210-4221.

[6] Olitoris B A. Herapeutic translation in acute kidney injury：the epithelial/endothelial axis [J]. J Clin Investig，2014，124：2355-2363.

[7] Ksu U，Demirci C，Ince C. Hepathogenesis of acute kidney injury and the toxic triangle of oxygen，reactive oxygen species and nitric oxide [J]. Contrib Ephrol，2011，174：119-128.

[8] Basile D P，Donohoe D，Roethe K，et al. Renal ischemic injury results in permanent damage to peritubular capillaries and influences long-term function [J]. Am J Physiol Ren Physiol，2001，281：887-899.

[9] Grgic I，Campanholle G，Bijol V，et al. Targeted proximal tubule injury triggers interstitial fibrosis and glomerulosclerosis. [J]. Kidney Int，2012，82：172-183.

［10］ Endo T，Nakamura J，Sato Y，et al. Exploring the origin and limitations of kidney regeneration ［J］. J Pathol，2015，236：251－263.

［11］ Takaori K，Nakamura J，Yamamoto S，et al. Severity and frequency of proximal tubule injury determines renal prognosis ［J］. J Am Soc Nephrol，2016，27：2393－2406.

［12］ Liu B C，Tang TT，Lv LL，et al. Renal tubule injury：a driving force toward chronic kidney disease ［J］. Kidney Int，2018，93：568－579.

［13］ Nakamura J，Sato Y，et al. Myofibroblasts acquire retinoic acid-producing ability during fibroblast-to-myofibroblast transition following kidney injury ［J］. Kidney Int，2019，95：526－539.

［14］ Yang L，Besschetnova T Y，Brooks C R，et al. Epithelial cell cycle arrest in G2/M mediates kidney fibrosis after injury ［J］. Nat Med，2010，16：535－543.

［15］ Djudjaj S，Martin I V，Buhl EM，et al. Macrophage migration inhibitory factor limits renal inflammation and fibrosis by counteracting tubular cell cycle arrest ［J］. J Am Soc Nephrol，2017，28：3590－3604.

［16］ Little M H，Kairath P. Does renal repair recapitulate kidney development ［J］. J Am Soc Nephrol，2017，28：34－46.

［17］ Ding H，Zhou D，Hao S，et al. Sonic hedgehog signaling mediates epithelial-mesenchymal communication and promotes renal fibrosis ［J］. J Am Soc Nephrol，2012，23：801－813.

［18］ Zhou D，Li Y，Lin L，et al. Tubule-specific ablation of endogenous b-catenin aggravates acute kidney injury in mice ［J］. Kidney Int，2012，82：537－547.

［19］ Inagi R. Endoplasmic reticulum stress in the kidney as a novel mediator of kidney injury ［J/OL］. Nephron Exp Nephrol，2009，112（1）：e1－9.

［20］ Zhang K，Kaufman R J. From endoplasmic-reticulum stress to the infammatory response ［J］. Nature，2008，454（7203）：455－462.

［21］ Senft D，Ronai ZA. UPR，autophagy，and mitochondria crosstalk underlies the ER stress response ［J］. Trends Biochem Sci，2015，40（3）：141－148.

［22］ Hetz C. The unfolded protein response：controlling cell fate decisions under ER stress and beyond ［J］. Nat Rev Mol Cell Biol，2012，13（2）：89－102.

［23］ Hodeify R，Egyesi，Arcsafalvi，et al. Gender differences control the susceptibility to ER stress-induced acute kidney injury ［J］. Am J Physiol Renal Physiol，2013，304（7）：875－882.

［24］ Pallet N，Fougeray S，Beaune P，et al. Endoplasmic reticulum stress：an unrecognized actor in solid organ transplantation ［J］. Transplantation，https：//pubmed. ncbi. nlm. nih. gov/19741454/，2009，88（5）：605－613.

［25］ Peyrou，Hanna PE，Cribb E. Cisplatin，gentamicin，and p-aminophenol induce markers of endoplasmic reticulum stress in the rat kidneys ［J］. Toxicol Sci，2007，99（1）：346－353.

［26］ Lhotak S，Sood S，Brimble E，et al. ER stress contributes to renal proximal tubule injury by increasing SREBP-2-mediated lipid accumulation and apoptotic cell death ［J］. Am J Physiol Renal Physiol，2012，303：266－278.

［27］ Bando，Sukamoto，Katayama，et al. ORP150/HSP12A protects renal tubular epithelium from ischemia-induced cell death ［J］. Faseb J，https：//pubmed. ncbi. nlm. nih. gov/15240565/，2004，18（12）：1401－1403.

［28］ Gao X，Fu L，Xiao M，et al. Ischemia/reperfusion-induced acute kidney injury by inhibiting endoplasmic reticulum stress ［J］. Basic Clin Pharmacol Toxicol，2012，111（1）：14－23.

［29］ Bchir W，Aurin C，Carraro，et al. The eIF2alpha/ATF4 pathway is essential for stress-induced autophagy gene expression ［J］. Nucleic Acids Res，2013，41（16）：7683－7699.

［30］ Dong B，Zhou H，Han C，et al. Ischemia/reperfusion-induced CHOP expression promotes apoptosis and impairs renal function recovery：the role of acidosis and GPR4 ［J/OL］. PLoS One. https：//pubmed. ncbi. nlm. nih. gov/25343248/，2014 Oct 24，9（10）：e110944.

［31］ Cianciolo Cosentino C，Skrypnyk NI，Brilli LL，et al. Histone deacetylase inhibitor enhances recovery after AKI ［J］. J Am Soc Nephrol，2013，24：943－953.

［32］ Novitskaya T，McDermott L，Zhang KX，et al. A PTBA small molecule enhances recovery and reduces postinjury fibrosis after aristolochic acid-induced kidney injury ［J］. Am J Physiol Renal Physiol，2014，306：496－504.

［33］ DiRocco D P, Bisi J, Roberts P, et al. CDK4/6 inhibition induces epithelial cell cycle arrest and ameliorates acute kidney injury ［J］. Am J Physiol Renal Physiol, 2014, 306: 379 - 388.

［34］ Galvan D L, Green N H, Danesh F R. The hallmarks of mitochondrial dysfunction in chronic kidney disease ［J］. Kidney Int, 2017, 92: 1051 - 1057.

［35］ Bhargava P, Schnellmann R G. Mitochondrial energetics in the kidney ［J］. Nat Rev Nephrol, 2017, 13: 629 - 646.

［36］ Szeto H H. Pharmacologic approaches to improve mitochondrial function in AKI and CKD ［J］. J Am Soc Nephrol, 2017, 28: 2856 - 2865.

［37］ Patil N K, Parajuli N, MacMillan-Crow L A, et al. Inactivation of renal mitochondrial respiratory complexes and manganese superoxide dismutase during sepsis: mitochondria-targeted antioxidant mitigates injury ［J］. Am J Physiol Renal Physiol, 2014, 306: 734 - 743.

［38］ Dare A J, Bolton E A, Pettigrew G J, et al. Protection against renal ischemia-reperfusion injury in vivo by the mitochondria targeted antioxidant MitoQ ［J］. Redox Biol, 2015, 5: 163 - 168.

［39］ Plotnikov E Y, Chupyrkina A A, Jankauskas S S, et al. Mechanisms of nephroprotective effect of mitochondria-targeted antioxidants under rhabdomyolysis and ischemia/reperfusion ［J］. Biochim Biophys Acta, 2011, 1812: 77 - 86.

［40］ Plotnikov E Y, Pevzner I B, Zorova L D, et al. Mitochondrial damage and mitochondria-targeted antioxidant protection in LPS-induced acute kidney injury ［J］. Antioxidants (Basel), 2019, 8: 176.

［41］ Szeto H H, Liu S, Soong Y, et al. Mitochondria protection after acute ischemia prevents prolonged upregulation of IL-1 ［J］. J Am Soc Nephrol, 2017, 28: 1437 - 1449.

［42］ Lynch M R, Tran M T, Parikh S M, et al. PGC1a in the kidney ［J］. Am J Physiol Renal Physiol, 2018, 314: 1 - 8.

［43］ Tran M T, Zsengeller Z K, Berg A H, et al. PGC1a drives NAD biosynthesis linking oxidative metabolism to renal protection ［J］. Nature, 2016, 531: 528 - 532.

［44］ Tran M, Tam D, Bardia A, et al. PGC-1a promotes recovery after acute kidney injury during systemic inflammation in mice ［J］. J Clin Invest, 2011, 121: 4003 - 4014.

［45］ Mack M, Yanagita M. Origin of myofibroblasts and cellular events triggering fibrosis ［J］. Kidney Int, 2015, 87: 297 - 307.

［46］ Asada N, Takase M, Nakamura J, et al. Dysfunction of fibroblasts of extrarenal origin underlies renal fibrosis and renal anemia in mice ［J］. J Clin Invest, 2011, 121: 3981 - 3990.

［47］ Duffield J S. Cellular and molecular mechanisms in kidney fibrosis ［J］. J Clin Invest, 2014, 124: 2299 - 2306.

［48］ Sato Y, Yanagita M. Functional heterogeneity of resident fibroblasts in the kidney ［J］. Proc Jpn Acad Ser B, 2019, 95: 468 - 478.

［49］ Nangaku M. Chronic hypoxia and tubulointerstitial injury: a final common pathway to end-stage renal failure ［J］. J Am Soc Nephrol, 2006, 17: 17 - 25.

［50］ Sato Y, Yanagita M. Resident fibroblasts in the kidney: a major driver of fibrosis and inflammation ［J］. Inflamm Regen, 2017, 37: 17.

［51］ Sato Y, Yanagita M. Immune cells and inflammation in AKI to CKD progression ［J］. Am J Physiol Renal Physiol, 2018, 315: 1501 - 1512.

［52］ Rabb H, Griffin MD, McKay DB, et al. Inflammation in AKI: current understanding, key questions, and knowledge gaps ［J］. J Am Soc Nephrol, 2016, 27: 371 - 379.

［53］ D Alessio F R, Kurzhagen J T, Rabb H. Reparative T lymphocytes in organ injury ［J］. J Clin Invest, 2019, 129: 2608 - 2618.

［54］ Dong X, Swaminathan S, Bachman LA, et al. Antigen presentation by dendritic cells in renal lymph nodes is linked to systemic and local injury to the kidney ［J］. Kidney Int, 2005, 68: 1096 - 1108.

［55］ Lee S, Huen S, Nishio H, et al. Distinct macrophage phenotypes contribute to kidney injury and repair ［J］. J Am Soc Nephrol, 2011, 22: 317 - 326.

［56］　Martina MN，Noel S，Saxena A，et al．Double-negative ab T cells are early responders to AKI and are found in human kidney ［J］．J Am Soc Nephrol，2016，27：1113－1123．

［57］　Bonventre J V．Dedifferentiation and proliferation of surviving epithelial cells in acute renal failure ［J］．J Am Soc Nephrol，2003，14（Suppl．1）：55－61

［58］　Humphreys B D，Czerniak S，DiRocco DP，et al．Repair of injured proximal tubule does not involve specialized progenitors ［J］．Pnas，2011，108：9226－9231．

［59］　Humphreys B D，Valerius MT，Kobayashi A，et al．Intrinsic epithelial cells repair the kidney after injury ［J］．Cell Stem Cell，2008，2：284－291．

［60］　R Nielsen，E I Christensen，H Birn，et al．Megalin and cubilin in proximal tubule protein reabsorption：from experimental models to human disease ［J］．Kidney International，2016，89（1）：58－67．

［61］　B D Humphreys，M T Valerius，A Kobayashi，et al．Intrinsic Epithelial Cells Repair the Kidney after Injury ［J］．Cell Stem Cell，2008，2（3）：284－291．

［62］　C C Cosentino，N I Skrypnyk，L L Brilli，et al．Histone Deacetylase Inhibitor Enhances Recovery after AKI ［J］．Journal of the American Society of Nephrology Jasn，2013，24（6）：943－953．

［63］　T Novitskaya，L Mcdermott，KX Zhang，et al．A PTBA small molecule enhances recovery and reduces postinjury fibrosis after aristolochic acid-induced kidney injury ［J］．Am J Physiol Renal Physiol，2014，306（5）：496－504．

［64］　D P Dirocco，J Bisi，P Roberts，et al．CDK4/6 inhibition induces epithelial cell cycle arrest and ameliorates acute kidney injury ［J］．Ajp Renal Physiology，2014，306（4）：379－388．

［65］　D Galvan，N Green，F Danesh，et al．The hallmarks of mitochondrial dysfunction in chronic kidney disease ［J］．Kidney international，2017，92（5）：1051－1057．

［66］　E Y Plotnikov，A A Chupyrkina，S S Jankauskas，et al．Mechanisms of nephroprotective effect of mitochondria-targeted antioxidants under rhabdomyolysis and ischemia/reperfusion ［J］．BBA-Molecular Basis of Disease，2010，1812（1）：77－86．

［67］　N Patil，N Parajuli，L MacMillan－Crow，et al．Inactivation of renal mitochondrial respiratory complexes and manganese superoxide dismutase during sepsis：mitochondria-targeted antioxidant mitigates injury ［J］．American journal of physiology．Renal physiology，2014，306（7）：734－743．

［68］　A Dare，E Bolton，G Pettigrew，et al．Protection against renal ischemia-reperfusion injury in vivo by the mitochondria targeted antioxidant MitoQ ［J］．Redox biology，2015，5：163－168．

［69］　E Plotnikov，A Chupyrkina，S Jankauskas，et al．Mechanisms of nephroprotective effect of mitochondria-targeted antioxidants under rhabdomyolysis and ischemia/reperfusion ［J］．Biochimica et biophysica acta，2011，1812（1）：77－86．

［70］　H Szeto，S Liu，Y Soong，et al．βMitochondria Protection after Acute Ischemia Prevents Prolonged Upregulation of IL-1 and IL-18 and Arrests CKD ［J］．Journal of the American Society of Nephrology：JASN，2017，28（5）：1437－1449．

［71］　T T Mei，Z K Zsengeller，A H Berg，et al．PGC1α drives NAD biosynthesis linking oxidative metabolism to renal protection ［J］．Nature，2016，531（7595）：528－532．

［72］　N Asada，M Takase，N Jin，et al．Dysfunction of fibroblasts of extrarenal origin underlies renal fibrosis and renal anemia in mice ［J］．The Journal of clinical investigation，2011，121（10）：3981－3990．

［73］　H Rabb，M Griffin，D McKay，et al．Inflammation in AKI：Current Understanding，Key Questions，and Knowledge Gaps ［J］．Journal of the American Society of Nephrology：JASN，2016，27（2）：371－379．

［74］　F R D Alessio，J T Kurzhagen，H Rabb，et al．Reparative T lymphocytes in organ injury ［J］．Journal of Clinical Investigation，2019，129（7）：2608－2618．

［75］　X Dong，S Swaminathan，L A Bachman，et al．Antigen presentation by dendritic cells in renal lymph nodes is linked to systemic and local injury to the kidney ［J］．Kidney International，2005，68（3）：1096－1108．

［76］　S Lee，S Huen，H Nishio，et al．Distinct Macrophage Phenotypes Contribute to Kidney Injury and Repair ［J］．Journal of the American Society of Nephrology，2011，22（2）：317－326．

［77］　Jie，Chunfa，Rabb，et al．Double-Negative alpha beta T Cells Are Early Responders to AKI and Are Found in Human Kidney [J]. Journal of the American Society of Nephrology: JASN, 2016, 27 (4): 1113 - 1123.

[78] B D Humphreys, S Czerniak, D P Dirocco, et al. Repair of injured proximal tubule does not involve specialized progenitors [J]. Proceedings of the National Academy of Sciences of the United States of America, 2011, 108 (22): 9226 - 9231.

[79] Y Chong, N Thakur, K Paik, et al. Prognostic significance of stem cell/ epithelial-mesenchymal transition markers in periampullary/pancreatic cancers: FGFR1 is a promising prognostic marker [J]. BMC cancer, 2020, 20 (1): 216.

[80] Fine, Leon, Orphanides, et al. Progressive renal disease: The chronic hypoxia hypothesis [J]. Kidney International Supplement, 1998 (65): 74.

[81] D Kang, J Kanellis, C Hugo, et al. Role of the microvascular endothelium in progressive renal disease [J]. Journal of the American Society of Nephrology: JASN, 2002, 13 (3): 806 - 816.

[82] L S Chawla, P W Eggers, R A Star, et al. Acute kidney injury and chronic kidney disease as interconnected syndromes [J]. N Engl J Med, 2014, 371 (1): 58 - 66.

[83] M Zhan, C Brooks, F Liu, et al. Mitochondrial dynamics: regulatory mechanisms and emerging role in renal pathophysiology [J]. Kidney International, 2013, 83 (4): 568 - 581.

[84] S Coca, S Singanamala, C Parikh, et al. Chronic kidney disease after acute kidney injury: a systematic review and meta-analysis [J]. Kidney international, 2012, 81 (5): 442 - 448.

[85] M Venkatachalam, K Griffin, R Lan, et al. Acute kidney injury: a springboard for progression in chronic kidney disease [J]. American journal of physiology. Renal physiology, 2010, 298 (5): 1078 - 1094.

[86] Basile D P, Anderson M D, Sutton T A. Pathophysiology of acute kidney injury [J]. Compr Physiol, 2012, 2 (2): 1303 - 1353.

[87] Ronco C, Bellomo R, Kellum J A. Acute kidney injury [J]. Lancet, 2019, 394 (10212): 1949 - 1964.

[88] Sharfuddin A A, Molitoris B A. Pathophysiology of ischemic acute kidney injury [J]. Nat Rev Nephrol, 2011, 7 (4): 189 - 200.

[89] Kwon O, Phillips C L, Molitoris B A. Ischemia induces alterations in actin filaments in renal vascular smooth muscle cells [J]. Am J Physiol Renal Physiol, 2002, 282 (6): 1012 - 1019.

[90] Shavarov I G, Tsikhotskii A P, Shavarov I, et al. Submucous lipoma of the cecum causing its obstruction [J]. Klin Khir, 1983 (5): 37.

[91] Ma D, Lim T, Xu J, et al. Xenon preconditioning protects against renal ischemic-reperfusion injury via HIF-1alpha activation [J]. J Am Soc Nephrol, 2009, 20 (4): 713 - 720.

[92] Ashworth S L, Molitoris B A. Pathophysiology and functional significance of apical membrane disruption during ischemia [J]. Curr Opin Nephrol Hypertens, 1999, 8 (4): 449 - 458.

[93] Siegel N J, Devarajan P, Van Why S. Renal cell injury: metabolic and structural alterations [J]. Pediatr Res, 1994, 36 (2): 129 - 136.

[94] Makris K, Spanou L. Acute Kidney Injury: Definition, Pathophysiology and Clinical Phenotypes [J]. Clin Biochem Rev, 2016, 37 (2): 85 - 98.

[95] Siew E D, Ware L B, Ikizler T A. Biological markers of acute kidney injury [J]. J Am Soc Nephrol, 2011, 22 (5): 810 - 820.

[96] Han S J, Lee H T. Mechanisms and therapeutic targets of ischemic acute kidney injury [J]. Kidney Res Clin Pract, 2019, 38 (4): 427 - 440.

[97] Malek M, Nematbakhsh M. Renal ischemia/reperfusion injury from pathophysiology to treatment [J]. J Renal Inj Prev, 2015, 4 (2): 20 - 27.

[98] Amin A A, Alabsawy E I, Jalan R, et al. Epidemiology, Pathophysiology, and Management of Hepatorenal Syndrome [J]. Semin Nephrol, 2019, 39 (1): 17 - 30.

[99] Ostermann M, Liu K. Pathophysiology of AKI [J]. Best Pract Res Clin Anaesthesiol, 2017, 31 (3): 305 - 314.

[100] Teo S H, Endre Z H. Biomarkers in acute kidney injury (AKI) [J]. Best Pract Res Clin Anaesthesiol, 2017, 31 (3): 331 - 344.

[101]　Tajima S，Yamamoto N，Masuda S．Clinical prospects of biomarkers for the early detection and/or prediction of organ injury associated with pharmacotherapy [J]．Biochem Pharmacol，2019，170：113664．

[102]　Vlachopanos G，Schizas D，Hasemaki N，et al．Pathophysiology of Contrast-Induced Acute Kidney Injury (CIAKI) [J]．Curr Pharm Des，2019，25 (44)：4642 - 4647．

[103]　McCullough P A，Choi J P，Feghali G A，et al．Contrast-Induced Acute Kidney Injury [J]．J Am Coll Cardiol，2016，68 (13)：1465 - 1473．

[104]　Geenen R，Kingma H J，van der Molen A J．Pathophysiology of Contrast-Induced Acute Kidney Injury [J]．Interv Cardiol Clin，2014，3 (3)：363 - 367．

[105]　Hanna M H，Askenazi D J，Selewski D T．Drug-induced acute kidney injury in neonates [J]．Curr Opin Pediatr，2016，28 (2)：180 - 187．

[106]　Sun J，Zhang J，Tian J，et al．Mitochondria in Sepsis-Induced AKI [J]．J Am Soc Nephrol，2019，30 (7)：1151 - 1161．

[107]　Bellomo R，Kellum J A，Ronco C，et al．Acute kidney injury in sepsis [J]．Intensive Care Med，2017，43 (6)：816 - 828．

[108]　Alobaidi R，Basu R K，Goldstein S L，et al．Sepsis-associated acute kidney injury [J]．Semin Nephrol，2015，35 (1)：2 - 11．

[109]　Skube S J，Katz S A，Chipman J G，et al．Acute Kidney Injury and Sepsis [J]．Surg Infect (Larchmt)，2018，19 (2)：216 - 224．

[110]　Ma S，Evans R G，Iguchi N，et al．Sepsis-induced acute kidney injury: A disease of the microcirculation [J/OL]．Microcirculation，2019，26 (2)：e12483．

[111]　Fani F，Regolisti G，Delsante M，et al．Recent advances in the pathogenetic mechanisms of sepsis-associated acute kidney injury [J]．J Nephrol，2018，31 (3)：351 - 359．

[112]　Petejova N，Martinek A，Zadrazil J，et al．Acute Kidney Injury in Septic Patients Treated by Selected Nephrotoxic Antibiotic Agents-Pathophysiology and Biomarkers-A Review [J]．Int J Mol Sci，2020，21 (19)．

[113]　Ozkok A，Edelstein C L．Pathophysiology of cisplatin-induced acute kidney injury [J]．Biomed Res Int，2014，2014：967826．

[114]　Holditch S J，Brown C N，Lombardi A M，et al．Recent Advances in Models，Mechanisms，Biomarkers，and Interventions in Cisplatin-Induced Acute Kidney Injury [J]．Int J Mol Sci，2019，20 (12)：3011．

[115]　Ni J，Hou X，Wang X，et al．3-deazaneplanocin A protects against cisplatin-induced renal tubular cell apoptosis and acute kidney injury by restoration of E-cadherin expression [J]．Cell Death Dis，2019，10 (5)：355．

[116]　Ramesh G，Reeves W B．TNF-alpha mediates chemokine and cytokine expression and renal injury in cisplatin nephrotoxicity [J]．J Clin Invest，2002，110 (6)：835 - 842．

[117]　Zhang B，Ramesh G，Norbury C C，et al．Cisplatin-induced nephrotoxicity is mediated by tumor necrosis factor-alpha produced by renal parenchymal cells [J]．Kidney Int，2007，72 (1)：37 - 44．

[118]　Liu P，Li X，Lv W，et al．Inhibition of CXCL1-CXCR2 axis ameliorates cisplatin-induced acute kidney injury by mediating inflammatory response [J]．Biomed Pharmacother，2020，122：109693．

[119]　Rahman M，Shad F，Smith M C．Acute kidney injury: a guide to diagnosis and management [J]．Am Fam Physician，2012，86 (7)：631 - 639．

[120]　Ozkok A，Edelstein C L．Pathophysiology of cisplatin-induced acute kidney injury [J]．Biomed Res Int，2014，2014：967826．

[121]　Sinha R A，Haikal A，Hammoud K A，et al．Vancomycin and the Risk of AKI: A Systematic Review and Meta-Analysis [J]．Clin J Am Soc Nephrol，2016，11 (12)：2132 - 2140．

[122]　Pai M P，Neely M，Rodvold K A，et al．Innovative approaches to optimizing the delivery of vancomycin in individual patients [J]．Adv Drug Deliv Rev，2014，77：50 - 57．

[123]　Hammond D A，Smith M N，Li C，et al．Systematic Review and Meta-Analysis of Acute Kidney Injury Associated with Concomitant Vancomycin and Piperacillin/tazobactam [J]．Clin Infect Dis，2017，64 (5)：666 - 674．

[124]　Perazella M A．Drug-induced acute kidney injury: diverse mechanisms of tubular injury [J]．Curr Opin Crit Care，

2019, 25 (6): 550 - 557.

[125] Pais G M, Liu J, Zepcan S, et al. Vancomycin-Induced Kidney Injury: Animal Models of Toxicodynamics, Mechanisms of Injury, Human Translation, and Potential Strategies for Prevention [J]. Pharmacotherapy, 2020, 40 (5): 438 - 454.

[126] Cavalcanti A B, Goncalves A R, Almeida C S, et al. Teicoplanin versus vancomycin for proven or suspected infection [J]. Cochrane Database Syst Rev, 2010 (6): 7022.

[127] Bamgbola O. Review of vancomycin-induced renal toxicity: an update [J]. Ther Adv Endocrinol Metab, 2016, 7 (3): 136 - 147.

[128] Shah S, Carter-Monroe N, Atta M G. Granulomatous interstitial nephritis [J]. Clin Kidney J, 2015, 8 (5): 516 - 523.

[129] Selby A R, Hall R N. Utilizing the Patient Care Process to Minimize the Risk of Vancomycin-Associated Nephrotoxicity [J]. J Clin Med, 2019, 8 (6): 781.

[130] Zamoner W, Prado I, Balbi A L, et al. Vancomycin dosing, monitoring and toxicity: Critical review of the clinical practice [J]. Clin Exp Pharmacol Physiol, 2019, 46 (4): 292 - 301.

[131] O'Donnell J N, Rhodes N J, Miglis C M, et al. Dose, duration, and animal sex predict vancomycin-associated acute kidney injury in preclinical studies [J]. Int J Antimicrob Agents, 2018, 51 (2): 239 - 243.

[132] Blair M, Cote J M, Cotter A, et al. Nephrotoxicity from Vancomycin Combined with Piperacillin-Tazobactam: A Comprehensive Review [J]. Am J Nephrol, 2021, 52 (2): 85 - 97.

[133] Ostermann M, Liu K. Pathophysiology of AKI [J]. Best Pract Res Clin Anaesthesiol, 2017, 31 (3): 305 - 314.

[134] Amin A A, Alabsawy E I, Jalan R, et al. Epidemiology, Pathophysiology, and Management of Hepatorenal Syndrome [J]. Semin Nephrol, 2019, 39 (1): 17 - 30.

[135] Malek M, Nematbakhsh M. Renal ischemia/reperfusion injury: from pathophysiology to treatment [J]. J Renal Inj Prev, 2015, 4 (2): 20 - 27.

[136] Han S J, Lee H T. Mechanisms and therapeutic targets of ischemic acute kidney injury [J]. Kidney Res Clin Pract, 2019, 38 (4): 427 - 440.

[137] Basile D P, Anderson M D, Sutton T A. Pathophysiology of acute kidney injury [J]. Compr Physiol, 2012, 2 (2): 1303 - 1353.

[138] Ray A C, Philandrianos C, Bertrand B, et al. Two-stage free flap reconstruction of the scalp and calvaria for large neurosurgical resections [J]. Microsurgery, 2020, 40 (3): 331 - 336.

[139] Sharfuddin A A, Molitoris B A. Pathophysiology of ischemic acute kidney injury [J]. Nat Rev Nephrol, 2011, 7 (4): 189 - 200.

[140] Zuk A, Bonventre J V. Acute Kidney Injury [J]. Annu Rev Med, 2016, 67: 293 - 307.

[141] Ostermann M, Liu K. Pathophysiology of AKI [J]. Best Pract Res Clin Anaesthesiol, 2017, 31 (3): 305 - 314.

[142] Scurt F G, Bose K, Canbay A, et al. Acute kidney injury following acute pancreatitis (AP-AKI): Definition, Pathophysiology, Diagnosis and Therapy [J]. Z Gastroenterol, 2020, 58 (12): 1241 - 1266.

[143] Makris K, Spanou L. Acute Kidney Injury: Definition, Pathophysiology and Clinical Phenotypes [J]. Clin Biochem Rev, 2016, 37 (2): 85 - 98.

[144] Seeliger E, Becker K, Ladwig M, et al. Up to 50-fold increase in urine viscosity with iso-osmolar contrast media in the rat [J]. Radiology, 2010, 256 (2): 406 - 414.

[145] McCullough P A. Radiocontrast-induced acute kidney injury [J]. Nephron Physiol, 2008, 109 (4): 61 - 72.

[146] Mehran R, Dangas G D, Weisbord S D. Contrast-Associated Acute Kidney Injury [J]. N Engl J Med, 2019, 380 (22): 2146 - 2155.

[147] Do C. Intravenous Contrast: Friend or Foe A Review on Contrast-Induced Nephropathy [J]. Adv Chronic Kidney Dis, 2017, 24 (3): 147 - 149.

[148] McCullough P A. Contrast-induced acute kidney injury [J]. J Am Coll Cardiol, 2008, 51 (15): 1419 - 1428.

[149] Liu Z Z, Viegas V U, Perlewitz A, et al. Iodinated contrast media differentially affect afferent and efferent arteriolar tone and reactivity in mice: a possible explanation for reduced glomerular filtration rate [J]. Radiology, 2012,

265 (3)：762 - 771.

[150] Sun J，Zhang J，Tian J，et al. Mitochondria in Sepsis-Induced AKI [J]. J Am Soc Nephrol，2019，30 (7)：1151 - 1161.

[151] Bellomo R，Kellum J A，Ronco C，et al. Acute kidney injury in sepsis [J]. Intensive Care Med，2017，43 (6)：816 - 828.

[152] Alobaidi R，Basu R K，Goldstein S L，et al. Sepsis-associated acute kidney injury [J]. Semin Nephrol，2015，35 (1)：2 - 11.

[153] Skube S J，Katz S A，Chipman J G，et al. Acute Kidney Injury and Sepsis [J]. Surg Infect (Larchmt)，2018，19 (2)：216 - 224.

[154] Ma S，Evans R G，Iguchi N，et al. Sepsis-induced acute kidney injury：A disease of the microcirculation [J/OL]. Microcirculation，2019，26 (2)：e12483.

[155] Fani F，Regolisti G，Delsante M，et al. Recent advances in the pathogenetic mechanisms of sepsis-associated acute kidney injury [J]. J Nephrol，2018，31 (3)：351 - 359.

[156] Holditch S J，Brown C N，Lombardi A M，et al. Recent Advances in Models，Mechanisms，Biomarkers，and Interventions in Cisplatin-Induced Acute Kidney Injury [J]. Int J Mol Sci，2019，20 (12)：3011.

[157] Ozkok A，Edelstein C L. Pathophysiology of cisplatin-induced acute kidney injury [J]. Biomed Res Int，2014，2014：967826.

[158] Blair M，Cote J M，Cotter A，et al. Nephrotoxicity from Vancomycin Combined with Piperacillin-Tazobactam：A Comprehensive Review [J]. Am J Nephrol，2021，52 (2)：85 - 97.

[159] I Jorgensen，M Rayamajhi，E A Miao，et al. Programmed cell death as a defence against infection [J]. Nature Reviews Immunology，2017，17 (3)：151 - 164.

[160] K Wang，Q Sun，X Zhong，et al. Structural Mechanism for GSDMD Targeting by Autoprocessed Caspases in Pyroptosis [J]. Cell，2020，180 (5)：941 - 955.

[161] L Sborgi，S Rühl，E Mulvihill，et al. GSDMD membrane pore formation constitutes the mechanism of pyroptotic cell death [J]. The EMBO Journal，2016，35 (16)：1766 - 1778.

[162] S Qiu，L Jing，F Xing，et al. 'Hints' in the killer protein gasdermin D：Unveiling the secrets of gasdermins driving cell death [J]. Cell Death and Differentiation，2017，24 (4)：588 - 596.

[163] Jian Jin，W Qing，Gao，et al. Pyroptosis：Gasdermin-Mediated Programmed Necrotic Cell Death [J]. Trends in Biochemical Sciences，2017，42 (4)：245 - 254.

[164] P Broz，P Pelegrin，S Feng，et al. The gasdermins，a protein family executing cell death and inflammation [J]. Nat Rev Immunol，2020，20 (3)：143 - 157.

[165] Yue Zhou，Xuan Jiang，Pengyu Gu，et al. Gsdma3 Mutation Causes Bulge Stem Cell Depletion and Alopecia Mediated by Skin Inflammation [J]. The American Journal of Pathology，2012，180 (2)：763 - 774.

[166] J Ding，K Wang，W Liu，et al. Pore-forming activity and structural autoinhibition of the gasdermin family [J]. Nature，2016，535 (7610)：111 - 116.

[167] Y Wang，W Gao，X Shi，et al. Chemotherapy drugs induce pyroptosis through caspase-3 cleavage of a gasdermin [J]. Nature，2017，547 (7661)：99 - 103.

[168] L Marko，E Vigolo，C Hinze，et al. Tubular Epithelial NF-κB Activity Regulates Ischemic AKI [J]. Journal of the American Society of Nephrology Jasn，2016，27 (9)：2658 - 2669.

[169] S J Han，H T Lee，et al. Mechanisms and therapeutic targets of ischemic acute kidney injury [J]. 2019，38 (4)：427 - 440.

[170] G Doitsh，N L K Galloway，X Geng，et al. Cell death by pyroptosis drives CD4 T-cell depletion in HIV-1 infection [J]. Nature，2014，505 (7484)：509 - 514.

[171] J R Yang，F H Yao，J G Zhang，et al. Ischemia-reperfusion induces renal tubule pyroptosis via the CHOP-caspase-11 pathway [J]. American Journal of Physiology：Renal Physiology，2014，306 (1)：75 - 84.

[172] H Wu，T Huang，L Ying，et al. MiR-155 is Involved in Renal Ischemia-Reperfusion Injury via Direct Targeting of FoxO3a and Regulating Renal Tubular Cell Pyroptosis [J]. Cellular Physiology and Biochemistry，2016，40 (6)：

1692 - 1705.

[173]　N Miao，F Yin，H Xie，et al. The cleavage of gasdermin D by caspase-11 promotes tubular epithelial cell pyroptosis and urinary IL-18 excretion in acute kidney injury [J]. Kidney International，2019，96（5）：1105 - 1120.

[174]　G K Yang，S M Kim，K P Kim，et al. The Role of Inflammasome-Dependent and Inflammasome-Independent NLRP3 in the Kidney [J]. Cells，2019，8（11）：1389.

第六章 肾脏损伤的实验室检查

第一节 急性肾损伤的生化检查

一、概述

肾脏是人体器官之一，属泌尿系统的一部分，在人体中起着重要作用，其主要功能是生成和排泄尿液，排出代谢废物，调节体内水、电解质酸碱等代谢平衡；肾脏也具有内分泌功能，可分泌肾素（renmin）、促红细胞生成素（erythropoietin，EPO）、内皮素（endothelin），并参与活性维生素 D（vitamin D）的羟化、前列腺素和激肽类物质合成等，在血流动力学调节、红细胞生成、钙磷代谢和骨骼生长的调节中具有重要作用。尿液的形成主要经过肾小球滤过、肾小管和集合管重吸收与排泌三个过程。肾功能正常的情况下，血液流经肾小球毛细血管时，血浆中的水溶性小分子和中分子物质几乎全部从肾小球滤过膜滤到肾小囊的囊腔内形成原尿，再从肾小囊进入肾小管；原尿流经肾小管腔时，肾小管上皮细胞以主动或被动的方式根据机体的需求重吸收原尿中的水分、葡萄糖和部分电解质等，同时一些物质也从肾小管上皮细胞分泌进入肾小管腔，最终形成尿液，经肾盏、肾盂、输尿管、膀胱和尿道排出体外。当肾小球滤过功能受损时，原尿形成障碍，将出现水分和代谢废物潴留、电解质紊乱和酸中毒；当肾小管功能异常时，即使肾小球滤过功能正常，也会发生电解质紊乱和酸中毒。

急性肾损伤是指由各种病因在短期内（几小时到几日）引起肾小球滤过率急剧降低和（或）肾小管变性、坏死等所致的急性肾功能严重损害的临床综合征。急性肾小管坏死（acute tubular necrosis，ATN）是引起急性肾衰竭的常见原因。在 AKI 的诊断中，除了依靠病史外，相关的实验室检查是必不可少的。急性肾损伤可引起肾脏部分结构和功能的改变，使患者血液和尿液中出现一些异常物质或正常物质的异常累积，对这些异常物质的检测，不仅可以协助肾衰竭诊断，更重要的是判断肾衰竭的分期及协助判断原因。本章将重点介绍与急性肾衰竭诊断相关的尿量、血肌酐、血尿素氮、肌酐清除率等肾功能检查指标。

二、肾功能检查

肾功能主要包括肾小球功能及肾小管功能，肾小管功能又分为近端小管功能和远端小管功能。

三、肾小球滤过功能检查方法及评价

如前述，肾小球滤过是指血液流经肾小球毛细血管丛时，血浆中的水、蛋白质等物质通过滤过膜过滤到 Bowman 腔中形成原尿的过程。肾小球滤过功能是肾脏最重要的生理功能之一，也是临床最常用的评估肾功能的参数，常用肾小球滤过率 [glomerular filtration rate，GFR，mL/（min·1.73 m^2）] 表示。GFR 是衡量肾功能的最佳方法。大量研究证明了 GFR 与普通人及肾脏患者预后的关系；同时根据肾脏疾病改善全球预后（KDIGO）分类系统，GFR 也是诊断慢性肾脏病（CKD）的关键指标之一。

（一）GFR 概要

GFR 是指单位时间内（分钟）经肾小球滤出的血浆液体量，也可解释为单位时间内（分钟）两侧肾脏生成的超滤液量（mL/min）。肾脏每日过滤约 180 L 血浆，相当于 125 mL/min。肾脏功能与肾脏大小、肾脏大小与身体表面积成正比。正常 GFR>90 mL/（min·1.73 m^2）。年轻人，GFR 为 120～

130 mL/$(min \times 1.73 \ m^2)$。随着年龄的增长，肾小球滤过率逐渐降低，但是年龄的影响并非完全一定，有研究证明部分老年患者的肾功能没有较大变化。

测量 GFR 的最合适方法取决于监测肾功能的目的。直接测量 GFR 非常耗时，因此通常不将其作为日常操作的一部分。在大多数临床情况下，不需要 GFR 的确切值，只需要了解个体患者肾功能的变化趋势，因此常用标记物估计 GFR。可通过直接测量过滤标记的清除率来估计 GFR，也可以使用基于过滤标记的方程式进行估算。过滤标记物既可以是内源性的（例如肌酐，半胱氨酸蛋白酶抑制剂 C）也可以是外源性的（例如菊粉，碘海醇）。只要能够自由过滤且在血浆和尿液中既不吸收也不分泌的物质的浓度可以测量，则可以测量 GFR，最常用的是血浆尿素和肌酐以及基于肌酐的估计 GFR 计算。GFR 等于该物质或过滤标记的"清除率"。

两肾在单位时间（分钟）内将一定体积（mL）血浆中所含的某种物质完全清除，这个能完全清除某物质的血浆毫升数就称为该物质的清除率（clearance rate，C）。由清除率的定义可知，具体计算某种物质（X）的清除率（Cx），需要测定三个数据：①尿中该物质的浓度（Ux，mg/100 mL）；②每分钟尿量（V，mL/min）；③血浆中该物质的浓度（Px，mg/100 mL）。由于尿中的物质均来自血浆（滤过或分泌）。

所以：

$Ux \times V = Px \times Cx$

即：

GFR（mL/min）=Cx

清除率能反映肾对不同物质的排泄能力，是一个较好的肾功能测定方法。

理想的标志物应当具有以下特征：①内源性标志物，应生成稳定；②外源性物质，进入人体后能迅速均匀分布在整个细胞外液中，对人体无害，不参与任何的机体代谢，也不被机体利用；③在血液中不和蛋白质结合，全部以游离的形式存在；④分子量小，可以被肾小球自由滤过；⑤不被肾小管上皮细胞重吸收、分泌或代谢；⑥不经肾脏外途径清除；易从血、尿中进行定量测定，检测方法准确，可重复性好，价格便宜。目前，完全理想的标志物并不存在。

常用的测定 GFR 的标志物可分为两大类：

（1）内源性标志物：是指体内存在的物质，如肌酐、尿素氮、中低分子量蛋白质（R2 -微球蛋白、胱抑素 C）等。

（2）外源性标志物：①多糖类：如菊粉（inulin）；②放射性核素标记物：水溶性标记螯合物如 CR-EDTA、mTc -二乙烯三胺五醋酸（MTC-DTPA），1 或标记的造影剂如泛影酸盐（diatrizoate）（泛影葡胺，hypaque）和脑影酸盐（iothalamate）（碘酞葡胺，conway）；③非放射性标记的造影剂如碘海醇（iohexol）。

内源性标志物应当具有稳定的血液浓度；当使用外源性标志物时，则采用持续静脉注射或皮下注射的方法获得稳定的血液浓度，这样就可以根据一定时间内尿中标志物的排泄量来计算该物质的肾脏清除率。GFR 与肾脏大小有关，可标准化为体表面积的值 [mL/$(min \cdot 1.73 \ m^2)$]，也可以表示为绝对值（mL/min），GFR 的绝对值常用于药物剂量的确定。

（二）内源性标记物（endogenous filtration markers）

1. 血清尿素（serum urea，SU）

尿素（urea）也称为脲，是机体内蛋白质代谢的终末产物，分子量为 60 Kd，不与血浆蛋白结合，可自由滤过肾小球。肾实质受损时随着肾小球滤过率下降，血尿素氮浓度会升高，通过测定血尿素或血尿素氮（blood urea nitrogen，BUN）浓度可以观察肾小球滤过功能，是早期用来评价 GFR 的物质之一，目前大量数据证明当肾小球滤过功能下降到正常的 1/2 时，血中尿素浓度才会升高，准确性及敏感性欠佳，现仅用来粗略估计 GFR。

尿素不是精确的过滤标记物，因为它除了会影响肾小球滤过之外还受到多种其他因素的影响，如：

肝脏在尿素循环中产生的尿素，作为蛋白质消化的废物。蛋白质摄入量增加，胃肠道中氨基酸的吸收，导致胃肠道出血及高分解代谢状态。进行糖皮质激素治疗后。

成人 SU 参考区间为 1.8～7.1 mmol/L；儿童 SU 为 1.8～6.5 mmol/L。

SU 升高常见于：

1）肾前因素：急性失血（如胃肠道出血）、休克、脱水、烧伤等导致有效循环血量减少，肾小球滤过率降低，尿素排出减少；充血性心力衰竭、肾动脉狭窄等使肾灌注下降时；应用糖皮质激素、四环素等。

2）肾后因素：尿路梗阻，如结石、肿瘤、前列腺肥大等。

3）蛋白分解代谢亢进。

4）肾前性与肾后性氮质血症鉴别：肾前性氮质血症主要表现为 SU 升高，Cr 不升高；肾后性表现为 SU 和 Cr 同时升高，但 SU 升高更明显。

SU 与 GFR 的相关性：SU 与 Cr 同样在 GFR 降至正常 30% 以下时才会明显升高，只能作为初筛指标；尿素受蛋白质摄入量的影响，测定前应根据要求严格控制饮食。

只有在蛋白质代谢较为恒定的状态下，SU 才与肾脏排除的速度有关。一般在肾功能不全的失代偿期或氮质血症时，SU 才会明显升高。

2. 肌酐（creatinine，Cr）

1）血清肌酐（serum creatinine，Scr）

肌酐是肌肉代谢终产物，分子量为 113D，无毒性，不被肾脏代谢，在血液循环中不与蛋白质结合，几乎全部经肾小球滤过进入原尿，不被肾小管重吸收。肾小管对肌酐的排泌在同一个体不同时间段、不同个体间均存在差异，随着肾功能的进行性下降，肾小管分泌的肌酐占肾脏清除肌酐总量比例升高，当血清肌酐水平超过 1.5～2 mg/dL（132～176 μmol/L）时，肌酐分泌呈现饱和，但肾脏总体肌酐分泌量下降。有研究表示，肾小管对肌酐的分泌可被西咪替丁、甲氧苄啶、乙胺嘧啶及氨苯砜抑制。有学者注意到，在急性肾衰竭的患者中存在 Ccr 过低估计 GFR 的现象。

血中肌酐的来源包括外源性和内源性两部分，内源性肌酐来源于磷酸肌酸的自行分解，与肌肉容积和肌肉活动情况有关，正常情况下，一般机体内每 20 g 肌肉每日代谢产生 1 mg 肌酐，内源性肌酐每日生成量几乎保持恒定；外源性肌酐与饮食关系密切，主要来自动物骨骼肌的摄入。在肌肉容积、活动相对稳定，肾小管对肌酐的排泌及肌酐的肾外排泄恒定并且严格控制外源性肌酐摄入时，血肌酐浓度为稳定值，血清肌酐与 GFR 呈负相关，因此可间接反映 GFR 情况，是目前临床评估肾功能应用最广泛的指标。成人血 Cr 的参考区间：男性为 44～132 μmol/L，女性为 70～106 μmol/L。

血 Cr 升高常见于各种原因引起的肾小球滤过功能减退，如食物中毒、肾衰竭等。在鉴别肾前性和肾性少尿中也有重要作用：①器质性肾衰竭血 Cr 常超过 200 μmol/L；②肾前性少尿，如心衰、脱水、肝肾综合征、肾病综合征等所致的有效血容量下降导致肾血流量减少，血肌酐浓度升高多不超过 200 μmol/L。尿素氮与肌酐比值（BUN/Cr）的意义：①器质性肾衰竭时 BUN 与 Cr 同时增高，BUN/Cr≤10∶1；②肾前性少尿，肾外因素所致的氮质血症时 BUN 可较快上升，但 Cr 不相应上升，此时 BUN/Cr≥10∶1。

在实际临床检测中，血肌酐的浓度除受可控制的外源性肌酐影响外，肌肉容积、肾小管对肌酐的排泌及肌酐的肾外排泄、肌酐测量的误差均会影响血肌酐对 GFR 的评估。①内源性肌酐的生成量与肌肉容积呈正相关，性别、年龄、种族、短期内肌肉容积的变化等都可改变肌酐生产量，从而导致对 GFR 的评估不准确。②由于肌酐排泄存在肾小管途径和肾外途径，严重肾脏疾病的患者约 2/3 的肌酐从肾外排泄，且从尿中排泄的肌酐约 60% 来自肾小管的排泌。因此，肾脏功能下降的早期和晚期都不能直接应用血清肌酐来判断 GFR 的实际水平，否则会造成对 GFR 的过高估计。③肌酐测量的误差。除个体自身差异外，血清肌酐的测量仍缺乏统一标准，目前测量血清肌酐的实验室方法有碱性苦味酸盐（Jaffe 法）；酶法；同位素稀释质谱法（IDMS）和高效液相色谱（HPLC）。相较而言，Jaffe 法和酶法误差更小。

尽管血清肌酐被广泛用作肾功能标志物，但由于肌酐和 GFR 不具备良好的线性关系，只有肾小球滤过率降至正常的 30% 以下时血肌酐浓度才有明显的变化，特异性及敏感性不高，不适合疾病的早期诊断与防治。肌酐在人体内的变异性也很明显，为 8%。血清肌酐的显著变化通常定义为至少 10%，一旦血 Cr 上升，就要进行肾功能检查，进一步检测内生肌酐清除率。

2）肌酐清除率（creatinine clearance，Ccr）

Ccr 可通过收集患者 24 小时的尿液并测量排出的肌酐总量和尿液量来测量。

使用 Ccr 评价 GFR 是为了避免肌肉容积变化及肌酐肾外清除的影响，尽管理想物质的清除率将等于 GFR，但对定时尿液采集的依赖性，随肾功能下降而增加的肾小管分泌等影响，肌酐清除率往往比真实 GFR 超出 10%～20%。目前可使用 Jaffe 分析法弥补误差，将肌酐测量标准化，但 CCr 将始终高估真实的 GFR。

在严格控制外源性肌酐的情况下，内源性肌酐为血肌酐的唯一来源，每日生成量比较稳定。成人 Ccr 为 80～120 mL/(min·1.73m²)。40 岁后随年龄增加，Ccr 逐年下降，70 岁时约为青壮年的 60%，血肌酐水平无相应增高。

Ccr 降低见于较早期的肾小球损害。根据其降低水平可评估肾小球滤过功能的受损程度。Ccr 也常用来对肾功能进行分期以指导治疗。Ccr 比 SU 和 Cr 均更好地反映肾小球滤过功能的实际情况。

3. 血清半胱氨酸蛋白酶抑制蛋白 C（cystatin C，cysC）

半胱氨酸蛋白酶抑制蛋白 C 简称胱抑素 C，是一种分子量仅为 13 Kd，能自由透过肾小球的非糖基化碱性蛋白，由 120 个氨基酸残基组成，机体有核细胞均可表达，且每日分泌量恒定。原尿中的 cysC 在近曲小管几乎全部被上皮细胞摄取并分解，不回到血液中，尿中仅微量排出。目前半胱氨酸蛋白酶抑制剂 C 的检测技术主要是乳胶免疫测定法［如自动颗粒增强浊度免疫测定法（PETIA）和浊度免疫测定法（PENIA）］，其他还有放射免疫测定，荧光技术和酶促免疫测定。

血清 cysC 水平是反映肾小球滤过功能的一个敏感且特异的指标。成人血清 cysC 浓度的参考区间为 0.6～2.5 mg/L。血清 cysC 水平升高提示肾小球滤过功能受损，见于糖尿病肾病、抗生素导致肾小球滤过功能微小损伤等。cysC 主要用于监测肾小球滤过功能，C 与 GFR 有很好的相关性，当 GFR 下降时，cysC 先于 Cr 和 Ccr 升高，其在肾小球滤过功能的判断上诊断效能相当于菊粉清除率，不受饮食、身高、体重等的影响，且测定方法简单，价格低廉，重复性好，不受脂血、黄疸和溶血的干扰。临床推荐取代 SU、Cr、Ccr 测定，作为判断肾小球功能的首选指标。

4. 新型内生过滤标记

除尿素，肌酐和半胱氨酸蛋白酶抑制剂 C 以外，还有潜在的新型内源性物质也正在研究中，作为可能的标记物，如：β 微量蛋白，β2-微球蛋白和对称的二甲基 arginine 等。这些过滤标记物无疑也具有与 GFR 无关的决定因素。

（三）外源性标记物

外源性标记物相较于内源性标记物数量庞大，主要可分为两类，菊粉和放射性核素。

1. 菊粉清除率（inulin clearance rate，Clin）

菊粉是由 32 个果糖组成的多聚糖，分子量 5.2 kD，在体内不被代谢，可自由滤过肾小球，不被肾小管重吸收和分泌，是测定 GFR 的理想外源性物质，可准确反映 GFR，是目前测定 GFR 的"金标准"。成人 Clin 参考区间：男性 120～138 mL/(min·1.73 m²)；女性 110～138 mL/(min·1.73 m²)

测量公式：

Uln×V＝GFR×Pln

即：

$$GFR = \frac{Uln \times V}{Pln}$$

式中 Uln 和 Pln 分别表示尿和血浆中菊粉的浓度，所以菊粉的清除率（Cin）可用来代表肾小球滤过率。Cin 降低见于各种肾脏器质性病变导致的肾小球损伤，如急性肾小球肾炎，肾病综合征等，且一般与病变程度相平行，休克、心衰等导致肾小球有效滤过压降低的非器质性病变。

虽然 Cin 是评价 GFR 的金标准，但其在临床应用上存在很多缺点。①尿液的留取：标准测量 Cin 时需置入尿管，自然留尿的标本会由于膀胱排空不完全，影响测量的准确性，但尿管的置入有一定的风险，不易被患者接受。另外，在测量过程中，为保证稳定的尿量，患者需摄入大量水分，这会给患者带来不适。②需要持续静脉点滴及多次静脉采血。③菊粉有时可引起发热。④虽然菊粉清除率准确性高，但测量方法繁琐，给患者造成痛苦，价格昂贵，临床上不能常规使用。

2. 放射性核素

使用某些放射性核素标记的造影剂来估算 GFR，方便易行且准确性好。常用的放射性过滤标记物有碘草酸酯，EDTA（乙二胺四乙酸）和 DTPA（二亚乙基三胺五乙酸）。EDTA 通常在欧洲使用，而 DTPA 在美国广泛使用。最初人们使用^{51}Cr 标记 EDTA，^{99m}Tc 标记 DTPA，但 EDTA 可能会被肾小管重吸收。^{99m}Tc 与 DTPA 可能会发生解离并与血浆蛋白结合，从而导致测量结果低于真实 GFR。目前已开发出非标记的放射性对比剂，如碘海醇，一种非离子型低渗透压造影剂，低毒性，不会被肾脏重吸收、代谢或分泌，并且会完全不代谢地排泄到尿中，但在放射检测过程中使用多少剂量是目前需要解决的问题。

（四）GFR 的计算公式

如前述，GFR 的直接测量是繁琐复杂且困难的，目前临床对于 GFR 的精确测定主要依靠肾脏同位素动态显像（emission computed tomography，ECT），但由于对医学设备等软硬件设备的要求，现阶段临床上仍主要通过肾功能生化结果进行公式计算，根据不同的因素，如年龄、性别、体重、身高，将过滤标记的实验室测量值转化为近似 GFR 的值。纵观发展史，GFR 的计算公式主要包括：最早的 Cockcroft-Gault 公式，改良版简化的 MDRD 公式；可用于青少年儿童及老年人的 Schwartz 公式和 BIS 公式；更精确和准确用于 18～70 岁人群的 3 个 CKD-EPI 公式及 2016 年 Pottel 等提出的基于 Scr/Q_{scr} 构建的适用于全年龄段的 FAS 公式（表 6-1）。

表 6-1　　　　　　　　　　　　　肾小球滤过率计算公式列表

年份	公式名称	公式	公式特点
1976	Cockcroft-Gault 公式	（0.85 女性）×（140－年龄）×体质量/（72×Scr）	Scr 排泄量随年龄变化
1999	MORD 原始 eGFR 公式	$170 \times Scr^{-0.999} \times BUN^{-0.170} \times Alb^{0.138} \times$（0.762 女性）×（1.180 黑人）	避免尿量收集不精确性，采取同管血液生化指标
2000	MDRD 简化公式 I	$186 \times Scr^{-1.154} \times$ 年龄 $^{-0.203} \times$（0.742 女性）×（1.210 黑人）	减少了 BUN、Alb 两个变量
2006	中国 c-MDRD 改良公式	$186 \times CX3Pcr^{-1.151} \times$ 年龄 $^{-0.203} \times$（0.742 女性）×（1.233 中国人）	中国人种校准，避免 MDRD 简化公式 I 在亚裔人群肾功能轻度不全时低估肾功能
2007	MDRD 简化公式 II	$175 \times HitPcr^{-1.23} \times$ 年龄 $^{-0.179} \times$（0.79 女性）$175 \times Scr^{-1.154} \times$ 年龄 $^{-0.203} \times$（0.742 女性）×（1.210 黑人）	酶促法测定 Scr 并采用 IDMS 法标准化校准
2009	CKD-EPI Scr 公式	$a \times (Scr/b)^c \times$（0.993）^{年龄} a 值：黑人女性为 166，黑人男性为 163；白人及其他人种男性为 141。 b 值：女性为 0.7，男性为 0.9。 c 值：女性且 Scr≤0.7 mg/dL 时为－0.329，女性且	不同性别 Scr 设置节点，以节点、性别、种族采用不同斜率

续表

年份	公式名称	公式	公式特点
		Scr>0.7 mg/dL 时为 −1.209；男性且 Scr≤0.9 mg/dL 时为 −0.411，男性且 Scr>0.9 mg/dL 时为 −1.209	
2012	CKD-EPI SCysC 公式	$133 \times (SCysC/0.8)^a \times (0.996)^{年龄} \times (0.932\ 女性)$ a 值：SCysC≤0.8 mg/L 时为 −0.499，SCysC>0.8 mg/L 时为 −1.328。	SCysC 较 Scr 少受到肌肉含量和膳食营养的影响
2012	CKD-EPI Scr-SCysC 联合公式	$a \times (Scr/b)c \times (SCysC/0.8)d \times (0.995)\ 年龄 \times (1.08\ 黑人)$ a 值：女性为 130，男性为 135。 b 值：女性为 0.7，男性为 0.9。 c 值：女性且 Scr≤0.7 mg/dL 时为 −0.248，女性且 Scr>0.7 mg/dL 时为 −0.601；男性且 Scr≤0.9 mg/dL 时为 −0.207，男性且 Scr>0.9 mg/dL 时为 −0.601。 d 值：SCysC≤0.8 mg/L 为 −0.375，SCysC>0.8 mg/L 为 −0.711	联合公式形成互补作用，降低了单变量误差。
2008	Schwartz 床边公式	$0.413 \times (身高/Scr)$	床边快速判断儿童青少年肾功能
2012	Schwartz 改良公式	$39.8 \times (身高/Scr)^{0.456} \times (1.8/SCysC)^{0.418} \times (30/BUN)^{0.079} \times (1.076\ 男性) \times (身高/1.4)^{0.179}$	免疫比浊法重新测定 SCysC
2012	BIS-1 Scr 公式	$3736 \times Scr^{-0.87} \times 年龄^{-0.95} \times (0.82\ 女性)$	
2012	BIS-2 Scr-SCysC 联合公式	$767 \times SCysC^{-0.61} \times Scr^{-0.40} \times 年龄^{-0.57} \times (0.87\ 女性)$	适用于年龄大于 70 岁老年患者
2016	FAS Scr 公式	2≤年龄≤40 时，$107.3/(Scr/Q_{Scr})$ 年龄>40 时，$0.988^{(年龄-40)} \times 107.3/(Scr/Q_{Scr})$	避免不同年龄公式转换不连续性
2017	FAS SCysC 公式	年龄>40 时，$0.988^{(年龄-40)} \times 107.3/(SCysC/Q_{SCysCr})$ Q_{SCysCr}：年龄<70 时为 0.82，年龄≥70 时为 0.95	采用 SCysC 替代 Scr
2017	FAS ScrSCysC 联合公式	年龄>40 时，$0.988^{(年龄-40)} \times 107.3/[\alpha \times Scr/Q_{Scr} + (1-\alpha) \times SCysC/Q_{SCysCr}]$	利用不同权重联合双变量降低单变量误差

注：Cookcroft-Gault CCr 公式、MDRD 原始 eGFR 公式、MDRD 简化公式 Ⅰ、中国 c-MDRD 改良公式中 Scr 采用碱性苦味酸法测定。CX3 Pcr 为采用碱性苦味酸法 Beckman CX3 分析仪测量的 Pcr；Hit Pcr 为采用碱性苦味酸法 Hatichi 分析仪测量的 Pcr。MDRD 简化公式 Ⅱ 及以下公式中 Scr（mg/dL）采用酶促法测量，采用 NIST SRM967 参比材料标准化校准，SCysC（mg/dL）采用参比材料 ERM-DA471/IFCC 标准化校准测定。Schwartz 改良公式中采用免疫比浊法测定 SCysC。FAS Scr 公式中 Q_{Scr} 值为血肌酐中位数，是按照比利时国家生长曲线，年龄<20 岁儿童和青少年，分别根据年龄和身高中位数决定；年龄大于 20 岁的成年女性为 0.70 mg/dL，成年男性为 0.90 mg/dL。FAS SCysC 中 Q_{SCysC} 为血胱抑素 C 归化数值。FAS Scr-SCysC 联合公式中 α 和 1−α 为 Scr/Q_{Scr} 和 SCysC/Q_{SCysCr} 所占权重。

四、近端肾小管功能评价方法

近端肾小管的功能主要是重吸收，当某种或某些成分重吸收不良时，出现在尿液中。接下来将接受目前常用的检测近端小管重吸收功能的指标。

（一）葡萄糖的重吸收

近端小管是葡萄糖的最主要的吸收部位，葡萄糖从肾小球自由滤过，进入近端肾小管管腔，首先通过上皮细胞管腔侧的钠依赖的葡萄糖转运蛋白（SGLT1 和 SGLT2）进入上皮细胞，再通过上皮细胞基底膜侧的转运载体（GLUT1 和 GLUT2）离开上皮细胞，在近端肾小管全部被重吸收。正常情况下尿中不含葡萄糖。而近端肾小管重吸收葡萄糖是有阈值的，当原尿中的葡萄糖浓度超过阈值时，超出部分的葡萄糖将会从尿中排出，此时葡萄糖的重吸收量即肾小管葡萄糖最大重吸收量（Tubular maximum reabsorption of glucose，TmG）。当肾小管受损时，其葡萄糖的最大重吸收量也会随之减小，因此，TmG 可作为提示或监测近端肾小管重吸收功能的指标。

静脉注射葡萄糖使原尿中的葡萄糖浓度超过重吸收阈值，再分别测定血浆和尿液中的葡萄糖浓度（P_G 与 U_G），根据尿量（V）及菊粉清除率（Cin），以单位时间内肾小管滤出的葡萄糖量减去该时间内尿中排出的葡萄糖量即是 TmG，$TmG＝(P_G \cdot Cin)－(U_G \cdot V)$。成人肾小管葡萄糖最大重吸收量参考范围：男性为 $300\sim450$ mg/min；女性为 $250\sim350$ mg/min。

TmG 降低所致尿糖称为肾性尿糖，多为肾小管重吸收葡萄糖功能降低所致，见于各种原因引起的肾小管上皮细胞损伤，葡萄糖的重吸收功能下降，也见于先天性肾发育不全，有效肾单位减少。

TmG 测定方法优势在于其成熟、简便、结果准确、快速且成本低廉。但不足之处是①受肾小管重吸收功能和肾单位数量的影响，不同年龄、发育状况以及性别之间均有差异；②测定 TmG 需以 Cin 为参考，而 Cin 测定较为繁琐不为大多数患者所接受；③输注葡萄糖对糖尿病患者可能有一定风险。

（二）氨基酸的重吸收

95％以上的氨基酸在近端小管重吸收，可以测定近端肾小管针对每一种氨基酸的最大重吸收能力。氨基酸尿目前临床多根据尿中是否出现氨基酸、氨基酸排泄分数和尿氨基酸/肌酐比值来诊断。氨基酸转运障碍包括单种或多种氨基酸。

（三）β_2-微球蛋白（β_2-microglobulin，β_2-MG）

β_2-MG 是由 100 个氨基酸残基组成的分子量为 11.8 KD 的单链多肽蛋白，除成熟红细胞和胎盘滋养层细胞外几乎所有有核细胞都能产生。血液中含量甚微，约为 2 mg/L。正常人体生成 β_2-MG $100\sim200$ mg/d，在血中浓度相当稳定。体液中的 β_2-MG 以游离单体形式存在，可自由滤过肾小球，其中99％在近端肾小管被重吸收并降解，仅有微量随尿液排出，因此，测定尿 β_2-MG 和血清游离 β_2-MG 含量可用于监测肾小管重吸收和肾小球滤过功能。

β_2-MG 减少的意义较少。如前述，血 β_2-MG 可自由滤过肾小球，当血 β_2-MG 升高时，提示肾小球滤过功能受损，且其灵敏度高于肌酐，但由于肺癌、肝癌等恶性肿瘤可合成 β_2-MG，此时血 β_2-MG 也升高，合成过多时，血尿 β_2-MG 均升高，需注意鉴别。肾小球近曲小管上皮细胞是体内唯一分解 β_2-MG 的场所，当近曲小管受损时，尿 β_2-MG 明显升高。此外，应用氨基糖苷类抗生素、低钾性肾病、急性上尿路感染时，均可见尿 β_2-MG 升高。

β_2-MG 在酸性尿中极不稳定，易分解，庆大霉素和细菌对其也有降解作用，温度及蛋白水解酶对 β_2-MG 都有一定影响，收集后应及时测定。目前检测主要使用免疫比浊法。若需贮存须将 pH 调至 7 左右，加庆大霉素以外的抗生素，冷冻保存 24 小时。

（四）α_1-微球蛋白（α_1-microglobulin，α_1-MG）

α_1-MG 是主要由肝脏和淋巴组织合成的小分子量糖蛋白（26 KD），广泛存在于人体各种体液中。血液中 α_1-MG 有游离和结合两种形式。目前测定主要使用免疫比浊法。

游离的 α_1-MG 可自由通过肾小球滤过，并在近曲小管几乎被全部重吸收，尿液中含量极微，当尿 α_1-MG 升高时提示近端肾小管重吸收功能受损，常见于各种肾小管病变及并发症的早期，可用于肾损伤和糖尿病并发肾病的预测和观察。血清中 α_1-MG 含量与肌酐和尿素呈正相关，与菊粉清除率、24 小时内生肌酐清除率呈负相关，因此可以用于评估肾小球滤过功能。在早期肾小球功能受损、急慢性肾衰竭等肾小球滤过功能受损时，可见血清 α_1-MG 升高。尿 α_1-MG 与血清 α_1-MG 均升高则提示肾小球滤过功能和肾小管重吸功能均受损。

不同于 β_2-MG，α_1-MG 不受恶性肿瘤及尿液酸碱度的影响，在酸性尿中不会分解而出现假阴性结果，因此是针对近端肾小管早期损伤非常敏感和特异的指标。但运动和发热会使尿液 α_1-MG 浓度度升高，需要引起注意。

（五）视黄醇结合蛋白（retinal-binding protein，RBP）

RBP 是主要由肝细胞粗面内质网合成的一种低分子量（21 KD）亲脂载体蛋白，广泛存在于人的体液中。游离的 RBP 由肾小球滤出，大部分由近端小管上皮细胞重吸收，并被分解成氨基酸供体内合成利用，少量从尿中排泄。当肾脏疾患或感染等导致肾小管重吸收功能障碍时，尿 RBP 浓度升高，血清 RBP 浓度下降。血清 RBP 升高则提示肾小球滤出功能障碍。

RBP 在酸性尿中较稳定，不易受温度影响，且灵敏度、特异性与 β_2-MG 相近，更具有可靠性及实用性，是诊断早期肾功能损伤和疗效判定的敏感指标。

（六）N-乙酰-β-氨基葡萄糖苷酶（N-acetyl-β-glucosaminidase，NAG）

NAG 是一种分子量约 130 KD、广泛分布于组织细胞中的溶酶体水解酶，正常时不能从肾小球自由过滤，主要存在于肾小管上皮细胞，每日以胞外分泌的方式少量进入肾小管腔，尿中含量甚微。当出现如糖尿病肾病，使用氨基糖苷类抗生素、顺铂等抗癌药物、造影剂等使肾小球病变或近端肾小管受损时，尿液中 NAG 浓度增加。尿液中 NAG 主要来自近曲小管上皮细胞损伤时的释放，由此尿 NAG 活性可作为肾小管损伤的敏感标志物。但在使用该指标诊断肾小管疾病时需首先排除肾小球病变，与 α_1-MG 和 β_2-MG 联合检测更有价值。

（七）尿滤过钠排泄分数（fraction of urine natrium excretion，FeNa）

为维持正常机体血浆 Na^+ 浓度的相对稳定，必须保持 Na^+ 摄入与排出平衡。机体 Na^+ 主要通过肾脏排出，血浆中的 Na^+ 可以自由滤过肾小球，但只有约 1％的 Na^+ 从尿中排出，99％的 Na^+ 都通过近端肾小管的 Na-K 泵、Na-H$^+$ 泵重吸收；如果肾小管受损，Na-K$^+$ 泵、Na-H$^+$ 泵交换受阻，将导致 Na^+ 代谢紊乱，水电解质失衡。肾功能重吸收钠的能力用尿滤过钠排泄分数评估。成人 FeNa 参考区间为 1％。

少尿是临床常见的症状，鉴别不同原因的少尿，FeNa 是一个重要指标。若 FeNa＜1％，多为肾前性少尿，此时肾小球滤过钠减少而肾小管重吸收功能正常。若 FeNa＞1％，多考虑为肾性少尿，由单纯肾小管受损引起，肾小球滤过功能不受影响，而肾小管重吸收受阻。在测定 FeNa 时，需要考虑到摄入外源性 Na^+ 的影响，临床常用离子选择电极法，其测定安全、简单、快速、成本低廉。

五、肾小管的浓缩和稀释功能

肾脏浓缩和稀释尿液的功能对调节机体水的平衡具有极其重要的作用。在正常条件下，肾脏可排出稀释或浓缩的尿液，以便使血浆渗透压维持在 300 mmol/L 的稳定水平。当肾脏功能严重受损时，肾脏就会丧失浓缩和稀释尿液的能力，此时不论体内缺水还是水过多，尿液的渗透压将和血浆渗透压相近，而机体则可能出现严重的缺水或水中毒。近端小管重吸收水分是等渗的，水分随着溶质的重吸收而被重吸收，若尿中溶质未被近端小管重吸收，则水分也不能被重吸收，此时产生利尿作用，称为渗透性利尿，常见于糖尿病血糖控制不良导致的糖尿、静脉输注甘露醇的利尿等。尿液的浓缩和稀释与肾小管对水和溶质的重吸收密切相关，其发生的本质是远端小管后段和集合管对水的重吸收增加或减少。不同于近端小管，尿液的浓缩和稀释的一个重要特征是产生渗透压的 Na^+ 和水受激素控制，醛固酮可刺激 Na^+ 的重吸收；抗利尿激素可刺激远端小管后段和集合管全段重吸收水分，当体内水过多时，下丘脑分泌的抗利尿激素减少，水重吸收减少，尿液的渗透压可明显低于血浆渗透压，尿液被稀释；当体内缺水时，抗利尿激素分泌增加，重吸收水增加，尿液被浓缩。尿液的渗透压比血浆渗透压高表示尿液被浓缩，为高渗尿；尿液渗透压比血浆渗透压低则表示尿液被稀释，为低渗尿；尿液的渗透压和血浆渗透压相等则为等渗尿。

（一）尿浓缩功能检查

尿液的浓缩主要发生在髓袢升支、远端肾小管、集合管和直小血管中，受抗利尿激素（ADH）调控。ADH 特异地作用于远端肾小管和集合管上的水通道蛋白，促进远端小管和集合管对原尿的重吸收，浓缩尿液，使尿量减少、尿比密和尿渗量升高。

主要检测方法有：①禁水或输入高渗盐水促进神经垂体释放 ADH；②直接静脉注射 ADH。

分三次收集尿液，计算尿比密。若 3 次试验的尿比密均小于 1.025（成人），提示肾浓缩功能受损，且病变发生在 ADH 作用的部位，即远端小管和集合管，尿比密越低损害越严重；如果尿比密固定在 1.010 左右，反映肾脏对原尿的浓缩功能完全丧失。需要注意的是，在尿浓缩功能检查的过程中，要注意监测血浆渗透压、尿渗透压和尿流率，必要时终止实验。使用静脉注射 ADH，可有助于鉴别肾性尿崩症和垂体性尿崩症，肾性尿崩症对 ADH 试验没有反应，而垂体性尿崩症患者在注射 ADH 1 小时内尿量明显减少，尿比密明显升高，但试验过程繁琐，耗时较长。

（二）肾脏稀释功能

试验时让患者大量饮水（20 分钟内饮水 20 mL/kg 体重）。正常情况下，尿渗透压可于 2 小时内降到 100 mOsm/（kg·H_2O）甚至更低，并且 4 小时内排出 80％的饮水量，而血浆渗透压始终正常。若血管升压素部分抑制、肾上腺功能下降、甲状腺功能低下等可见肾脏稀释功能低下。进行稀释试验需要注意：对于肾功能不全或严重肾病综合征等尿量减少的患者，大量饮水可能导致水分潴留，对于充血性心力衰竭的患者可能诱发肺水肿。因此对这些患者进行试验要慎重。

（三）尿渗量（urine osmolarity，Uosm）和自由水清除率（free water clearance，C_{H_2O}）

尿渗量指尿的质量渗透量，即每千克水中所含各种溶质颗粒（包括分子和离子）的总摩尔数，单位为 Osm/kg H_2O。肾小管重吸收和排泌原尿中的溶质主要依赖于肾小管膜两侧的渗透压差，渗透压与粒子数直接相关，即与 Uosm 直接相关，而与粒子大小和性质无关。

检测方法为：禁饮 8 小时后，取晨起第一次清洁尿送检，必要时同时抽取肝素抗凝的静脉血测定血浆渗量（plasma osmolarity，Posm）供参考。按计算清除率的方法，记每分钟尿量（V），计算尿溶质清除率（Cosm）和自由水清除率（C_{H_2O}）。计算公式如下：

$$Cosm = \frac{Uosm \cdot V}{Posm} \ (mL/min)$$

$$C_{H_2O} = V - Cosm \ (mL/min)$$

由于正常肾脏对尿液有浓缩作用，Cosm 应为负值。

尿渗量和自由水清除率在判断肾浓缩功能时具有重要作用。当禁饮尿渗量在 300 mosm/kg H_2O 左右时，与正常血浆渗量相等，称为等渗尿；尿渗量＜300 mOsm/kgH_2O，称低渗尿；若禁水 8 小时后尿渗量＜600 mosm/kg H_2O、Uosm/Posm 比值≤1，可表明肾浓缩功能障碍，在急慢性肾衰竭累及肾小管和间质、慢行间质性病变时多见。除此之外，一次性尿渗量还可用于鉴别肾前性少尿和肾性少尿：肾前性少尿，肾小管浓缩功能未受累及，尿渗透量较高，常＞450 mOsm/kg H_2O；肾小管坏死致肾性少尿时，尿渗量降低，常小于 300 mOsm/kgH_2O。

尿渗量虽更能反映肾脏浓缩功能的实际情况，且尿渗量溶质分子量大小的影响，但尿渗量测定程序相对繁琐，而尿比密简单、快速和廉价，因此其目前临床应用更广泛。

六、肾小管的酸化功能

正常成人每日产生 50～80 mEq 的氢离子，必须从尿液中排出。为保证血清 pH 的相对稳定，代谢产生的 H^+ 主要与缓冲系统中的磷酸盐和氨进行结合交换，而后排出体外。在此缓冲过程中，大约有 30％的 H^+ 和磷酸盐结合，形成可滴定酸，70％与氨结合，形成 NH_4^+。正常情况下，尿 HCO_3^- 接近于零，尿酸排泄主要来自可滴定酸和铵；当体内酸产生增多时，主要依赖增加铵排泄来维持体内酸碱平衡。由于碳酸氢根的重吸收 80％由近端肾小管完成，而尿 pH 的下降发生在远端肾小管，因此，肾小管疾病引起的肾小管性酸中毒可通过测定尿 HCO_3^- 排泄分数来反映近端肾小管酸化功能，测定尿 pH 来反映远端肾小管酸化功能，后者包括氯化铵或氯化钙负荷试验。

（一）氯化铵负荷试验（酸负荷试验）

当远端肾小管功能缺陷，肾小管内外间生理性 pH 梯度无法形成，导致分泌 H^+ 和生成 NH_4^+ 减少，

H^+滞留于体内，引起远端肾小管性酸中毒。可以通过检测受试者尿液 pH 评估其肾小管排酸功能。

具体方法是：受试者停用碱性药物 2 日后，按每千克体重 0.1 g/d 的剂量口服氯化铵，分 3 次口服，连服 3 日。分别于服药前一日（晨尿）、第 3 日末次服药后第 3、4、5、6 小时留取 5 次尿标本各 20～30 mL，尽快用精密 pH 计测定尿液 pH。正常情况下，口服氯化铵之前，晨尿 pH 一般<5.5；口服氯化铵 2 小时之后，尿 pH 应<5.3。若每次尿液 pH 均大于 5.5，可诊断为远端肾小管性酸中毒即 Ⅰ 型酸中毒。

该试验方法只适用于不典型或不完全的肾小管性酸中毒，典型者不应再做，以免加重患者病情。

（二）碳酸氢离子重吸收排泌试验（碱负荷试验）

当近端肾小管重吸收碳酸氢盐的功能减低时，原尿中的 HCO_3^- 不能被重吸收，导致近端肾小管分泌减少，H^+-Na^+ 交换障碍，尿液不能被酸化，从而产生近端肾小管性酸中毒。

具体方法如下：受试者按每千克体重 1～2 mmol/d 的剂量口服 $NaHCO_3$，连服 3 日。在此过程中，注意监测血浆 $NaHCO_3$ 浓度，当≥26 mmol/L 时留取尿液 20～30 mL 及时测定尿液 HCO_3^- 和 Cr，同时测定血清 HCO_3^- 和 Cr 的浓度，计算尿中 HCO_3^- 部分的排泄率。

当尿中 HCO_3^- 部分的排泄率>15% 时，可诊断近端肾小管性酸中毒；若<3%～5% 则不支持近端肾小管性酸中毒，而支持远端肾小管性即 Ⅱ 型酸中毒。

酸负荷试验和碱负荷试验两者再联合血清钾、氯、钠、钙、磷等可对肾小管性酸中毒进行分型，有助于进一步明确病因、指导治疗和监测预后。

七、尿常规检查

尿常规检查是早期发现和诊断肾脏病的重要线索，尿常规检查多为定性结果，常需要和其他更敏感和精确的检查方可确诊。尿常规检查需要留取清洁新鲜尿液，避免污染和放置时间过长。现将逐一进行介绍。

八、血尿

即尿液中存在血液，是肾脏病常见症状，根据能否被肉眼发现分为肉眼血尿和镜下血尿。

（一）血尿概述

肉眼血尿是尿液中可见血液，一般略混浊，如洗肉水样，略呈云雾状。其离心后，上清液变为无色或淡黄色透明，尿沉渣上表现为全视野红细胞。肉眼不可见，尿沉渣显微镜检查每个高倍视野中存在 3 个或更多红细胞被定为镜下血尿。

（二）血尿的病因

尽管全身性疾病也可表现为尿中带血，但血尿通常由泌尿生殖系统疾病引起，血尿病因主要分为两大类：

（1）各种肾小球疾病引起的肾小球源性血尿，如：Alport 综合征，IgA 肾病，肾病综合征等（部分肾小管、肾间质疾病可能引起轻度的血尿，具有类似的特点）。

（2）其他疾病引起的非肾小球源性血尿，这包括全身性疾病引起的尿路出血，如：血液系统疾病（凝血功能障碍、血小板异常等）；泌尿系统疾病引起的尿路出血，如：结石、肿瘤、尿路感染等。同时也需要注意鉴别由于经期、锻炼等导致的一过性尿液带血。

肾小球源性血尿与非肾小球源性血尿的鉴别十分重要，肾小球源性血尿常表现为无痛性，无血丝、血块的全程血尿。尿沉渣镜检常可见红细胞管型，多为变形红细胞。非肾小球源性血尿可见于各个时间区段（初始、终末或全程），常伴有尿痛，显微镜下尿红细胞多为正常形态。肾小球源性血尿患者还可具有肾病的其他表现，如：大量蛋白尿、水肿，而非肾小球源性血尿则没有。因此，在判断肾小球源性血尿及非肾小球源性血尿时，应注意综合临床表现和实验室检查，由此获得更准确的判断。

（三）特殊类型的血尿

1）运动性血尿：指仅在运动后出现的血尿。一般多出现在竞技性的剧烈运动后，如：长跑（也称马拉松血尿）、拳击等。

2）直立性血尿：指血尿出现在身体直立时，平卧时消失。常见的原因是胡桃夹现象（nutcracker phenomenon），多见于较为瘦高的青少年，30 岁以上者很少见。

3）腰痛血尿综合征：常见于年轻女性，口服避孕药者，表现为一侧或双侧腰痛伴血尿，肾动脉造影显示肾内动脉分支变狭窄，有局灶肾缺血征象。

九、蛋白尿

蛋白尿是肾脏疾病的重要标志，可提供强大的诊断和预后信息。它是 CKD，AKI，血尿和子痫前期检查的基础。它通常是肾小球疾病的最早标志，发生在 GFR 降低之前。蛋白尿与高血压，肥胖和血管疾病有关。它还可用于预测 CKD 进展、心血管疾病和全因死亡率的风险。监测蛋白尿是关键评估各种肾脏疾病（包括糖尿病和非糖尿病性肾小球疾病）的治疗反应关键的一个方面。

（一）蛋白尿概述

在人体内，以 100 mL/min 的 GFR 为基础，每日可从血浆中产生约 180 kg 初级尿液，其中约有 10 kg 蛋白质。尿液中的蛋白质主要包括白蛋白（血浆中占主导地位的 HMW 蛋白）、球蛋白、Bence-Jones 蛋白和黏蛋白。但是，只有约 0.01% 或 1 g 蛋白质［Tamm-Horsfall 蛋白、免疫球蛋白 A（IgA）和尿激酶等］通过肾小球滤过屏障进入滤液，这是正常肾小管分泌的结果。肾小球滤过屏障主要由内皮细胞、肾小球基底膜和足细胞组成，通常能最大限度地减少大分子斯托克斯-爱因斯坦半径大于 1.5 nm）的扩散，从而阻止高分子量（HMW）血浆蛋白进入泌尿腔。肾小球滤过屏障三层中任一层的破坏都会使蛋白质通过，从而导致异常的"肾小球"蛋白尿。持续性蛋白尿的出现，是肾脏损伤的标志。

（二）蛋白尿病因

（1）肾小球功能障碍：是蛋白尿最常见的原因。肾小球功能障碍改变肾小球基底膜通透性，导致白蛋白尿和免疫球蛋白尿，最终每日尿蛋白排泄量超过 2 g。常见于糖尿病肾病、药物性肾病（非甾体抗炎药、重金属等）、感染、原发性肾小球肾病等。

（2）肾小管间质功能障碍：由于近端小管功能障碍导致过滤蛋白质摄取受损。与肾小球功能障碍相比，该类型通常导致的蛋白尿较轻，24 小时尿蛋白水平低于 2 g。高血压肾硬化、非甾体抗炎药诱发的肾病、肾毒素等常可导致肾小管功能障碍。

（3）溢出性蛋白尿：正常或异常血浆蛋白的产生量增加，超过近曲小管的吸收能力，导致蛋白尿。在浆细胞发育不良（例如，骨髓瘤）中具有临床重要性。横纹肌溶解中的肌红蛋白也可能发生，严重的血管内溶血中也可能与血红蛋白一起发生。

（4）肾后性蛋白尿：在感染或结石的情况下，少量蛋白质（通常是非白蛋白 IgG 或 IgA）可能会在泌尿道排出。尿沉渣中也普遍存在白细胞。

（三）尿蛋白检测

尿蛋白检测主要包括：定性、定量、微量白蛋白检查及特殊蛋白检测。

（1）尿蛋白定性：尿蛋白定性检查常使用试纸法、磺基水杨酸（磺柳酸）法和加热醋酸法。试纸法简单、快捷，目前临床广泛用于尿蛋白筛查。磺柳酸法的灵敏度较高，蛋白浓度 50 mg/L 即可呈阳性，但磺胺药、造影剂等均可导致尿蛋白呈假阳性。加热醋酸法灵敏度稍弱于磺柳酸，蛋白质检出的灵敏度为 50～100 mg/L。由于尿蛋白定性试验影响因素较多，如尿量多少、患者活动状态等。因此，尿蛋白定性试验应连续检测三次，均阳性者需进一步做定量检查。

（2）尿蛋白定量：尿蛋白定量检查方法很多，目前推荐尿蛋白定量检查方法，双缩脲比色法和丽春红法。此外，临床比较常用的还有考马斯亮蓝法。由于 24 小时尿蛋白定量受尿量收集准确与否、被检对象活动状态等诸多因素影响。目前更提倡从单一样本中检测尿蛋白：检测清晨第一次尿样的肌酐比值（UPCR），若 UPCR 值大于 15 mg/mmol，需进一步行相关检查。

（3）微量白蛋白检查：微量白蛋白尿是指用以上任何一种特殊方法检测尿白蛋白排泄率达 20～200 g/min 或尿白蛋白量 30～300 mg/24h 或尿白蛋白/肌酐比值 2.5～25 mg/mmol（男）和 3.5～35 mg/mmol（女），其检查多采用利用双抗体检测技术的放射免疫分析法、免疫浊度法、竞争酶联免疫吸附法（ELISA）等。

（4）特殊蛋白检测：尿液中的特殊蛋白浓度很低，需用特殊方法检测，如：琼脂糖凝胶电泳、免疫电泳等进行分离和鉴定。"蛋白组学"研究是近年来研究热点内容。目前临床上常规检测的微量特殊蛋白包括：低分子量 β2 微球蛋白、视黄醇结合蛋白，中分子量转铁蛋白，高分子量 IgG、IgA、IgM 等。

十、尿沉渣

尿沉渣是尿液中的有形成分。包括细胞（红细胞、白细胞、上皮细胞）、管型、结晶、细菌和其他物质。尿沉渣检测对于急性肾脏病的诊断、指导治疗和预后评估具有重要意义。

（一）尿沉渣中的细胞

尿沉渣中的细胞主要由红细胞、白细胞及上皮细胞构成。

1. 红细胞

正常情况下，离心尿沉渣红细胞计数<3 个/HP。相差显微镜下可观察尿红细胞形态，肾小球源性细胞形态多样，大小不等，非肾小球源性红细胞形态大多无明显变化。

2. 白细胞

正常中段尿液的白细胞以中性粒细胞为主，成人离心尿沉渣白细胞数<5 个/HP。尿中白细胞包括：中性粒细胞、嗜酸性粒细胞、单核/巨噬细胞、淋巴细胞，但需经沉渣涂片染色才能区分。

（1）中性粒细胞：尿中性粒细胞数增加，多提示泌尿系感染，也见于急性肾小球肾炎、急性间质性肾炎。

（2）嗜酸性粒细胞：尿嗜酸性粒细胞>5％即有临床意义，严重者甚至可达 30％。嗜酸性粒细胞尿主要见于过敏性间质性肾炎，偶见于尿路血吸虫感染，胆固醇栓塞等。

（3）淋巴细胞：淋巴细胞尿见于肾移植排异反应，丝虫病和淋巴细胞白血病，也可见于局灶节段性肾小球硬化及狼疮性肾炎。

（4）巨噬细胞：常见于急性膀胱炎、肾盂肾炎、尿道炎等。肾病综合征患者尿巨噬细胞吞噬脂肪滴，称卵圆脂肪小体。

3. 上皮细胞

尿液中上皮细胞来自肾小囊、肾小管、输尿管、膀胱等处，不同部位的上皮细胞各具形态特点。

（1）肾小囊脏层上皮细胞亦称足细胞：光镜下不易辨认，需用免疫化学法通过对其特异性标记蛋白染色而确认。目前已知足细胞的特异性标记蛋白有 podocalyxin WT1、synaptopodin 和 podocin 等。

（2）肾小管上皮细胞：正常尿很少见到肾小管上皮细胞。尿中发现肾小管上皮细胞提示肾小管损伤。

此外，还有泌尿系炎症时增多的移行上皮细胞，正常尿液中也可少量出现的扁平上皮细胞等。

4. 管型

管型是由于 pH 值改变或长时间尿浓缩或淤滞，在远端肾小管和集合管形成的，由 Tamm-Horsfall 蛋白、细胞等成分组成的圆柱形凝固物。正常生理条件下，只能看到少数透明或细颗粒管型。其他管型的出现，则提示肾脏损伤。根据其所含成分不同，将管型分为以下几种：透明管型，正常尿中偶见。红细胞管型主要见于急性肾小球炎症；血红蛋白管型临床意义与红细胞管型相同，血管内溶血患者也可见。白细胞管型含不同数量中性多形核白细胞，见于急性肾盂肾炎、急性间质性肾炎。严重肾小管损伤时可见肾小管上皮细胞管型。粗颗粒管型和蜡样管型含有蛋白凝聚物，由各种细胞管型降解而来，粗颗粒管型见于各种肾脏疾病，蜡样管型见于肾衰竭。

5. 其他

除此之外，尿沉渣还可能有肿瘤细胞、结晶和盐类、细菌和真菌等。

（二）尿沉渣和相关的肾损伤综合征

（1）肾前性氮质血症：多为透明管型，偶有肾小管上皮细胞。颗粒管型不常见。

（2）急性肾小管坏死：可见数量不等的损伤或坏死肾小管上皮细胞，损伤严重时，可见上皮细胞管型，但在疾病进展期，颗粒细胞管型（"棕褐色"管型）较明显。

（3）急性间质性肾炎：血尿常见。白细胞及白细胞管型、肾小管上皮细胞及管型较显著，偶见红细胞管型。

（4）肾炎综合征：血尿显著。异形红细胞（棘红细胞）、同形红细胞、白细胞很常见，可见白细胞和红细胞管型。

（5）肾病综合征：典型的包含脂质管型（透明、透明颗粒、颗粒、脂肪）和肾小管细胞，无红、白细胞。偶可见胆固醇结晶。膜性肾病和局灶节段性肾小球硬化可见轻至中等量红细胞。

（6）渗透性肾病：多为肿胀的肾小管上皮细胞，肾小管上皮细胞及颗粒管型较常见。

总之对于尿沉渣所见要整合，并结合尿蛋白定量、血和尿检的其他异常情况，以及临床资料以提高其在肾脏病的诊断水平。

（三）尿沉渣与急性肾损伤

单纯肾前性 AKI 通常会导致尿沉渣无味或以透明管型为特征，也可能存在少量肾小管上皮细胞。

缺血性 AKI 和/或毒性急性肾小管损伤则表现为存在细胞和管型。肾小管上皮细胞及其管型同时存在常提示近期肾小管损伤。颗粒管型可单独或与 RTEC 同时存在，表明显著的肾小管损伤。此外，RTECs 和 RTEC 管型或颗粒管型的数量越多，AKI 越严重，进展到更高 AKIN 阶段。

（四）尿沉渣检测

尿沉渣检测常使用流式细胞仪，但因造价昂贵目前多用于科研。临床更常对尿沉渣进行化学染色，包括常用简便的 Sternheimer-Malbin（S-M）染色法和瑞氏-姬姆萨染色法，用于区分单核和多形核细胞，其他还有苏丹Ⅲ染色法和 Hansel 染色法等。

第二节　急性肾损伤的生物标记物

生物标记物（biomarker）是近年来随着免疫学和分子生物学技术的发展而提出的一类与细胞生长增殖有关的标记物。作为正常生物学过程、致病过程、介入治疗药理学应答等过程的指示分子，生物标记物可以被客观地测量和评估。在疾病的诊断、治疗、预后指导等各个方面，为临床医生提供理论参考依据。但是，由于在某些情况下的敏感性以及在特异性方面的局限性（特别是在合并症患者中），目前生物标记物仍然主要应用于科学研究领域。

目前，关于 AKI 的生物标记物较广泛得到认可的主要有以下几种：胱抑素 C、中性粒细胞明胶酶相关脂质运载蛋白、肾损伤分子-1、白介素-18、肝型脂肪酸结合蛋白、金属蛋白酶组织抑制剂 2 和胰岛素样生长因子结合蛋白 7。

1. 胱抑素 C（Cystatin C）

Cystatin C 是一种 13 KDa 大小的蛋白质，可被肾小球过滤，然后被近曲小管完全重吸收并降解。Cystatin C 已被证实是肾小球滤过的备选标记物。由于 cystatin C 的血清半衰期较短，在应对肾功能改变时，血清 cystatin C 的浓度比血清肌酐的浓度变化得更快。因此在发生 AKI 时，血清 cystatin C 浓度变化比血清肌酐浓度变化更早被检测到。在正常情况下，尿 cystatin C 几乎无法被检测到。然而，在肾小管损伤后，肾小管对滤过的 cystatin 重吸收减少，此时尿 cystatin C 可以被检测到，从而增大了 cystatin C 作为早期肾小管损伤标记物的可能性。

2. 中性粒细胞明胶酶相关脂质运载蛋白（neutrophil gelatinase-associated lipocalin，NGAL）

NGAL 是一种 25 KDa 大小的蛋白质。在缺血或肾毒性肾损伤时，由肾小管上皮细胞产生的 NGAL 表达明显上调。NGAL 被认为可以加强铁-铁载体复合体的转运，增强铁的输送，上调 HO-1，减少细胞凋亡，增加肾小管上皮细胞的正常增殖。尿液和血浆 NGAL 已经在众多的临床诊疗中，作为肾小管损伤的早期生物标记物被测量。早期研究表明，在接受过心脏外科手术的儿童中，NGAL 对 AKI 的诊断具有极高的敏感性和特异性，浓度-时间曲线（AUC）下的面积大于 0.99。但是，这些早期结果尚未在其他临床环境中得到再现。

3. 肾损伤分子-1（kidney injury molecule-1，KIM-1）

KIM-1 是一种跨膜蛋白。在肾小管损伤后，近曲小管中 KIM-1 的表达明显上调。KIM-1 蛋白的胞外组件在肾小管损伤后脱落到尿液中，从而使其成为肾小管损伤的潜在标记物。但是，KIM-1 在尿液中的峰值表达时间点较 NGAL 出现得晚。

4. 白介素-18（interleukin-18，IL-18）

IL-18 是一种促炎细胞因子。在缺血或肾毒性肾损伤时，IL-18 的表达增加。已经证明，尿 IL-18 水平在肾小管损伤后或心脏外科手术后 6 小时内、危重患者中，有所升高。

5. 肝型脂肪酸结合蛋白（liver-type fatty acid-binding protein，L-FABP）

L-FABP 在近曲小管中表达。在缺血或肾毒性肾损伤 6 小时内，升高的 L-FABP 可以在尿液中被检测到。Meta 分析显示，尿 L-FABP 诊断 AKI 的敏感性和特异性皆约为 75%。

6. 金属蛋白酶组织抑制剂 2（tissue inhibitor of metalloproteinase 2，TIMP-2）和胰岛素样生长因子结合蛋白 7（insulin-like growth factor-binding protein-7，IGFBP-7）

TIMP-2 和 IGFBP-7 在上皮细胞中表达，以自分泌和旁分泌的方式在 AKI 中阻滞细胞周期。在三项包含 533 位患者的探索研究中，TIMP-2 和 IGFBP-7 被确定为 340 个 AKI 候选标记物中两个具有最强判别能力的生物标记物。在随后的一项包含 728 位患者的验证研究中，这对生物标记物的浓度-时间曲线（AUC）下的面积为 0.80，明显优于包括 NGAL、KIM-1、IL-18 和 L-FABP 在内的其他候选生物标记物（表 6-2）。

表 6-2 AKI 的生物标记物特征

生物标记物	样本类型	出现时间或峰值出现时间	功能、意义
Cystatin C	血清或尿液	/	肾小球滤过标记物，早期肾小管损伤标记物。
NGAL	尿液或血浆	心肺转流术后 4 小时内，峰值在 4～6 小时。	参与铁离子运输，诱导肾小管上皮形成，抗炎，抗凋亡。
KIM-1	尿液	肾小管损伤后 12～24 小时，峰值在 2～3 日。	促进肾脏修复和肾小管
IL-18	尿液	肾小管损伤后或心脏外科手术后 6 小时内	促炎细胞因子
L-FABP	尿液	/	协助脂肪酸摄取和细胞内运输
TIMP-2、IGFBP-7	尿液	心肺转流术后立即出现，峰值在 6～24 小时	诱导细胞周期阻滞

第三节 急性肾损伤的影像学检查

自威廉·伦琴（Wilhelm Roentgen）发现 X 射线以来，医学成像技术飞速发展，在各个器官各个领域广泛运用，在肾脏病的诊断中也不例外。目前，成像技术包括复杂的系统，这些系统可以无创或无痛地为了解泌尿系统（urinary tract）的健康或疾病状态下的结构、功能和代谢提供重要资料。泌尿系统有多种影像检查方法，包括腹部平片、尿路造影、DSA 检查、CT 检查、MRI 检查、超声检查和核素显像检查等。对于肾脏病的不同病变，检查方式，诊断价值和限度也各不相同。

　　X 射线主要提供解剖学信息，包括 X 线平片，静脉尿路造影（IVU），顺行和逆行影像学和计算机断层扫描（CT）。超声检查（US）主要使用高频声波，没有电离辐射，结合多普勒超声、弹力照相技术、造影剂增强等，扩展了 US 在肾脏评估中的作用。磁共振成像（MRI）利用磁共振现象，主要帮助了解形态、位置等解剖学变化，也可以提供一些功能信息。核医学研究，包括平面和单光子计算机断层扫描（SPECT）技术，主要提供功能信息。正电子发射断层扫描（PET）以及集成的 PET-CT 和 PET-MRI 以及许多当前和新型的放射性示踪剂，为定量评估各种生理参数提供了手段。此外，图像处理和可视化技术发生了重大变化，导致肾脏成像应用的增加。了解每种成像方式的诊断效用和局限性有助于在各种特定的临床环境中对患者进行正确的评估。

一、腹部平片

　　腹部平片是泌尿系统中最简单易行的。是泌尿系统结石的首选检查方法，但易受到肠道内气体干扰。

　　正常泌尿系统平片（kidney bladder，KUB），两侧肾脏轮廓清楚，腰肌阴影对称，骨骼清晰可鉴，小肠内一般看不见积气现象。整个泌尿系统内，应无致密阴影，无软组织肿块阴影（图 6-1、图 6-2）。

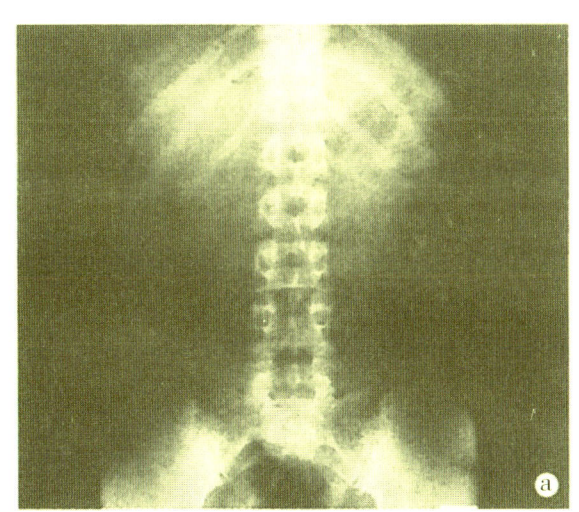

图 6-1　正常腹部平片（前后位片）

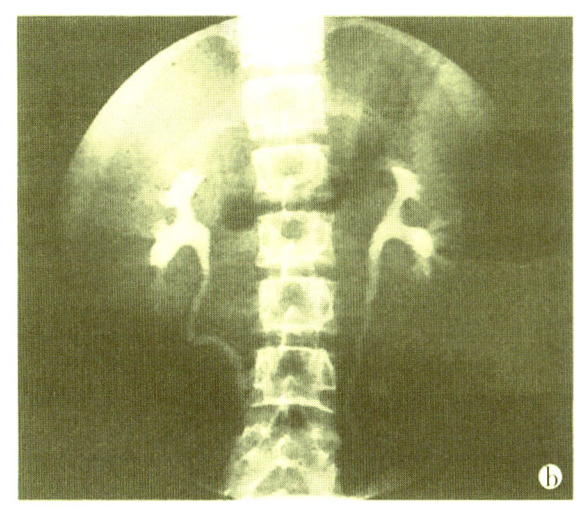

图 6-2　正常静脉性（排泄性）尿路造影

二、造影技术

（一）常规静脉泌尿系统造影

　　常规静脉泌尿系统造影，即排泄性尿路造影，亦称静脉肾盂造影（intravenous pyelography，IVP），是较常用的肾脏检查方法之一。常使用的造影剂为三碘有机化合物。IVP 能精确显示泌尿道形态学的微小病变。凡疑有肾、输尿管、膀胱病变时，或有不能解释的泌尿系统症状，均可做 IVP。但对碘过敏、慢性肾功能不全、严重心力衰竭等患者禁忌。

（二）肾动脉数字减影血管造影（DSA）

　　DSA 主要用于肾血管病变检查，是诊断肾动脉狭窄、肾动脉瘤的金标准。

　　此外，造影技术还包括逆行肾盂造影；肾实质厚度体层造影等特殊静脉泌尿系统造影等。

三、电子计算机体层检查（computed tomography，CT）

CT 目前已成为诊断人体各个部位的重要成像工具。在泌尿系统中，代替传统 IVU，是肾绞痛、肾结石、肾脏外伤、感染和脓肿、血尿等患者首选检查方式。尤其是在评估侧腹疼痛，血尿，肾脏肿块和创伤时有重要意义，是肾脏病影像学检查中最主要且最常使用的方法。

（一）肾脏疾病 CT 检查的适应证

（1）对肾及肾区肿块的定位定性诊断，CT 有较高的诊断价值。例如肾的囊性疾患、各种肾脏原发肿瘤及转移性肿瘤、肾脏炎性包块等，均为 CT 扫描的适应证。

（2）对肾脏肿瘤，包括良性的肾血管平滑肌脂肪瘤、结节硬化综合征、肾素瘤、肾腺瘤等以及肾的恶性肿瘤，如肾细胞癌、肾盂癌、淋巴瘤累及肾脏等，均能作出诊断或提供诊断的可能性，对一些疾患还可作出术前的分期，有利于制订治疗方案和判断预后。

（3）对静脉尿路造影及 B 型超声检查后，仍不能明确性质的肾脏病变，可进一步作 CT 扫描，探明性质。

（4）对肾的创伤，包括钝伤、穿刺伤，如包膜下血肿、肾周围血肿、肾实质挫伤、肾撕裂、肾门大血管创伤等，在静脉尿路造影后，不能明确诊断者（占 15%～30%），可作 CT 扫描。一般可以确定创伤的分类、分级，也可以同时发现存在的其他脏器创伤。

（5）对肾移植前、后可作 CT 扫描，了解其情况。

（二）肾脏 CT 扫描技术

CT 依据扫描功能分为普通 CT（非螺旋 CT）和螺旋 CT。普通 CT 是层平面数据采集，屏一次气仅完成一层扫描，若肾脏需要 12 层扫描方能完成，则需 CT 是计算机生成的射线照相图像的重建，通常是描绘出人体中正在研究的区域的切片。

原理：X 射线管产生高度准直的扇形光束，并与电子探测器阵列相对安装。该系统围绕患者串联旋转。当旋转发生时，检测器系统收集数十万个样本，这些样本代表 X 射线沿着从 X 射线源到检测器的直线形成的衰减。该数据集被传输到计算机，在此重建图像。CT 图像由像素（像素）组成，每个像素对应一个 CT 密度值（Hounsfield 单位），该密度值表示患者在横截面图像中特定点处吸收的 X 射线量。这些像素代表三维对象或体积元素（体素）的二维显示。第三维是切片的厚度或深度。因此，Hounsfield 单位（HU）是特定体素内所有组织的 X 射线平均衰减量，然后将其用于创建单个图像。然后将图像显示在计算机监视器上以进行检查和分析。

1. 平扫

平扫泌尿系统影像学检查是最常使用的方法，能够显示泌尿系统病变的形态、密度、位置，MPR 图像能清楚显示病变与邻近结构的关系。对尿路结石检出最敏感，但对于少数 X 线阴性结石不能检出。单纯平扫对病变范围、数目和性质判断有一定的限度。

2. 多期增强扫描

多期增强扫描能够进一步确定病变的范围和数目；发现、诊断大多数病变（先天发育异常、肿瘤、炎症、外伤、移植肾的评估等），并有助于对病变进行鉴别诊断。但肾功能受损者应慎用。

多期增强与平扫的区别在于：前者增强扫描时间和期相，开始团注对比剂后 30 秒、2 分钟和 5 分钟行双肾区扫描，分别获得皮质期（cortical phase）、实质期（nephrographic phase）和排泄期（excretory phase）增强图像。开始注药后 30 秒和 30 分钟，行输尿管和膀胱区扫描，可分别获得早期增强和延迟期增强图像。排泄期扫描对观察肾盂输尿管的形态很有帮助。

3. 特殊检查方法

随着技术发展，还有肾动脉 CTA、CT 尿路造影、应用 CT 进行肾功能测定等能帮助进一步评估肾脏情况的检查方案。

4. 正常 CT 表现

（1）平扫

1）肾：肾实质在轴位图像上呈边缘光整的圆形或椭圆形软组织密度，无法分辨肾皮质与肾髓质。肾门位于肾中部层面，为肾内缘内凹，指向前内。肾动脉和静脉呈软组织密度窄带，自肾门向腹主动脉和下腔静脉走行。肾窦：肾实质围绕的肾窦呈脂肪性低密度，其内肾盏呈水样低密度。

2）输尿管：自肾盏向下追踪，可见腹段输尿管呈点状软组织密度影，位于腰大肌（psoas muscle）前方。盆段输尿管常难以显示。

3）膀胱：充盈的膀胱腔呈圆形、椭圆形或类方形的均匀水样低密度。膀胱壁呈厚度均匀的薄壁软组织密度影，内、外缘均光整。

（2）增强扫描

1）肾的强化表现因扫描时间而异。皮质期：肾血管和肾皮质明显强化，而髓质强化不明显，仍呈较低密度。相邻髓质锥体间明显强化的皮质部分称为"肾柱（Bertin column）"；实质期：皮、髓质强化程度类似。排泄期：又称分泌期，肾实质强化程度减低，肾盏和肾盂明显强化。

2）输尿管：排泄期输尿管内充有含对比剂尿液，呈点状高密度影。

3）膀胱：早期显示膀胱壁强化，延迟期膀胱腔内可见高密度对比剂浓聚，内壁光整。

（3）肾血管 CTA 影像表现：类似于 DSA 肾血管造影。

（4）CTU 影像表现：类似于静脉肾盂造影。

四、超声（ultrasonography，US）

US 是评估肾脏和泌尿道最常用的诊断检查。其主要优势在于无电离辐射，非侵入性，患者检查前准备少。主要运用范围包括：评估肾脏大小以及是否存在肾积水和阻塞；评估天然肾脏和移植肾脏的脉管系统；评估肾脏结构和表征肾脏肿块；评估移植肾脏的影像学检查的主要方式。超声是指导肾脏活检成像的最常用方式，也是氮质血症患者肾脏检查首选。除此之外，US 在指导肾脏活检中也有着重要地位。使用超声，不仅能缩短手术时间，同时还能降低发病率和死亡率。US 还可用于其他介入手术，例如经皮肾穿刺术和肾肿块消融术。

（一）超声诊断（Diagnostic US）的原理

运用声音导航和测距（声呐）技术。声音以波形的形式穿过要成像的组织，声波传播速度取决于其通过的组织，不同组织以及这些组织之间的界面具有不同的声阻抗。当声波传播通过不同的组织时，声波的一部分被反射回换能器。通过声波返回换能器所花费的时间来测量组织界面的深度。所测得的反射声会产生灰度图像，其中像素的强度与反射声的强度成正比。当声学界面很大时，会产生强烈的回声。这些被称为镜面反射器，可以从肾囊和膀胱壁看到。非镜面反射器会产生较低振幅的回波，并且在肾实质中可见。骨骼和空气对声音的强烈反射导致来自下面的组织的信息很少或根本没有信息。这种外观称为阴影。如在充满液体的结构（如膀胱和肾囊肿）中观察到的声阻抗的缺乏，会使声波进一步穿透，从而导致结构远端强度的相对增加。这被称为通过传输的增加。所有这些功能均用于帮助表征各种病变。实时 US 提供快速帧速率的连续图像，可以演示器官运动和血管搏动。然后由换能器发送和接收声波，即将电能转换为高频声波，并通过患者的身体传播，而后将返回的反射声波转换回可以由计算机处理的电能，通过微处理器或计算机，获取并处理返回信号。最后由图像显示系统显示处理过的图像。

（二）多普勒超声（Doppler US）

多普勒超声（Doppler US）是基于移动物体引起的声波的多普勒频移，主要用于评估静脉和动脉的血流。在功率多普勒超声仪中，信号的振幅没有任何方向性信息，用于产生肾脏内脉管系统和肾脏内血流的彩色图。同时多普勒色流 US 可用于区分血管与收集系统。

（三）对比增强超声（contrast-enhanced US；CEUS）

在体内注射造影剂［高分子量气体（如：全氟化碳）的微气泡］后，使用特定于造影剂的超声检查模式进行成像。由此可以提供另一种了解器官灌注和血管信息的方法。

CEUS 在肾脏中的用途包括：

（1）了解局灶性肾脏病变的特征：包括将复杂的肾囊肿准确地分为不同的波斯尼亚组；局灶性肾脏肿块诊断的准确性；区分正常的各种解剖结构，包括诸如 Bertin 肥大柱等情况。

（2）肾移植评估：CEUS 可以帮助明确血管并发症，例如动脉和静脉血栓形成和缺血。

（3）用于肾脏创伤并发症的随访。

（四）其他特殊 US

（1）弹丸成像技术：是组织硬度的度量，能够评估靶组织机械性能，在评估靶组织在慢性实质性疾病中的作用有较大意义。

（2）电阻指数：是对远端微血管床引起的血流阻力的度量。这是天然肾脏和移植肾脏中疾病的非特异性指标。通常，正常电阻率为 0.70 或更小。抵抗指数的增加是疾病的非特异性指标，也是外周血管抵抗力增加的标志。

（五）正常肾脏声像图

正常声像图普通腹部超声诊断仪都可用于检查肾脏。成人一般用 3～5 MHz 探头，儿童选用频率为 5～7 MHz 探头。检查肾血管要求用性能较好的彩色超声诊断仪。肾脏大小可由 US 精确测量，成人肾脏的大小与其体表面积有关。长径为 10～12 cm，宽径为 5～6 cm，厚径为 3～4 cm；左肾略大于右肾，男性略大于女性，正常肾实质厚度为 1.5～2.5 cm。老年人肾实质厚度较薄。还存在年龄和个体的差异。

（1）正常肾实质显示为包绕肾窦的弱回声带。在儿童及大多数成人中，超声可以分辨出皮质和髓质（肾锥体）。

（2）皮质回声均匀，由肾实质外层向内锥体之间延伸，其回声水平等于或低于肝脏或脾脏回声。

（3）肾锥体呈顶端指向肾突的圆钝三角形低回声区，被皮质分隔。在冠状断面，似果核状围绕肾窦放射状排列。

（4）肾窦包括肾盂、肾盏及肾门内的血管、脂肪等组织，声学界面复杂，为被实质包绕的强回声团，边界清楚，由肾门向外延伸。

（5）新生儿及幼儿肾脏声像图与成人不同。其皮质和髓质的差别很明显，髓质锥体大而回声低，肾窦回声不像成人显著。由于胎儿肾叶的痕迹回声，肾表面可呈分叶状。这些征象随年龄增长而逐渐消失，2 岁后接近成人。

（6）彩色多普勒血流显像（color Doppler flow imaging，CDFI）显示肾动脉经肾门进入肾窦并分支为段动脉和叶间动脉，伴行静脉汇合后出肾门。

（7）肾脏的表面自内向外有三层组织包绕。内层为纤维膜，呈紧贴肾皮质的强回声线，纤细而平滑；脂肪囊显示为纤维膜外包绕肾脏的回声带，与肾窦回声相延续，其宽窄和回声水平因人而异；肾筋膜为位于脂肪囊外面的强回声线。

检查时探头的位置和扫查方向不同，声像图所显示的肾脏断面轮廓各不相同。

五、磁共振成像（MRI）

MRI 是泌尿系统 CT 和超声检查的重要补充方法，常有助于病变的定性诊断。

（一）磁共振成像原理

（1）MRI 是一种基于计算机的多平面成像模式，不同于 CT，MRI 中使用电磁辐射代替电离辐射。即利用强外磁场内人体中的氢原子核即氢质子（^{1}H），在特定射频（radio frequency，RF）脉冲作用下产生磁共振现象。强磁场（称为外部磁场）是由大孔径，高磁场产生的强度磁铁。临床上使用的大多数磁体是超导磁体。主要指标是磁场强度（场强），单位为特斯拉（Tesla，T），临床成像范围为 0.2～3T，肾脏成像最好在高磁场磁体（1.5～3 T）上进行，以实现更高的空间分辨率和更快的成像。停止发射 RF 脉冲后，¹H 迅速恢复至原有的平衡状态的过程称弛缓过程（relaxation process），这一过程所需时间称为弛缓时间（relaxation time）。不同的组织具有不同的弛豫率，导致信号产生或信号强度的水平不同。每个组织的信号强度取决于三个特征：组织的质子密度（移动质子的数量越多，组织产生的信号越大）；T1 弛豫时间（纵向弛豫时间）；T2 弛豫时间（横向弛豫时间）。

（2）将反映人体结构组织的 T1 值和 T2 值的 MR 信号重建位 MRI 灰阶图像。

MRI 图像上的黑白灰度对比，反映的是组织间弛豫时间的差异，而不同于 X 线、CT 和超声图像上的灰度概念。MRI 检查有两种基本成像：一种是主要反映组织间 T 值的差异，称为 T 加权成像（T weighted imaging，TW）；另一种是主要反映组织间 T2 值的差异，称为 T2 加权成像（T2 weighted imaging T2WI）。人体内各种组织及其病变，均有相对恒定的 T 值和 T2 值。MRI 检查就是通过图像上反映 T 值和 T2 值的黑白灰度及其改变，来检出病变并进行诊断的。

（3）MRI 检查：包括平扫检查、增强检查、肾动脉 MR 血管成像（MRA）、磁共振尿路造影（MRU）。

（二）应用磁共振检测肾脏功能

基于肾脏在体液调节中的较大作用，MRI 可用于检测肾脏各个方面功能。目前运用磁共振评估肾功能的技术包括：动态造影剂增强 MR 肾造影，弥散加权成像（DWI）和血氧水平依赖性（BOLD）MRI。

（1）动态造影剂增强 MR 肾造影：是一种造影剂增强的技术，在静脉内注射造影剂 7～10 分钟内，获得动态图像，将组织信号强度转换为组织浓度，与时间对应作图。可用于评估是否使用血管紧张素转换酶（ACE）抑制剂的肾动脉狭窄；评估术后早期肾移植功能障碍以区分急性排斥反应与急性肾小管坏死等。急性肾损伤患者禁忌。

（2）弥散加权成像（DWI）基于组织中水分子的布朗运动，是一种非对比 MRI 技术，可用于结构和功能成像。DWI 的初步经验已获得有关肾功能的可重现信息，并有可能确定功能障碍的程度。但尚未进行大量研究，在确认 DWI 的有效性之前还需要进一步的研究。正在进行动物研究，希望将无创 DWI 用作监测移植后早期肾移植排斥反应的工具。

（3）血氧水平依赖性（BOLD）MRI：是评估肾脏内氧合的一种非侵入性技术。许多研究人员使用该技术来探索肾动脉狭窄、肾移植功能障碍和糖尿病肾病。Sadowski 等研究认为 BOLD MRI 可以将急性排斥反应与正常功能和急性肾小管坏死区分开来，但更多数据有待进一步研究。

（三）正常 MRI 表现

1. 平扫

（1）肾：皮质在 T_1WI 上的信号强度略高于髓质，脂肪抑制像上更为明显；髓质在 T_2WI 信号强度等于或略高于皮质。肾窦脂肪在 T1WI 和 T2WI 上分别呈高信号和中高信号，肾盂呈 T1 低信号和 T2 高信号，肾血管呈无信号或低信号。

（2）输尿管：在轴位 T1WI 和 T2WI 上，腹段输尿管在周围高信号或中高信号脂肪组织对比下，呈点状低信号。

（3）膀胱：膀胱腔内尿液富含游离水，呈均匀 T1 低信号和 T2 高信号。膀胱壁的信号强度类似肌肉，T1WI 和 T2W2 上分别高于和低于腔内尿液信号。T2 WI 上，由于化学位移伪影（artifact from chemical shift），使膀胱两侧壁分别出现线状高信号和低信号伪影。

2. 增强

（1）肾：影像表现类似 CT 增强扫描。

（2）输尿管：应用脂肪抑制技术可获得较佳对比。延迟期输尿管强化呈较高信号。

（3）膀胱：膀胱腔内尿液因对比剂进入二信号强度增高，但当对比剂超过一定浓度后反而呈低信号。

3. 肾血管 MRA

正常表现类似于 DSA 肾血管造影。

4. MRU

正常表现类似于 X 线尿路造影检查。

（四）急性肾损伤 MRI

AKI 患者应避免使用所有造影剂。

六、急性肾脏损伤的影像学检查

急性肾损伤（acute kidney injury，AKI）以往称急性肾衰竭，是由各种病因引起的，短时间内肾功能快速减退导致的临床综合征，表现为肾小球滤过率（GFR）下降，体内含氮代谢产物潴留，水、电解质和酸碱平衡紊乱等，是常见的危重症。近年来临床研究证实轻度肾功能急性减退即可导致患者病死率明显增加，在存活患者中约 50% 遗留永久性肾功能减退，部分需终身透析，防治形势严峻。因而在病程早期进行识别，并进行有效干预显得尤为重要。如何合理地运用医学影像学检查对疾病进行诊断，是本节探讨的问题。

目前临床主要根据血清肌酐和尿量诊断 AKI。按照最新国际 AKI 临床实践指南，符合以下情况之一者即可临床诊断 AKI：①48 小时内 Scr 升高≥0.3 mg/dL（≥26.5 μmol/L）；②确认或推测 7 日内 Scr 较基础值升高≥50%；③尿量减少 [<0.5 mL/（kg·h），持续≥6 小时]。血清肌酐的检测，在肌肉含量下降、营养不良等因素存在时，准确性降低。GFR 是目前衡量肾功能最准确的指标，但易受内环境影响，而病理状态下内环境的稳态很难维持。因此，影像学检查的介入对于早期发现和病程跟踪十分重要。

根据美国放射学会相关指南推荐，肾脏和膀胱超声没有辐射且可操作性强，是急性肾衰竭的首选方法，可用于评估未知持续时间的肌酐水平升高的患者。通过肾脏大小，回声性以及是否存在肾积水和囊性疾病进行区分和诊断。使用灰度级 US 区分慢性终末期肾脏病（ESKD）与潜在可逆的 AKI 或 CKD。

肾功能不全（也称"肾出汗"）患者超声表现为肾脏周围围绕回声原性降低的细边缘。在 CKD 患者则表现为肾脏小且有回声，但无法诊断是否存在急性可逆因素。影像学上可诊断的急性，主要是肾盂狭窄引起的肾积水和高血压，其他可逆成分一般难以检测。如果超声诊断未发现急性过程，则无需进行进一步的影像学检查（根据 ACR 适用于未知持续时间的 Cr 升高的适当标准）。正常肾脏大小，无论是否具有回声性，通常都需要对急性原因进行更广泛的评估，因为灰度 US 在最低程度的阻塞性情况下的准确度不高。

急性肾损伤的病因众多，根据病因发生的解剖位置，可分为肾前性、肾性和肾后性三大类，肾前性 AKI 指各种原因引起肾实质血流灌注减少，导致肾小球滤过减少和 GFR 降低；肾性 AKI 指出现肾实质损伤；肾后性 AKI 多是急性尿路梗阻所致。肾前和肾性的 AKI 多是由低血压或脱水导致肾脏灌注不足和肾毒性药物所致，占所有病例 90% 以上。通常，肾前和肾性的原因是临床诊断的。影像学诊断多用于肾后性 AKI。尽管肾后性引起 AKI 的原因并不常见，但在对其进行识别和治疗后，AKI 通常可快速逆转。

超声检测肾盂积水（即扩张收集系统和肾盂）准确率超过 95%；但是，可能没有发现肾积水的原因。如果 US 无法确定阻塞的原因，则不适合使用造影剂进行 CT 或 MRI 检查是下一步的影像学检查。典型的超声肾盂积水发现是扩张的，无回声的，充满液体的肾盂和肾盂。

肾盂积水一般根据肾小管的扩张程度和皮层变薄的程度分为四级（表 6-3）。

一般早期超声诊断肾盂积水，肾脏的长度和整体尺寸增加。但长期的阻塞可能导致肾实质萎缩，肾脏形状变小，皮层明显变薄。肾积水的程度不完全与阻塞的数量相关。

值得注意的是在进行 US 诊断时，肾盂积水与肾囊性这两种疾病的鉴别。

表 6 - 3　　　　　　　　　　　　　　　　肾盂积水的分级

轻度（Ⅰ级）	盆腔系统充满液体，导致肾中央窦窦脂肪略微分离。肾盏不变形，肾的厚度、皮质基本正常。
中度（Ⅱ级）	盆腔系统更扩张，中央回声复合体的分离也更大。肾盏呈圆形，皮质的厚度没有改变。
中度至重度（Ⅲ级）	肾盏更加张开，皮质变薄。
严重（Ⅳ级）	肾盂系统明显扩张。肾盏表现为大的、气球状充满液体的结构，肾盏大小可变。皮损明显，扩张的肾盏接近或到达肾囊。

　　前者主要表现为扩张的肾盏与肾盂明显地直接贯通，肾盂扩张。肾脏囊性疾病则表现为充满液体的圆形的有壁囊肿，肾盂和肾盂之间没有直接的联系。骨盆周囊肿也常被误诊为肾盂扩张。肾动脉瘤也可能与扩张的肾盂相混淆，此时可以通过多普勒超声检查进行正确诊断。

　　US 检测出肾积水并不总是表示梗阻。在 US 诊断轻度肾盂积水但未发现阻塞原因的患者中，肾积水的梗阻情况可能更严重。肾积水常见非阻塞性原因包括：①尿量增加和流量增加；②急性和慢性感染；③膀胱输尿管反流；④乳头坏死；⑤先天性大钙化；⑥膀胱过度扩张和阻塞性扩张。在反复发作的间歇性或部分阻塞性疾病患者中，钙化表现为可扩张或具有顺应性，导致肾积水的外观发生变化，水合状态和尿液的产生决定肾盂肾盏最终形态。膀胱输尿管反流患者也表现出可扩张的骨盆系统。该情况下，可使用多普勒色流超声作为区分梗阻性和非梗阻性肾积水的一种附加手段。另一种诊断辅助诊断急性肾梗阻的方式是抵抗指数的测量。肾脏发生急性梗阻时，电阻指数较高，而正常非梗阻的肾脏电阻指数小于 0.70。但因电阻指数升高的检查结果多变，目前尚未达成共识。

　　当超声评估急性肾损伤病因不是肾积水时，通常会进行 CT 检查。普通平扫 CT 可显示肾脏中的骨盆系统扩张。相对于扩张的采集系统，CT 下可以看到实质厚度，充满尿液的肾盂和骨盆比周围的实质薄，若远端输尿管扩张，可确定梗阻部位，更易明确梗阻原因，包括有盆腔肿瘤、输尿管远端结石、腹膜后腺病或肿块等。对于慢性长期阻塞是造成肾脏损伤的原因的患者，CT 通常显示出大的含液体肾脏，几乎没有皮质。若非梗阻导致，则可能是其他潜在原因，例如肝硬化和伴有肝衰竭的腹水。

　　在无梗阻的 CKD 中，CT 通常显示出小的、收缩的肾脏，如果患者正在接受透析，也可能显示成年后获得的多囊性疾病的证据。总的来说，肾实质的总体大小和厚度似乎随着年龄的增长而减小。CKD 的其他原因可能在影像学上得到证实，包括常染色体显性遗传性多囊性肾脏疾病。肾脏肿大同时伴有不可分割的囊肿。通常，某些囊壁可能含有薄薄的钙化边缘。囊肿内容物的密度也可能因出血或蛋白质碎片而变化。对于定期进行透析的患者，如果需要进行 CT 扫描，可给予碘化造影剂行增强扫描。

　　像 CT 一样，MRI 对于肾脏结构以及肾脏损伤的肾前和肾后原因方面的检测也很准确。MRI 对检测肾实质疾病敏感，但肾实质损伤原因具有非特异性特征，通常需要进行活检。非造影 MRI 常规上可对肾脏和周围环境的显示。AKI 和 CKD 4 和 5 期的患者应避免碘造影剂和 Gd-C 的使用。使用新的 MRI 技术，例如弥散加权和血氧水平依赖性 MRI，进行肾功能评估，可在不使用静脉造影剂的前提下，为进一步明确肾前性和肾性病因提供新思路。

　　在肾脏损伤中，肾闪烁和肾图检查异常可反映肾小球和肾小管功能障碍。肾脏对 99mTc-MAG3 的摄取延长，伴有肾小管示踪剂淤滞，几乎没有排泄。对于 AKI 患者，如果在注射后 1～3 分钟内 99 mTc-MAG3 的肾脏活性比肝脏活性高，则有可能恢复，而当肾脏摄取少于肝脏摄取时，可能需要透析。在 CKD 中，肾脏灌注、皮质示踪剂提取和示踪剂排泄减少。但是，这种成像模式是非特异性的，必须结合临床进行分析。

第四节　急性肾损伤的病理学诊断

　　AKI 的诊断有赖于肾穿刺活检进行病理学诊断并指导临床治疗和判断预后。肾穿刺活检组织不仅要进行常规染色和光镜观察，而且一般要进行特殊染色、免疫荧光和透射电镜检查。除苏木素伊红

（HE）染色外，组织切片还可常规进行过碘酸-Schiff（PAS）染色、过碘酸六胺银（PASM）和
Masson 三色染色等特殊染色。PAS 染色可显示基膜和系膜基质，PASM 对基膜的染色更为清晰，Mas-
son 染色可显示特殊蛋白性物质（包括免疫复合物），也可显示胶原纤维等。此外，还可用 Fibrin 染色
显示血栓和纤维素样坏死。肾活检组织还常规运用免疫荧光法检查免疫球蛋白（IgG、IgM 或 IgA 等）
和补体成分（C3、Clq 和 C4 等）沉积。透射电镜观察超微结构改变和免疫复合物沉积的状况及部位。

在各种 AKI 的病理类型中，以新月体性肾小球肾炎（rapidly progressive glomerulonephritis,
RPGN）和急性肾小管坏死（acute tubular necrosis，ATN）两种类型较为常见。新月体性肾小球肾炎
的主要组织学特征是肾小球壁层上皮细胞增生，形成新月体（crescent）；急性肾小管坏死是由不同病因
引起的肾小管上皮细胞坏死，肾小球多不受影响。

1. 新月体性肾小球肾炎

病理变化：大体组织变化表现为双肾体积增大，颜色苍白，表面可有点状出血，切面见肾皮质增
厚。组织学特征是多数肾小球球囊内有新月体形成。新月体主要由增生的壁层上皮细胞和渗出的单核细
胞构成，可有中性粒细胞和淋巴细胞浸润。这些成分附着于球囊壁层，在毛细血管球外侧形成新月形或
环状结构（图 6-3）。新月体细胞成分间有较多纤维素。纤维素渗出是刺激新月体形成的重要原因，早
期新月体以细胞成分为主，称为细胞性新月体；之后胶原纤维增多，转变为纤维细胞性新月体；最终成
为纤维性新月体。新月体使肾小球囊腔变窄或闭塞，并压迫毛细血管丛。肾小管上皮细胞变性，因蛋白
吸收导致细胞内发生玻璃样变。部分肾小管上皮细胞萎缩甚至消失。肾间质水肿，炎细胞浸润，后期发
生纤维化。

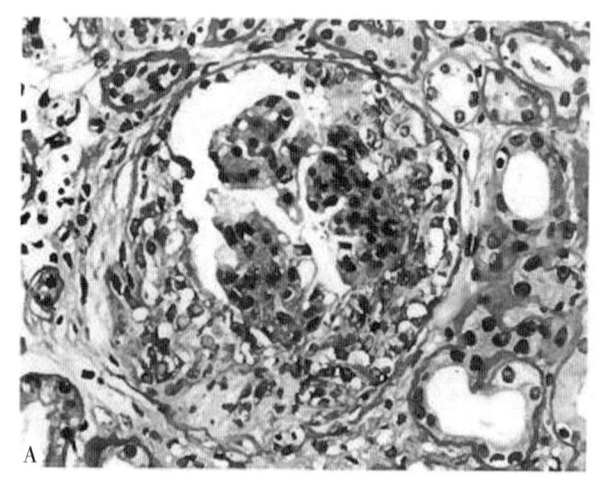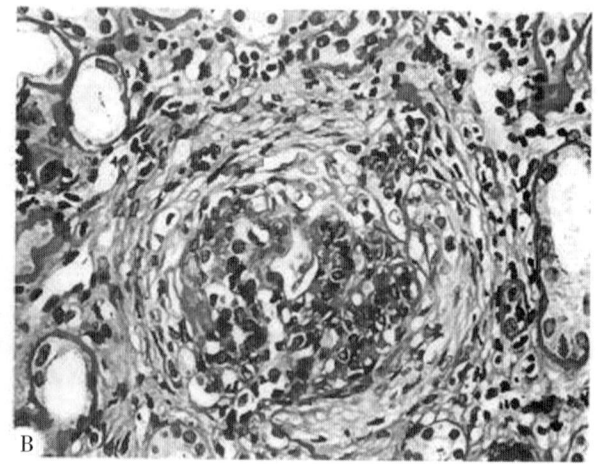

图 6-3　新月体性肾小球肾炎，示新月体形成（PAS 染色）

2. 急性肾小管坏死

（1）病理变化：肉眼观察可见肾脏增大而质软，皮质肿胀苍白，髓质充血呈暗红色。

（2）光镜检查：早期可见肾小管上皮细胞肿胀、脂肪变性、空泡变性，甚至出现气球样变。后期出
现上皮细胞坏死、崩解脱落以及细胞核浓缩、碎裂、核溶解。坏死、崩解的上皮细胞可脱落入肾小管管
腔内，呈模糊的颗粒样结构。上皮细胞坏死脱落后肾小管基底膜裸露，严重缺血时基底膜断裂，使管腔
与肾间质相通，尿液渗入肾间质，致使间质出现充血、水肿以及炎症细胞浸润。在上皮细胞坏死区域，
常可见肾小管上皮细胞的再生、修复。肾小管上皮细胞的再生修复依赖于完整的肾小管基底膜，故在基
底膜断裂部位仅有结缔组织增生，晚期形成瘢痕组织。

（3）电镜检查：肾小管上皮细胞内线粒体肿胀，线粒体嵴消失，甚至线粒体膜破裂。初级溶酶体、
次级溶酶体以及吞噬空泡增多。上皮细胞腔内的微绒毛断裂及脱落。重者各种细胞器崩解，肾小管上皮
细胞坏死，有时可见基底膜裸露和断裂。

（4）AKI 的其他各种病理类型包括：微小病变性肾小球肾炎（minimal change glomerulonephritis,

MCD)、局灶性节段性肾小球硬化（focal segmental glomerulosclerosis，FSG）、IgA 肾病（IgA nephropathy）、膜性肾病（membranous nephropathy，MN）、硬化性肾小球肾炎（sclerosing glomerulonephritis）、系膜增生性肾小球肾炎（mesangial proliferative glomerulonephritis，MsPGN）、狼疮性肾炎（lupus nephritis，LN）、间质性肾炎（interstitial nephritis，IN）、ANCA 相关性血管炎（ANCA associated vasculitis，AAV）等。

3. 微小病变性肾小球肾炎

病理变化：肉眼观，肾脏肿胀，颜色苍白。切面肾皮质因肾小管上皮细胞内脂质沉积而出现黄白色条纹。光镜下肾小球结构基本正常，近曲小管上皮细胞内出现大量脂滴和蛋白小滴。免疫荧光检查无免疫球蛋白或补体沉积。电镜观察肾小球基膜正常，无沉积物，主要改变是弥漫性脏层上皮细胞足突消失（图 6-4），胞体肿胀，胞质内常有空泡形成，细胞表面微绒毛增多。

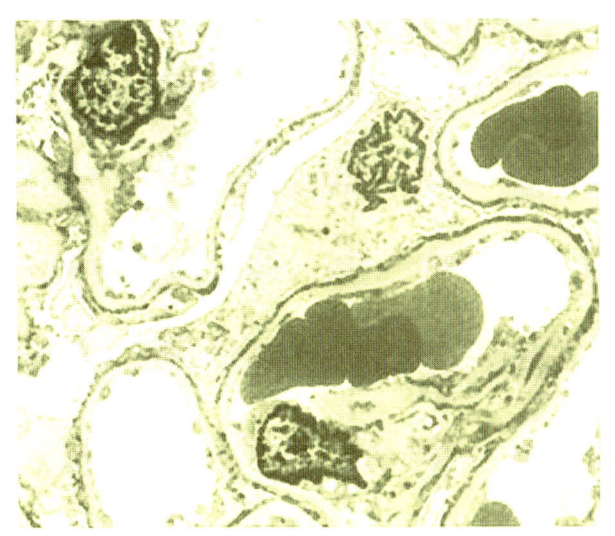

电镜示肾小球脏层上皮细胞足突消失，无电子致密沉积物。

图 6-4 微小病变性肾小球肾炎

4. 局灶性节段性肾小球硬化

病理变化：光镜下病变呈局灶性分布，早期仅累及皮髓交界处肾小球，以后波及皮质全层。病变肾小球部分毛细血管祥内系膜基质增多，基膜塌陷，严重者管腔闭塞（图 6-5）。电镜观察显示弥漫性脏层上皮细胞足突消失，部分上皮细胞从肾小球基膜剥脱，免疫荧光检查显示病变部位有 IgM 和 C3 沉积。随病变进展，受累肾小球增多。肾小球内系膜基质增多，最终引起整个肾小球的硬化，并伴有肾小管萎缩和间质纤维化。

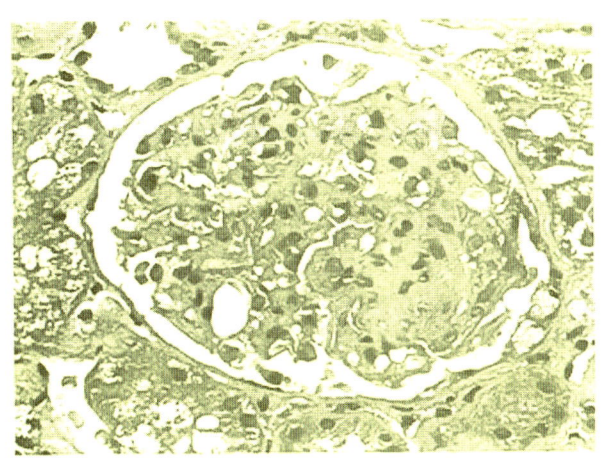

图 6-5 局灶性节段性肾小球硬化，肾小球毛细胞血管丛部分玻璃样变、硬化

5. IgA 肾病

病理变化：最常见的是系膜增生性病变，也可表现为局灶性节段性增生或硬化。少数病例可有较多新月体形成。免疫荧光的特征是系膜区有 IgA 的沉积，常伴有 C3 和备解素，也可出现少量 IgG 和 IgM，通常无补体早期成分。电镜检查显示系膜区有电子致密沉积物。

6. 膜性肾病

病理变化：病理变化双肾肿大，颜色苍白，有"大白肾"之称。光镜观察早期肾小球基本正常，之后肾小球毛细血管壁弥漫性增厚。电镜观察显示上皮细胞肿胀，足突消失，基膜与上皮之间有大量电子致密沉积物（图 6-6）。沉积物之间基膜样物质增多，形成钉状突起。六胺银染色将基膜染成黑色，可显示增厚的基膜及与之垂直的钉突，形如梳齿。钉突向沉积物表面延伸并将其覆盖，使基膜明显增厚（图 6-7）。其中的沉积物逐渐被溶解吸收，形成虫蚀状空隙。免疫荧光检查显示免疫球蛋白和补体沉积，表现为典型的颗粒状荧光。增厚的基膜使毛细血管管腔缩小，最终导致肾小球硬化。近曲小管上皮细胞内常含有被吸收的蛋白小滴，间质有炎细胞浸润。

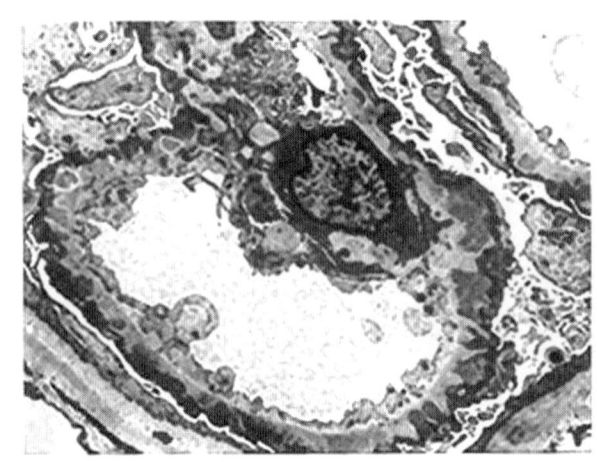

图 6-6 膜性肾病，电镜下见上皮细胞下电子致密沉积物，上皮细胞足突消失

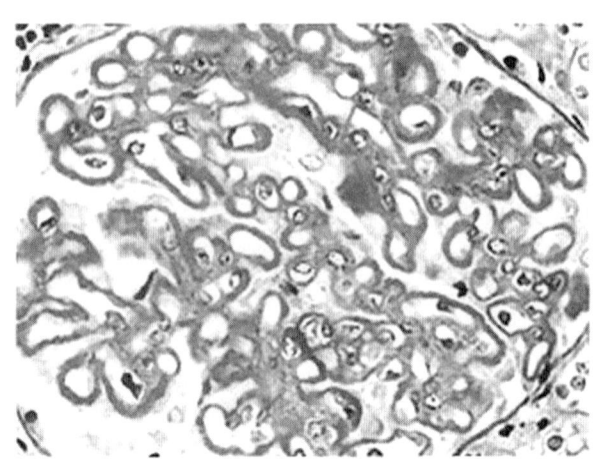

图 6-7 膜性肾病，肾小球基膜增厚（PAS 染色）

7. 硬化性肾小球肾炎

病理表现：两侧肾脏对称性固缩，表面呈微小颗粒状。切面观，皮质变薄，皮髓质分界不清。光镜下大量肾小球硬化、玻璃样变（超过全部肾小球的 50%）。肾小球中央部分变为无细胞、嗜伊红、PAS 阳性之玻璃样小体，周围部分纤维化。少数肾小球结构残存。硬化肾小球所属肾小管萎缩、消失、使玻璃样变的肾小球相互靠拢集中。残留肾单位常呈代偿性肥大，肾小球体积增大，肾小管扩张。间质纤维结缔组织增生并有大量淋巴细胞、浆细胞浸润。间质内小动脉硬化，管壁增厚，管腔狭窄。

硬化性肾小球肾炎是许多类型肾小球肾炎的终末阶段，起始病变的类型多不能辨认。

8. 系膜增生性肾小球肾炎

病理变化：光镜下主要改变为弥漫性系膜细胞增生和系膜基质增多。电镜观察除上述改变外，部分病例系膜区见有电子致密物沉积。免疫荧光检查，在我国最常见的是 IgG 及 C3 沉积，在其他国家则多表现为 IgM 和 C3 沉积（又称 IgM 肾病）。

9. 狼疮性肾炎

世界卫生组织狼疮性肾炎病理学分类共 6 型，从 I 型到 VI 型，预后依次由好到差。I 型：正常或微小病变型；II 型：系膜增殖性狼疮性肾炎；III 型：局灶增殖性狼疮性肾炎；IV 型：弥漫增殖性狼疮性肾炎；V 型：膜性狼疮性肾炎；VI 型：硬化性狼疮性肾炎。

狼疮性肾炎肾脏病理活动性指标：①肾小球细胞增殖性改变；②纤维素性坏死和细胞核溶解；③细胞性新月体；④白金耳现象和玻璃样血栓；⑤肾小球中性粒细胞浸润；⑥肾间质单核细胞浸润。

10. 间质性肾炎

病理变化：急性间质性肾炎主要表现为间质水肿和间质中各种炎症细胞浸润。若为过敏引起，则以嗜酸性粒细胞显著增多；在肾盂肾炎中，则以中性粒细胞占优势。肾小管也常被累及，近曲小管及远曲小管细胞肿胀，可有轻重不同的灶性坏死，小管腔可扩大，腔中有脱落的上皮细胞和管型存在。少数病例用免疫荧光检查可见有免疫球蛋白、补体及抗原沿小管基膜沉着。肾小球常无病变。

慢性间质性肾炎病理变化以间质纤维化为主，在间质中仍有炎症细胞浸润。肾小管有不同程度萎缩，小管细胞变扁，基膜增厚，管腔扩大，管腔中常有均匀的胶性物质积聚。慢性间质性肾炎和肾盂肾炎一样，其病变分布可不均匀，有正常或病变较轻肾组织和疤痕组织夹杂现象。

11. ANCA 相关性血管炎

病理变化：ANCA 相关性血管炎肾损害的肾脏病理特点为新月体肾炎/伴肾小球毛细血管袢纤维素样坏死、寡免疫复合物沉积。一些患者会有 FRA、IgM 等免疫复合物颗粒样沉积存在。

参考文献

［1］ Karl Skorecki，Glenn Chertow，Philip Marsden，et al. Brenner & Rector's the kidney ［M］. 10th Edition. Philadelphia：Elsevier，2015.

［2］ 王海燕. 肾脏病学（精）［M］. 3 版. 北京：人民卫生出版社，2008.

［3］ 王吉耀. 内科学（上下）（供 8 年制及 7 年制临床医学等专业用）（全国高等学校教 ［M］. 北京：人民卫生出版社，2015

［4］ 葛均波，徐永健. 内科学 ［M］. 9 版. 北京：人民卫生出版社，2018.

［5］ 王鸿利. 实验诊断学（供 8 年制及 7 年制临床医学等专业用）［M］. 北京：人民卫生出版社，2015.

［6］ Cavanaugh，C.，M. A. Perazella，Urine Sediment Examination in the Diagnosis and Management of Kidney Disease：Core Curriculum 2019 ［J］. Am J Kidney Dis，2019，73（2）：258－272.

［7］ Stevens L A，Coresh J，Greene T，et al. Assessing kidney function—measured and estimated glomerular filtration rate ［J］. The New England Journal of Medicine，2006，354（23）：2473－2483.

［8］ Shlipak M G，Matsushita K，RNL V J，et al. Cystatin C versus creatinine in determining risk based on kidney function ［J］. The New England Journal of Medicine，2013，369（10）：932－943.

［9］ Herget-Rosenthal S，Marggraf G，H SING J，et al. Early detection of acute renal failure by serum cystatin C ［J］. Kidney International，2004，66（3）：1115－1122.

［10］ Koyner J L，Bennett M R，Worcester E M，et al. Urinary cystatin C as an early biomarker of acute kidney injury following adult cardiothoracic surgery ［J］. Kidney International，2008，74（8）：1059－1069.

［11］ Mishra J，Ma Q，Prada A，et al. Identification of neutrophil gelatinase-associated lipocalin as a novel early urinary biomarker for ischemic renal injury ［J］. Journal of the American Society of Nephrology：JASN，2003，14（10）：2534－2543.

［12］ Mishra J，Mori K，Ma Q，et al. Neutrophil gelatinase-associated lipocalin：a novel early urinary biomarker for cisplatin nephrotoxicity ［J］. American Journal of Nephrology，2004，24（3）：307－315.

［13］ Mori K，Lee H T，Rapoport D，et al. Endocytic delivery of lipocalin-siderophore-iron complex rescues the kidney from ischemia-reperfusion injury ［J］. The Journal of Clinical Investigation，2005，115（3）：610－621.

［14］ Mishra J，Dent C，Tarabishi R，et al. Neutrophil gelatinase-associated lipocalin（NGAL）as a biomarker for acute renal injury after cardiac surgery ［J］. Lancet（London，England），2005，365（9466）：1231－1238.

［15］ Wagener G，Jan M，Kim M，et al. Association between increases in urinary neutrophil gelatinase-associated lipocalin and acute renal dysfunction after adult cardiac surgery ［J］. Anesthesiology，2006，105（3）：485－491.

［16］ Zappitelli M，Washburn K K，Arikan A A，et al. Urine neutrophil gelatinase-associated lipocalin is an early marker of acute kidney injury in critically ill children：a prospective cohort study ［J］. Critical Care（London，England），

2007, 11 (4): R84.

[17] Bennett M, Dent C L, Ma Q, et al. Urine NGAL predicts severity of acute kidney injury after cardiac surgery: a prospective study [J]. Clinical Journal of The American Society of Nephrology: CJASN, 2008, 3 (3): 665 - 673.

[18] Nickolas T L, O'rourke M J, Yang J, et al. Sensitivity and specificity of a single emergency department measurement of urinary neutrophil gelatinase-associated lipocalin for diagnosing acute kidney injury [J]. Annals of Internal Medicine, 2008, 148 (11): 810 - 819.

[19] Wagener G, Gubitosa G, Wang S, et al. Urinary neutrophil gelatinase-associated lipocalin and acute kidney injury after cardiac surgery [J]. American Journal of Kidney Diseases: The Official Journal of The National Kidney Foundation, 2008, 52 (3): 425 - 433.

[20] Siew E D, Ware L B, Gebretsadik T, et al. Urine neutrophil gelatinase-associated lipocalin moderately predicts acute kidney injury in critically ill adults [J]. Journal Of The American Society of Nephrology: JASN, 2009, 20 (8): 1823 - 1832.

[21] Koyner J L, Vaidya V S, Bennett M R, et al. Urinary biomarkers in the clinical prognosis and early detection of acute kidney injury [J]. Clinical Journal of The American Society of Nephrology: CJASN, 2010, 5 (12): 2154 - 2165.

[22] Haase M, Haase-Fielitz A, Bellomo R, et al. Neutrophil gelatinase-associated lipocalin as a marker of acute renal disease [J]. Current Opinion in Hematology, 2011, 18 (1): 11 - 18.

[23] Parikh C R, Coca S G, Thiessen-Philbrook H, et al. Postoperative biomarkers predict acute kidney injury and poor outcomes after adult cardiac surgery [J]. Journal of the American Society of Nephrology: JASN, 2011, 22 (9): 1748 - 1757.

[24] Parikh C R, Devarajan P, Zappitelli M, et al. Postoperative biomarkers predict acute kidney injury and poor outcomes after pediatric cardiac surgery [J]. Journal of the American Society of Nephrology: JASN, 2011, 22 (9): 1737 - 1747.

[25] Ichimura T, Bonventre J V, Bailly V, et al. Kidney injury molecule-1 (KIM-1), a putative epithelial cell adhesion molecule containing a novel immunoglobulin domain, is up-regulated in renal cells after injury [J]. The Journal of Biological Chemistry, 1998, 273 (7): 4135 - 4142.

[26] Han W K, Bailly V, Abichandani R, et al. Kidney Injury Molecule-1 (KIM-1): a novel biomarker for human renal proximal tubule injury [J]. Kidney International, 2002, 62 (1): 237 - 244.

[27] Ichimura T, Hung C C, Yang S A, et al. Kidney injury molecule-1: a tissue and urinary biomarker for nephrotoxicant-induced renal injury [J]. American Journal of Physiology Renal Physiology, 2004, 286 (3): F552 - F563.

[28] Vaidya V S, Ramirez V, Ichimura T, et al. Urinary kidney injury molecule-1: a sensitive quantitative biomarker for early detection of kidney tubular injury [J]. American Journal of Physiology Renal Physiology, 2006, 290 (2): F517 - F529.

[29] Han W K, Wagener G, Zhu Y, et al. Urinary biomarkers in the early detection of acute kidney injury after cardiac surgery [J]. Clinical Journal of The American Society of Nephrology: CJASN, 2009, 4 (5): 873 - 882.

[30] Han W K, Waikar S S, Johnson A, et al. Urinary biomarkers in the early diagnosis of acute kidney injury [J]. Kidney International, 2008, 73 (7): 863 - 869.

[31] Parikh C R, Thiessen-Philbrook H, Garg A X, et al. Performance of kidney injury molecule-1 and liver fatty acid-binding protein and combined biomarkers of AKI after cardiac surgery [J]. Clinical Journal of The American Society of Nephrology: CJASN, 2013, 8 (7): 1079 - 1088.

[32] Wu H, Craft M L, Wang P, et al. IL-18 contributes to renal damage after ischemia-reperfusion [J]. Journal of the American Society of Nephrology: JASN, 2008, 19 (12): 2331 - 2341.

[33] Parikh C R, Mishra J, Thiessen-Philbrook H, et al. Urinary IL-18 is an early predictive biomarker of acute kidney injury after cardiac surgery [J]. Kidney International, 2006, 70 (1): 199 - 203.

[34] Parikh C R, Abraham E, Ancukiewicz M, et al. Urine IL-18 is an early diagnostic marker for acute kidney injury and predicts mortality in the intensive care unit [J]. Journal of the American Society of Nephrology: JASN, 2005, 16 (10): 3046 - 3052.

[35] Maatman R G, Van Kuppevelt T H, Veerkamp J H. Two types of fatty acid-binding protein in human kidney. Isolation, characterization and localization [J]. The Biochemical Journal, 1991, 273 (Pt 3) (Pt 3): 759 - 766.

[36] Maatman R G, Van DE Westerlo E M, Van Kuppevelt T H, et al. Molecular identification of the liver-and the heart-type fatty acid-binding proteins in human and rat kidney. Use of the reverse transcriptase polymerase chain reaction [J]. The Biochemical Journal, 1992, 288 (Pt 1) (Pt 1): 285 - 290.

[37] Kamijo A, Sugaya T, Hikawa A, et al. Urinary excretion of fatty acid-binding protein reflects stress overload on the proximal tubules [J]. The American Journal of Pathology, 2004, 165 (4): 1243 - 1255.

[38] Portilla D, Dent C, Sugaya T, et al. Liver fatty acid-binding protein as a biomarker of acute kidney injury after cardiac surgery [J]. Kidney International, 2008, 73 (4): 465 - 472.

[39] Negishi K, Noiri E, Doi K, et al. Monitoring of urinary L-type fatty acid-binding protein predicts histological severity of acute kidney injury [J]. The American Journal of Pathology, 2009, 174 (4): 1154 - 1159.

[40] Susantitaphong P, Siribamrungwong M, Doi K, et al. Performance of urinary liver-type fatty acid-binding protein in acute kidney injury: a meta-analysis [J]. American Journal of Kidney Diseases: The Official Journal of The National Kidney Foundation, 2013, 61 (3): 430 - 439.

[41] Seo D W, Li H, Qu C K, et al. Shp-1 mediates the antiproliferative activity of tissue inhibitor of metalloproteinase-2 in human microvascular endothelial cells [J]. The Journal of Biological Chemistry, 2006, 281 (6): 3711 - 3721.

[42] Wajapeyee N, Serra R W, Zhu X, et al. Oncogenic BRAF induces senescence and apoptosis through pathways mediated by the secreted protein IGFBP7 [J]. Cell, 2008, 132 (3): 363 - 374.

[43] Yang Q H, Liu D W, Long Y, et al. Acute renal failure during sepsis: potential role of cell cycle regulation [J]. The Journal of Infection, 2009, 58 (6): 459 - 464.

[44] Kashani K, Al-Khafaji A, Ardiles T, et al. Discovery and validation of cell cycle arrest biomarkers in human acute kidney injury [J]. Critical Care (London, England), 2013, 17 (1): R25.

[45] Zarbock A, Schmidt C, Van Aken H, et al. Effect of remote ischemic preconditioning on kidney injury among high-risk patients undergoing cardiac surgery: a randomized clinical trial [J]. JAMA, 2015, 313 (21): 2133 - 2141.

[46] Ismail O Z, Zhang X, Wei J, et al. Kidney injury molecule-1 protects against Gα12 activation and tissue damage in renal ischemia-reperfusion injury [J]. The American Journal of Pathology, 2015, 185 (5): 1207 - 1215.

[47] Ichimura T, Asseldonk E J, Humphreys B D, et al. Kidney injury molecule-1 is a phosphatidylserine receptor that confers a phagocytic phenotype on epithelial cells [J]. The Journal of Clinical Investigation, 2008, 118 (5): 1657 - 1668.

[48] Cummings J J, Shaw A D, Shi J, et al. Intraoperative prediction of cardiac surgery-associated acute kidney injury using urinary biomarkers of cell cycle arrest [J]. The Journal of Thoracic and Cardiovascular Surgery, 2019, 157 (4): 1545 - 1553. e5.

[49] 郑爽爽. 肾缺血的肾脏功能影像学研究进展 [J]. 医学影像学杂志, 2010, 20 (11): 1719 - 1722.

[50] 李华, 高月花, 贾化平, 等. 急性肾损伤肾脏超声造影的初步临床研究 [J]. 中国超声医学杂志, 2017, 33 (6): 533 - 536.

[51] Bazilinski N. Brenner and Rector's The Kidney [J]. JAMA The Journal of the American Medical Association, 2004, 277 (4): 346 - 351.

[52] Chonchol, M. Diagnosis and Management of Ischemic Nephropathy [J]. Clin J Am Soc Nephrol, 2006, 1 (2): 172 - 181.

[53] Wu J, Takeda T, Lwin T T, et al. Imaging renal structures by X-ray phase-contrast microtomography [J]. Kidney International, 2009, 75 (9): 945 - 951.

[54] 李玉林. 病理学 [M]. 8 版. 北京: 人民卫生出版社, 2013.

[55] Fogo A B, Lusco M A, Najafian B, et al. AJKD Atlas of Renal Pathology: C1q Nephropathy [J]. American Journal of Kidney Diseases the Official Journal of the National Kidney Foundation, 2015, 66 (3): e13 - e4.

第七章 急性肾损伤的分类

一、定义

缺血性肾损伤是由心脏手术、移植手术、败血症、休克等原因导致的肾脏的血液供应减少，随后恢复血流和重新充氧后引起活性氧（ROS），细胞因子，趋化因子和白细胞活化的炎症级联反应，进一步加剧组织损伤，最终导致肾功能障碍。

二、缺血性肾损伤的病理生理

肾脏的有效灌注减少后，上皮细胞将无法维持足够的细胞内 ATP 来用于细胞的生命活动。ATP 的消耗会导致细胞损伤，如果过度地消耗会导致细胞坏死或凋亡。在缺血性肾损伤中，肾脏中所有节段均可在缺血影响中受到损伤，但最常见的上皮细胞损伤是近端肾小管上皮细胞。这是因为这种类型的细胞具有介导离子运输所需的高代谢速率，并且其糖酵解能力有限，因此对于缺血缺氧较为敏感；其次是由于肾单位 S3 段外部中的血流，受伤后该区域会出现明显的微血管灌注不足和充血，即使肾皮质血流可能恢复到接近正常水平，这种现象仍会持续并介导局部的持续缺血。因此这些都导致了主要受损的细胞是近端肾小管上皮细胞，在缺血性肾病中内皮细胞损伤和功能障碍也会造成肾单位持续的局部缺血，这种现象称为 AKI 的延伸期。

三、缺血性肾损伤的诊断、临床表现、实验室检查

临床上诊断缺血性肾损伤，除了根据肌酐变化，即 48 小时之内患者的肌酐升高幅度超过 26.5 $\mu mol/L$，或者是在 7 日之内患者的肌酐升高幅度比之前超过 50%，还有尿量减少，即小于 0.5 mL/(kg·h)，持续时间超过 6 小时，都可以诊断急性肾损伤。急性肾损伤其病因可能会是最近出现的出血，低血压，手术与血管活性药物（例如 ACE 抑制剂，NSAID）联合使用等，结合尿沉渣可见颗粒状和泥棕色管型，滤过钠排泄分数>1%，尿钠（U_{Na}）>20 mmol/L，尿比重 1.010 左右，即可考虑为缺血性肾损伤。

四、缺血性肾损伤的治疗

当诊断了急性肾损伤后，应以最快的时间鉴别导致急性肾损伤的原因，同时积极予以对症支持治疗和肾脏替代疗法。对症支持治疗主要包括对患者的液体管理，积极纠正酸碱平衡紊乱及电解质紊乱，同时给予患者营养支持、血液净化等治疗。

近年的研究表明，在缺血性肾损伤的治疗中，不仅是在临床上给予支持治疗和肾脏替代疗法，同时也有很多有潜力的治疗方案。

1. 肾小管的修复

肾小管上皮细胞有显著的再生潜力。当血流恢复时，受损程度最小的细胞会得到修复，而受损程度更严重的细胞会经历去分化阶段，在此阶段，它们表现为扁平的细胞，边界不清晰，活细胞增殖并扩散到裸露的基底膜上，然后扩散恢复其分化特征为肾小管上皮细胞。

有研究表明，表达肾脏损伤分子-1（KIM-1）的受损肾脏上皮细胞可以通过溶酶体来内化凋亡小体，同时还发现 KIM-1 能够特异性识别凋亡小管上皮细胞表达的磷脂酰丝氨酸和氧化的脂蛋白，从而导致肾小管重塑和修复。

生长因子和来自受损细胞的信号分子对于促进肾小管的再生至关重要。在动物模型中，外源性生长因子的使用，例如表皮生长因子、胰岛素样生长因子Ⅰ、α-黑素细胞刺激激素、促红细胞生成素、肝细胞生长因子，以及骨形态发生蛋白-7 已被证明可以促进肾脏恢复，并且这些蛋白都可能通过直接血液动力效应来增加 GFR，同时也促进肾小管上皮细胞的恢复。

2. 干细胞的修复

对于祖细胞，干细胞和间充质干细胞（MSCs）在肾小管上皮细胞修复中作用的研究越来越多。在人的肾脏中已经鉴定出具有再生潜能的 CD133 祖细胞，这些细胞能够在体外分化为肾小管上皮细胞和内皮细胞，在用甘油诱导的 AKI 模型中，注射 CD133 祖细胞，小鼠肾小管损伤后恢复情况有明显改善。同时也有研究表明，起源于胚胎组织或骨髓的 MSCs 也存在于肾脏中，这可能是骨髓干细胞迁移至肾脏，并在 AKI 后参与正常的肾小管上皮细胞更新和修复。同时还有研究表明，输注 MSC 可以促进肾功能的恢复。这些研究都为将来选择 AKI 的治疗选择产生巨大影响。

第二节　脓毒症相关急性肾损伤

一、定义

脓毒症是导致重症患者发生严重 AKI 的最常见诱因。当患者同时符合败血症（sepsis-3）和 AKI（KDIGO 准则）的共识标准，则被视为患有脓毒症相关急性肾损伤（SA-AKI）。同时必须结合临床表现判断。

二、脓毒症相关性肾损伤的病理生理

目前，人们对脓毒症相关性肾损伤的病理生理机制仍知之甚少，但从临床和实验环境下都发现其与缺血性 AKI 相比有很大的区别。由于在人类身上难以实现精细的侵入式血流监测，绝大多数的病理生理学理论都源于动物模型，它们与人类疾病的相关性仍存在争议。脓毒症相关器官功能障碍的最新进展增强了我们对脓毒症相关性肾损伤的认识，肾低血压和相关缺血曾被认为是主要病变机制。近来一些动物模型显示毒血超滤，炎症和凋亡也起到一定的作用。

大型的败血性 AKI 动物模型显示，在革兰氏阴性菌血症中，肾血流量增加至正常水平以上，并且在最初 48 小时内肾脏组织病理学与正常情况没有区别。针对这一发现，学界提出了两种可能的增加肾脏血液但降低 GFR 的机制，这两种机制可以同时发生：输出性小动脉血管扩张和肾内分流。这种分流可以将增加的肾血流量转移到皮质并远离髓质，并有助于减少髓质氧合。以上发现支持了对人肾血流量的检测。

关于脓毒症早期的肾小管损伤的信息亦不足。现有的实验数据表明，肾小管损伤的程度一般较轻，急性肾小管坏死并不常见。然而，即使是轻度的肾小管损伤也可通过激活肾小管-肾小球反馈反射而导致 GFR 的降低。

此外，在发生 AKI 时，肾脏特有的交感神经系统激活和神经激素反应被激活，包括肾素-血管紧张素-醛固酮系统的激活，肾交感神经系统的激活和肾小管肾小球反馈系统的激活。

三、脓毒症相关性肾损伤的诊断、临床表现、实验室检查

（一）诊断

在同时满足 sepsis-3 和 KDIGO 诊断标准的基础上，多种新型诊断标记物对于临床快速诊断大有价

值。生物标记物可以在发生显著功能性损伤前提示肾脏压力的存在，从而为早期诊断并干预 AKI 提供有效的预防和治疗措施。中性粒细胞明胶酶相关脂钙蛋白（NGAL）是近年来被研究最多的肾损伤标记物之一，其在遭受毒性或炎症破坏的肾组织中表达上调。KIM-1 的表现与 NGAL 类似但缺乏队列研究证据支撑。一项大型的针对重症患者的研究发现［TIMP-2］·［IGFBP-7］对于 KDIGO 2、3 期的肾损伤有预测价值。此外，非编码 RNA 对急性肾损伤具有诊断价值，研究发现 lncRNA TCONS _00016233 可作为脓毒症相关肾损伤的早期诊断标记物。

（二）临床表现

尿量的减少和肌酐的升高是肾损伤重要的临床特征，伴随着脓毒症的基本临床表现如原发感染灶的症状和体征，发热、心动过速、呼吸急促和外周血白细胞增加等 SIRS 表现，以及脓毒症进展后出现的休克与进行性多器官功能衰竭。

（三）实验室检查

1. 首要检查

基础代谢（含肌酐和尿素氮），血清尿素氮/肌酐比值，尿液分析、尿液培养，全血细胞计数，尿嗜酸性粒细胞计数等。

2. 需考虑的检查

红细胞沉降率和抗溶血性链球菌 O 抗体。

3. 新兴检查

新型血清和尿液生物标记物。

四、脓毒症相关性肾损伤的治疗

脓毒症相关性肾损伤的治疗包括两方面，即针对脓毒症病灶和症状的治疗和改善肾功能的对症治疗。具体的治疗措施有：

（一）一般治疗

对电解质和酸/碱异常进行纠正以及优化容量状态。通过对血管内液体的补充及时复苏循环系统是脓毒症治疗的关键步骤，注意避免过度补液导致水肿造成的肾脏高压。高质量的复苏治疗包括合适的复苏液选择，适度的初始补液（头 3 小时 30 mL/kg）和后续对补液反应的密切监测。

（二）基础疾病的治疗

及早确定脓毒症的病因并进行抗感染和抗休克治疗，证据表明原发病的好转可以缓解肾脏损伤的进展。

（三）新兴治疗

对新型治疗药物的研究仍未发现有效改善人类急性肾损伤的药物存在，因此新的发病机制和治疗靶点的发现亟须进一步的探索。

第三节　挤压综合征相关性急性肾损伤

一、定义

挤压伤是由于重物直接挤压肌肉而造成的损伤。挤压综合征也称为横纹肌溶解综合征，是骨骼肌严重损伤，肌细胞完整性被破坏及其内容物向循环系统的释放，引起一系列代谢变化，导致的以肢体肿胀、肢体坏死、高钾血症、肌红蛋白尿以及急性肾损伤为特点的一组临床综合征。

挤压伤导致肾衰竭，最先描述在 1909 年西西里岛墨西拿地震和第一次世界大战后的德国军事文献。然而直到 1941 年，伦敦闪电战的受害者挤压伤后肾衰竭，才被拜沃特斯和比尔首次当作一个疾病阐述。

虽然挤压伤仅指创伤，但挤压综合征是指肌肉直接创伤或缺血再灌注损伤后的全身表现。这些表现包括肌肉紧张、水肿和疼痛、低血容量性休克、急性肾损伤（AKI）、高钾血症、酸中毒、心力衰竭、呼吸衰竭和感染。挤压综合征的主要起因是横纹肌溶解症，即"横纹肌溶解症导致肌细胞内容物释放到细胞外液中"。这些释放内容物包括乳酸、凝血活酶、肌酸激酶、核酸、磷酸盐和肌酸，最重要的是肌红蛋白和钾。除了低血容量外，这些内容物在挤压综合征的发病机制中也起着重要作用。

二、挤压综合征相关性急性肾损伤的病理生理

挤压综合征的发病机制可以分为两个部分研究：创伤性横纹肌溶解症的发病机制和横纹肌溶解症诱导的 AKI 的发病机制。

（1）创伤性横纹肌溶解症的发病机制：肌肉细胞的挤压和破裂释放肌红蛋白，肌红蛋白转化为高铁肌红蛋白，最后是酸性血红素，释放到血液循环中。肌肉中还含有钾、镁、磷酸盐、酸、肌酸磷酸激酶（CKMM）和乳酸脱氢酶（LDH）等。尽管它们对细胞功能至关重要，但当大量释放到血液循环中时，它们是有毒的。挤压后肌肉的微循环和大循环阻塞引起局部缺血，释放钠、钙和液体，导致肌肉体积和张力增加。CK 和 ATP 已耗尽，一氧化氮系统被激活，这进一步导致肌肉血管扩张和低血压加重。该病临床特点是在从塌陷或压迫的废墟中抢救出来后，病情反而恶化，因为一旦组织张力释放，缺血损伤肌肉的再灌注就会破坏钠-钾- ATP 酶机制。同时，除了钙、钾和磷酸盐等离子外，还有肌红蛋白降解产物、乳酸、尿酸和肌酶，如肌酐磷酸激酶和醛缩酶等进入血液循环。肌红蛋白从肾小球中过滤出来，但一旦超过肾阈值，它就会在远曲小管中沉淀，造成梗阻。另外，肌红蛋白降解产物引起的供血小动脉的收缩，增加了这种小管破坏。虽然乳酸水平的升高与肌肉缺血时间明显相关联，但普遍认为血清肌酐磷酸激酶才是肌肉损伤的最重要指标。少尿和肾损伤的出现、持续时间和严重程度与肌肉损伤的严重程度无关。肌肉严重肿胀、坚硬、寒冷、麻木和坏死。肾脏也容易水肿，体积增大。循环中释放的钾引起心律改变。最终，由于肺水肿，患者进入休克状态，影响呼吸气体交换。当肌肉受到压迫时，肌膜的通透性增加，细胞外物质如钙、钠和水移到细胞内环境，而肌肉细胞中高含量的物质（如钾和肌红蛋白）则流出到细胞外环境。一旦达到一个临界的游离钙浓度，持续的肌肉收缩随之发生并耗尽 ATP 储存；线粒体损伤导致氧化应激；蛋白酶、磷脂酶和其他酶被激活，导致肌原纤维和膜磷脂损伤。最终结果是肌细胞溶解并释放有毒物质细胞内成分进入细胞外微环境。这些产物的局部积聚导致微血管损伤，产生毛细血管渗漏，随后引起室间隔综合征，从而增加对毛细血管的压力，引发微循环阻塞，并迅速耗尽肌红蛋白氧含量。肌酸、磷酸盐和糖原的储存也被耗尽，严重的 ATP 消耗随之发生。

（2）横纹肌溶解症诱导的 AKI 的发病机制：①肌肉坏死局部大量液体滞留，导致血管内容量下降、肾脏灌注不足和缺血，引起肾前性肾功能障碍，如果治疗不当，会出现急性肾小管坏死（ATN）。②肌红蛋白从损伤的肌肉中释放出来，随后的肌红蛋白尿症导致小管内铸型的形成，从而导致急性肾损伤。③肌红蛋白清除一氧化氮（NO），这加剧了肾低灌注和组织损伤。④严重肌肉损伤可激活内毒素-细胞因子级联反应；随后的肾血管收缩导致肾低灌注和缺血。⑤从崩解细胞核释放的核苷在肝脏中代谢为尿酸，这可能有助于铸件形成和管状梗阻。⑥小管内肌红蛋白的降解导致游离铁的释放，游离铁催化自由基的产生，增强缺血性损伤。⑦受损肌肉释放的钾抑制心排血量，增强肾低灌注。⑧高磷血症可导致低钙血症，低钙血症可进一步抑制心肌收缩力。⑨高磷血症可导致肾组织炎症的 $CaHPO_4$ 盐沉淀。⑩受损的肌肉会释放组织凝血活酶，引发弥散性血管内凝血，从而导致急性肾损伤。

三、挤压综合征相关性急性肾损伤的诊断、临床表现、实验室检查

血清肌红蛋白和肌红蛋白降解产物是高度敏感的试验物；血清肌酐激酶（CKMM）通常在肌溶解后 2～12 小时上升，1～3 日达到峰值，3～5 日后下降，水平高于 1000 IU/L，并伴有相关临床特征，通常被视为挤压综合征的指标。血清乳酸、AST、ALT 和 LDH 呈稳定上升；血清尿酸中度上升；血清尿素和肌酐急剧上升，尤其是在长时间挤压后；血清钾水平显示早期升高，是透析的预测指标。挤压综合征可出现低钙血症和应激性高血糖。尿 RE 可显示肌红蛋白物的存在。血气分析、血常规和心电

图也有帮助。筋膜内压力监测是有用的，因为一般认为高于 30 mmHg 的水平表明需要进行筋膜切开术。多普勒检查可以检测肢体血流状况。

四、挤压综合征相关性急性肾损伤的治疗

由于肌肉疼痛、肿胀和压痛可能不明显，横纹肌溶解症的诊断可能在液体预防最有效的阶段，肌肉再灌注的早期被遗漏。虽然横纹肌溶解症的诊断是基于实验室检查，特别是肌酸激酶水平，但在重大灾难后，这些检查并不总是及时提供的。因此，所有急救人员和医护人员都应该意识到挤压伤患者早期液体复苏的重要性。

在找到受害者并进行抢救工作后，应立即插入静脉插管并开始液体复苏。如果无法找到合适的静脉，并且可以接近下肢，则可以使用骨内针进行输液。在一些大规模灾难中，由于缺乏透析，挤压伤患者似乎得不到积极的救治。其实，在一些挤压伤患者中，强化液体管理可以恢复肾功能，避免了透析，无论透析是否可用。

以上液体复苏的算法（图 7-1）为临床医生提供指导，以充分恢复血管内液体容量，满足随后紧急透析的液体需要，同时避免血容量过多和肺水肿。除非有尿道损伤的证据，否则导尿有助于监测尿液输出。不可能制定统一的早期强化液体复苏策略来预防挤压综合征。

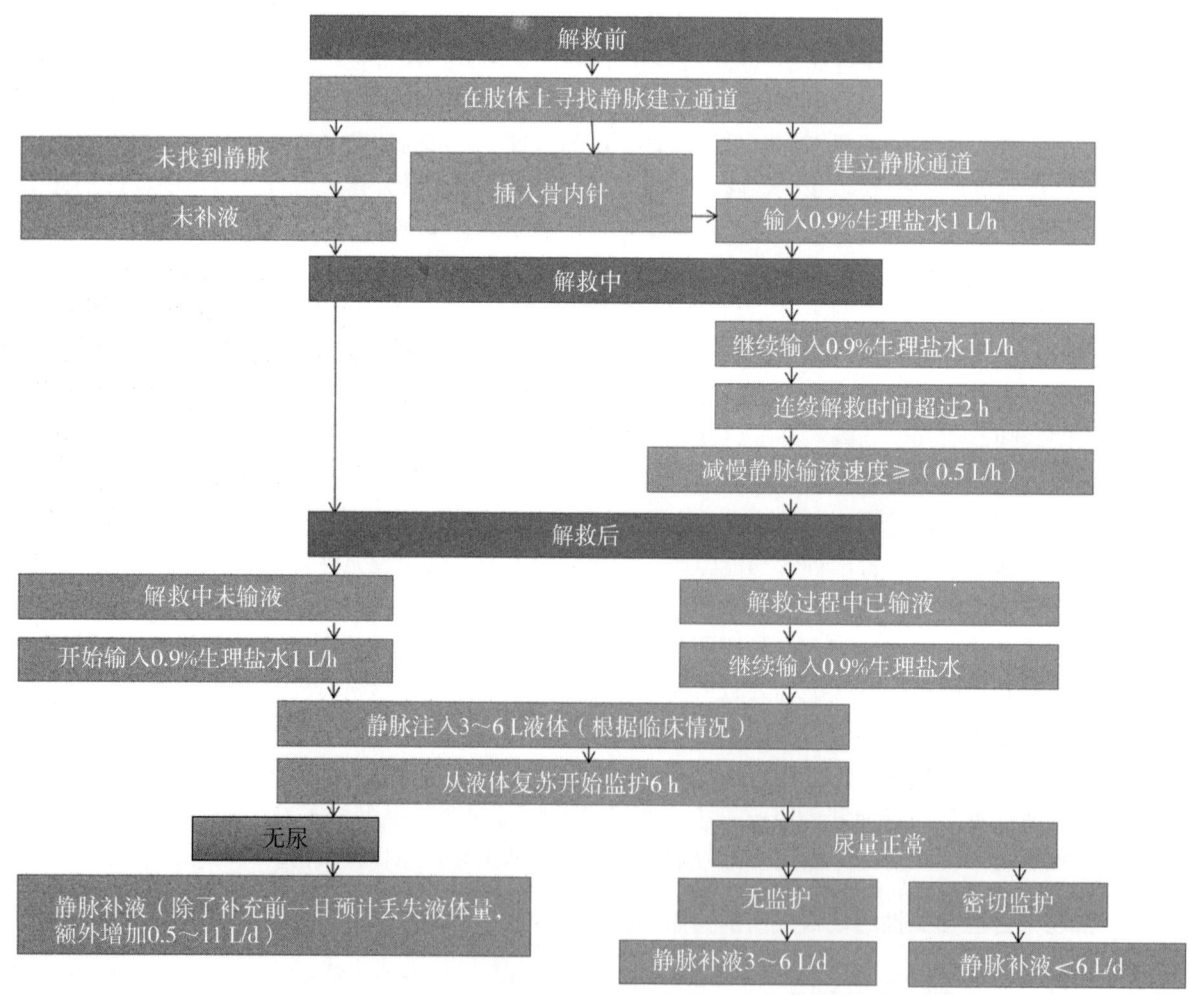

图 7-1 群体性灾害挤压伤患者解救前、解救中、解救后液体复苏算法

液体给药应基于以下考虑因素进行个体化。

（1）灾难的规模：在大规模灾难中，如果无法进行密切监测，液体应限制在每日 3～6 L。

（2）环境条件：在环境温度较低的情况下，需要较少的液体。

（3）被挤压的时间：救援被延误的受害者需要更多的液体。然而，如果这需要几天时间，就需要一种更保守的方法，因为这些患者中的许多人都患有确诊的 AKI。在马尔马拉地震中，向需要透析的受害者注入了更多的液体，主要是因为他们在灾难发生几天后入院，对液体没有泌尿反应，导致高容量血症和对透析的紧急需求。

（4）解救程序的时间长度：被困受害者的解救时间从几分钟到几小时不等。如果在受害者仍在瓦砾下的情况下开始液体复苏，首选初始液体输注速度应为 1000 mL/h，在 2 小时后至少减少 50%。

（5）受害者的人口特征：年龄较大的受害者、儿童和低体重或轻度创伤的患者更容易出现容量超负荷，应接受较少的液体。

（6）容量状态和尿量：低血压、出血和第三间隔提示低血容量，需要更多的液体给药；如果有液体过量的迹象，特别是无尿症，应该少给液体。

五、液体复苏争议

对于怀疑或证实有挤压综合征的患者，必须避免使用含钾平衡盐液，如乳酸林格溶液，因为肢体缺血再灌注损伤后大量细胞内钾进入循环系统，即使肾功能完整，血钾水平也可能显著升高。淀粉基液体与 AKI 和出血率增加有关，应避免使用。因为从理论上讲，提倡使用含碳酸氢盐的液体，尿液碱化可以阻止肌红蛋白在肾小管的沉淀。然而，目前的证据并不表明积极的碱化尿液效果优于液体复苏。此外，大剂量碳酸氢盐可能会降低游离钙，并恶化与挤压伤相关的低钙血症。另外，关于给灾民使用甘露醇存在争议。甘露醇具有利尿、抗氧化和舒张血管的特性。它有可能防止肾小管铸型沉积，扩大细胞外容量，理论上，减少室内压力，肌肉水肿和疼痛。然而，研究表明，甘露醇对肾功能的恢复并不优于单纯晶体液体复苏。此外，甘露醇具有潜在的肾毒性，需要密切监测，这在大规模灾难后往往是不可能的。

如果当地医院的实验室系统没有被破坏，应该对挤压患者进行电解质、酸碱状态、乳酸、肌酸激酶、血尿素氮和肌酐水平密切监测。

六、挤压损伤中的透析治疗

急性肾损伤中肾脏替代治疗的时机存在争议。与其他原因引起的急性肾损伤相比，挤压相关的急性肾损伤更容易出现危及生命的并发症，如酸中毒、高钾血症或液体负荷过重，这可能需要更早开始治疗和更频繁的透析。创伤相关的急性肾损伤的死亡率较高，有人认为早期肾脏替代治疗可能与创伤相关的急性肾损伤的生存率提高有关。灾难发生后，临床医生面临的一个主要挑战是，在继续治疗慢性透析患者的同时，需要配给可用的透析机和工作人员，以应对大量需要透析的严重受伤患者。由于挤压患者典型的高分解代谢状态，通常需要每日一次或多次透析治疗来控制钾。然而，在高患者数量或有限的可用治疗时间或设备的情况下，可能有必要限制 AKI 和慢性患者透析治疗的持续时间，如在海地发生的情况，尽管这种解决方案并不理想。

七、肾脏替代治疗模式

虽然少数挤压性 AKI 患者接受了腹膜透析和持续肾脏替代治疗，但大多数患者接受了间歇性血液透析。这种方式提供了医疗和后勤优势，如快速清除钾，每日能够在同一台机器上治疗几名患者，以及是易出血患者的最小抗凝治疗选择。提供间歇性血液透析的主要挑战是在灾区能否获得适当的供水。在这方面，快速反应部队小组在这方面的透析技术员非常宝贵，经常与消防员等其他志愿者联络，以便为透析提供适当的水。与标准机器相比，血液净化系统更加紧凑，在运输方面更为可取。然而，一个主要的问题是，在极端的灾害条件下，例如治疗高钾血症，一个主要的问题是是否能够提供足够的清除率。

如果该技术可用，可进行连续肾脏替代治疗，但需要全天候的高水平护理，这在灾区可能不可用。创伤患者必须仔细权衡抗凝方案，并考虑是否使用抗凝剂或柠檬酸盐局部抗凝剂。腹膜透析可能更适合幼儿，如果其他方案不可用，也是一种选择。可能需要快速交换，以便更有效地去除钾，并且可以应用于高葡萄糖溶液的频繁交换来最大化超滤。

八、四肢急性筋膜室综合征、筋膜切开术和截肢术

四肢急性骨筋膜室综合征（ACS）可能是由挤压损伤引起的一系列症状，这些症状是由闭合骨筋膜室间质压力增加引起的。未被认识的 ACS 会使患者的肢体无法行走，需要截肢，并导致横纹肌溶解症。如果要获得良好的结果，早期诊断 ACS 是至关重要的。最初对 ACS 诊断的怀疑是基于临床发现。ACS 的典型症状是疼痛、感觉异常和伸展性疼痛。最近，增加了脉搏检查和皮肤颜色变化（苍白或发绀及有大理石花斑）以完成 ACS 的"6Ps"。随后出现的脉搏减弱和苍白是动脉闭塞的指标，也是 ACS 晚期诊断的指标。

正常肢体肌肉间室的压力小于 10 mmHg。急性骨筋膜室综合征的初步处理包括移除受伤肢体上任何紧密贴合的敷料或裂开的石膏模，并避免抬高肢体，因为这可能会减少血流。如果这些措施不能显著降低室内压力，建议筋膜切开术，适用于室内压力＞20 mmHg 的低血压患者、室内压力＞30 mmHg 的不合作或无意识患者，或室压＞30 mmHg 的血压正常且临床结果阳性的患者，或者压力增加的持续时间未知或被认为长于 8 小时。越是滞后的筋膜切开术的效果越差，随之出现显著增加。筋膜切开术在治疗急性骨筋膜室综合征中是有效的，但容易引起出血和感染等并发症。只有在挽救生命的情况下，例如明显无法挽救的肢体或迅速扩散的、治疗困难的脓毒症，才应进行截肢。

第四节　药物性肾损伤

药物毒性肾损害（Drug-induced acute kidney injury，DIAKI）是指肾脏对药物使用所引起的毒性反应或原有肾脏疾病在使用药物后加重的一组疾病，由包括中草药在内的不同药物所致，具有不同临床特征和不同病理类型。随着各类抗生素的在临床的广泛运用及新型的化疗等药物的不断增多，DIAKI 的发生率也逐渐升高，研究表明，药物引起的急性肾损伤（acute kidney injury，AKI）在住院患者中占 AKI 病例的 19％～26％，而在临床重症 AKI 患者中，有多达 25％的病例是由肾毒性药物所导致。

一、病因

肾脏是一个血流非常丰富的脏器，血流量占心脏总输出量的 20％左右，承担着重要的排泄功能，同时也是药物代谢的重要场所，所以极易受到药物的损害。

尽管药物毒性肾损害可发生于所有肾单位段，但现有研究表明肾小管是其最常见的靶标，而急性肾小管损伤和间质性肾炎是肾毒素暴露引起的最常见的肾脏损伤形式，也是多种药物诱导的 AKI 的基础，除此之外，高渗药物引起的渗透性肾病、药物沉积引起的肾小管阻塞、肾小管血流动力学变化引起的间接损伤等也是常见原因。肾脏毒性和损伤的具体模式与药物的理化性质及其剂量，毒物动力学特性，肾脏清除率特征和代谢属性，以及在局部肾脏组织浓度和暴露时间密切相关，同时患者本身因素，如高龄、血容量不足、感染、肾脏基础性疾病的存在也是造成药物毒性肾损害的重要因素。

二、药物毒性肾损害的病理生理机制

肾毒性药物作用是急性肾脏损伤最常见的原因之一。病理生理上，药物所导致的肾损伤在肾前性，肾性和肾后性这三个阶段皆可发生。在肾前 AKI 中，利尿剂或泻药等药物可导致血容量不足，ACE 抑制剂或环孢霉素等致肾血管调节受损，强力扩血管药物致血管扩张等皆有可能引起肾脏血流灌注不足而导致肾前性急性肾损伤。AKI 肾性内在病因可能与肾脏血管，肾小球，肾小管或间质的特定损伤有关，肾性 AKI 的细胞损伤可由多种细胞死亡方式，例如凋亡，自噬，坏死等，以及药物结晶引起梗阻性肾病而导致的肾后性 AKI。三个阶段中，药物所致的肾源性 AKI 主要集中在肾性肾

损伤这一环节，而药物源性肾脏损伤包括肾小球滤过功能障碍和肾小管功能障碍以及肾间质和血管病变等，大多数肾小球损伤由直接或药物作用。肾小球对滤过分子的大小，形状和/或电荷的选择性屏障是由足细胞、基底膜、内皮细胞所组成的具有窗孔的内皮生理结构决定的，滤过屏障的每一个组成部分在结构和功能上紧密相关，任何一部分的损伤都可能引起肾小球滤过功能的改变而造成肾损伤疾病的发生。而药物对肾小球损害主要通过两种不同的机制诱发，一是肾小球细胞的直接损害，二是药物诱导的免疫损伤（表7-1）。

表7-1　　　　　　　　　　　　　　　　　常见肾毒性药物及其肾脏损害

分类	常见药物或成分	肾脏损害类型
抗癌药物	顺铂、维莫非尼	肾小管细胞毒性
	培美曲塞、克唑替尼	间质性肾炎
	甲氨蝶呤	结晶性肾病
	CTLA-4 和 PD-1	自身免疫性肾炎
抗菌/抗病毒药物	氨基糖苷类药物、两性霉素 B	肾小管细胞毒性
	糖肽类、β-内酰胺类、磺胺类	急性间质性肾炎、肾小球肾炎
	喹诺酮类、利福平、阿昔洛韦	急性间质性肾炎、结晶性肾病
非甾体抗炎药	乙酰氨基酚、阿司匹林	慢性间质性肾炎
	其他非甾体抗炎药	急性间质性肾炎、血流动力学改变、慢性间质性肾炎、肾小球肾炎
造影剂		肾小管细胞毒性
中药	关木通、雷公藤、泽泻	肾小管细胞毒性、慢性
	马兜铃酸、斑蝥	间质性肾炎
其他	髓袢利尿药、噻嗪类利尿药	急性间质性肾炎
	血管紧张素转化酶抑制药、血管紧张素受体拮抗药	肾小球血流动力学改变

1. 直接损害肾小球细胞

血栓性微血管病（thrombotic microangiopathy，TMA）是一种严重的内皮损伤形式，主要作用于肾小球内皮，其特征是微血管性溶血性贫血、血小板减少症以及由于微循环中血小板血栓造成的器官受累。许多药物和毒素能引起肾小球 TMA。最常见的包括抗血管生成药、化学治疗剂、干扰素、抗血小板药、钙调神经磷酸酶抑制剂和奎宁，药物通过直接诱导内皮损伤，对血管性血友病因子水解蛋白酶13（ADAMTS-13）自身抗体的诱导以及抗血小板抗体多种机制促进 TMA 的内皮损伤。

足细胞，被认为是肾小球滤过屏障中最重要的成分，而许多药物可以直接作用于足细胞而引起肾小球损伤，有研究发现干扰素治疗可导致包括肾小球微小病变（minimal change disease，MCD）与局灶节段性肾小球硬化（focal segmental glomemlosclerosis，FSGS）的足细胞损伤，药物氨羟二磷酸二钠可以导致患者出现塌陷型 FSGS 样的病变，并在电镜下观察到大量的足细胞损伤和广泛的足突融合，高剂量的帕米膦酸会导致直接的足细胞损伤，细胞能量系统受损，细胞骨架受损或细胞信号改变。非甾体抗炎药会导致多种形式肾损伤，MCD 是其最常见的肾小球病变形式，其主要通过改变免疫功能并促进足细胞损伤所致。

2. 药物诱导的免疫性肾损伤

肾毒性药物主要通过原位免疫复合物沉积、循环免疫复合物性沉积、细胞毒性抗体、细胞介导的免疫损伤，补体途径的激活等机制导致肾小球的损伤。某些毒性药物如氯化汞等使免疫调节发生异常，B淋巴细胞被激活，产生多种与肾脏抗原反应的自身抗体，如抗肾小球基膜抗体，抗体直接与肾小球基膜本身的抗原成分反应损伤肾小球，研究表明，抗甲状腺药、肼屈嗪、普鲁卡因胺、青霉素和布西拉明等药物，可通过抗中性粒细胞胞质抗体与相应靶抗原髓过氧化酶和蛋白水解酶3的结合，细胞间黏附分子表达增加，诱导中性粒细胞凋亡增加等促进肾小球的损伤，抗心律失常药如普鲁卡因等，降血压药物如肼屈嗪等，抗精神病药如氯丙嗪、苯乙嗪等，抗生素如异烟肼等，可通过药物性狼疮产生、诱使狼疮复发或加重，致免疫复合物沉积而致肾小球损伤。而卡托普利、NSAID、青霉素等药物，可通过免疫复合物沉积和相关的膜性肾病是以肾小球基底膜（GBM）改变引起药物相关性膜性肾病而致急性肾小球损伤。

三、药物所致肾小管损伤机制

肾小管经常会暴露于较高浓度的毒物中。当某种肾脏毒物是由肾小管主动分泌时，则它首先以比血浆高的浓度被蓄积在近端小管细胞内；当某种肾脏毒物是从原尿中被重吸收回到血浆，即使是以被动转运方式进行，也会以较高浓度通过肾单位的细胞，上述两种情况均会使肾小管经常处于较高浓度的毒物中。故急性肾小管坏死是药物引起的肾脏损害中发生率最高的一种，几乎占药物性急性肾衰竭的一半以上。

1. 自由基与氧化损伤

氧化应激系统在药物性肾小管损害中起重要作用，是药物直接造成细胞损害的重要机制之一，机体存在自身氧化系统和抗氧化系统，正常情况下二者处于动态平衡状态，药物可通过引起自由基和活性氧的生成或谷胱甘肽等的耗竭而影响细胞的氧化、抗氧化机制，造成细胞的氧化损伤，引起细胞膜脂质过氧化及细胞结构和功能的变化。并导致线粒体功能障碍，溶酶体水解酶抑制，磷脂损伤和细胞内钙浓度增加，导致活性氧（Reactive oxygen species，ROS）增加，最终导致细胞损伤、蛋白质功能障碍、DNA、脂质和酶的破坏。而氧化应激对 AKI 的作用机制是复杂的，涉及①活性氧（ROS）和一氧化氮的作用；② Toll 样受体（Toll-like receptors，TLRs）和损伤相关分子模式（damage-associated molecular patterns，DAMPs）的启动；③自噬对 AKI 的作用；④微血管功能障碍等。如顺铂会引起氧化应激诱导急性肾损伤，顺铂被激活为高反应性形式，可与含巯基的分子如细胞抗氧化剂（glutathione，GSH）迅速反应。GSH 和相关抗氧化剂的耗竭或失活会导致内源性 ROS 在细胞内积聚。它激活相应信号通路，促分裂原激活的蛋白激酶（MAPK），P53 和可能的 P21，导致肾小管细胞死亡。其次，顺铂可能会通过其呼吸链破坏来诱导线粒体功能障碍并增加 ROS 的产生。线粒体定位的锰超氧化物歧化酶的细胞保护作用进一步表明了线粒体活性氧在顺铂诱导的肾损伤中的作用。最后，顺铂可通过细胞色素 P450（CYP）酶在微粒体中诱导 ROS 的形成。同时，张东山团队在万古霉素与 AKI 的研究中发现 Atg7 能通过激活 PKC-δ 介导万古霉素肾毒性中肾小管细胞凋亡而致 AKI 的发生，并证明 p53 激活 miR-192-5p 能介导万古霉素诱导的 AKI。同时 RAS 的主要效应因子血管紧张素Ⅱ（Angiotensin Ⅱ，AT Ⅱ）是可通过调节血管张力和细胞生长增殖引起肾脏血管损害；AT Ⅱ能够刺激细胞的增殖及纤维化，促使趋化因子和生长因子合成；也可直接作为细胞因子，刺激 T 细胞的增殖和提高细胞介导的免疫反应，促进巨噬细胞等免疫活性细胞在小管间的浸润。AT Ⅱ对血流动力学的影响可引起进一步的缺血，随之引起活性氧的激活。研究表明庆大霉素可导致的肾损害中 AT Ⅱ的表达上调。

2. 免疫损伤机制

在肾小管间质周围常有淋巴细胞、巨噬细胞等浸润，药物激活的肾小管上皮细胞可通过分泌多种炎症介质如白介素 - 6、白介素 - 8、肿瘤坏死因子等介导致肾组织病理损害。对药物性急性肾小管间质损害进行活检证实有淋巴细胞浸润，以氨基糖苷类引起者常见，其他药物有头孢菌素类、造影剂及两性霉素 B 等。药物性急性肾损害后恢复不全或长期小剂量肾损害可以进展为肾间质纤维化。

3. 临床表现

（1）急性肾衰竭（acute renal failure，ARF）

ARF 指用药后数日至数周后肾功能的恶化。此类 ARF 多为少尿型，常常表现为无症状的血尿素氮、血肌酐升高。少尿期：主要表现为尿量减少致高钾血症、水中毒、代谢性酸中毒及急性尿毒症症状；多尿期：肾小管上皮细胞再生修复后尿量逐渐增多，使血钾、血钠下降，持续多尿患者可死于脱水及电解质紊乱；恢复期：多尿期后尿量减至正常，血尿素氮、肌酐及电解质均逐渐恢复正常水平，引起 ARF 的常见的肾毒性药物有：①抗生素；②化疗药物；③造影剂；④免疫抑制剂；⑤抗病毒药；⑥重金属类；⑦有机溶剂类；⑧血管活性药物；⑨其他 NSAIDs、他汀类等，如 X 线造影剂导致的 ARF 多在造影后 24～72 小时内出现，在药物所致的 ARF 中，ACEI 以 22% 排在第二位，尤其是在双侧肾动脉狭窄者更易发生。当氨基糖苷类肾脏毒性药物超过一定浓度时，药物被重吸收入近曲小管上皮细胞，经细胞膜的吞饮作用，积聚在溶酶体内，肿胀的溶酶体破裂，最后可导致近曲小管上皮细胞死亡，所导致的 ARF 主要见于用药 5～7 日后或一次性大剂量用药后 24～48 小时。非甾体类解热镇痛抗炎药由于抑制肾脏的环氧酶，从而阻碍前列腺素的合成，引起肾小球滤过率下降、急性肾衰竭。

（2）肾小管-间质疾病

药物过敏是急性间质性肾炎的主要病因，不同药物引起的急性间质性肾炎病情轻重不一，临床表现多样，全身过敏反应：发热、皮疹、外周血嗜酸细胞增多。部分患者还可表现为关节肿痛、淋巴结肿大等肾外脏器的过敏症状，除过敏症状外，还表现为肾功能损害：约半数患者出现氮质血症，1/3 表现为少尿型急性肾衰竭，同时还可有肾性糖尿、氨基酸尿和小分子蛋白尿等近端小管损伤的表现及低渗尿、失钠及肾小管酸中毒等远端小管病变的特征。青霉素可引起急性过敏性间质性肾炎，而表现为血尿、白细胞尿、蛋白尿，尿白细胞中有较多嗜酸性粒细胞。同时伴肾功能不全发热、药疹、血中嗜酸性粒细胞升高，慢性间质性肾炎可由非甾体抗炎药以及含马兜铃酸的中草药所引起，用药时间往往长达数月以上。肾毒性抗生素（氨基糖苷及头孢霉素类）和抗肿瘤药（顺铂）等除直接损伤肾小管上皮细胞外也可引起慢性间质性肾炎。近年来，由卡托普利所致的慢性间质性肾炎也逐步增多。

（3）肾病综合征

生物制品（如马血清和疫苗）可引起免疫复合物性肾炎，布卡明、青霉胺和金制剂等在治疗类风湿关节炎等疾病过程中可导致膜性肾病。临床上可表现为血尿、蛋白尿、水肿、高血压或肾功能减退等肾小球肾炎综合征，也可表现为典型的肾病综合征：大量蛋白尿（>3.5 g/d）、低白蛋白血症（<30 g/L）、高脂血症和水肿。

（4）梗阻性肾病

磺胺结晶及过量维生素 D、某些治疗（如化疗）中出现高尿酸血症导致的尿酸结晶引起的尿路结石，或应用二甲麦角新碱引起的腹膜后弥漫性纤维化均可造成梗阻性肾病，可表现为血尿、肾绞痛、排尿障碍、高血压、酸中毒。

（5）氮质血症

应用两性霉素 B、环丙烷、氟烷或乙醚等药物后可造成肾小动脉痉挛，肾血流量及肾小球滤过率降低，出现血尿素氮和肌酐升高。主要临床表现为：全身浮肿，恶心、呕吐、腹胀等消化道症状，高血压、蛋白尿、低蛋白血症等症状。

四、实验室检查

（1）血液尿素氮（BUN）和血清肌酐（SCr）是用于检测 AKI 的血清标志物，且因其分析廉价，易于临床常规检测。药物性肾衰竭患者血液检查血尿素氮、血肌酐升高，可出现高钾血症。HCO_3^- 水平多呈轻中度降低。血钠浓度正常或偏低，可有血钙降低、血磷升高。药物性间质性肾炎时可见血尿素氮、血肌酐升高可伴有血嗜酸性粒细胞、IgG 升高。药物性肾病综合征，血生化检查表现为血清白蛋白 <30 g/L，可有肌酐和尿素氮和血清补体的升高。

（2）尿液依表现类型不同可以出现少尿、蛋白尿血尿、白细胞尿及肾小管功能改变。典型的药物性肾衰竭患者尿液中可检测到尿蛋白、管型、红细胞、白细胞等，磺胺药物肾损害时尿中可出现大量磺胺结晶；过敏性间质性肾炎时，尿中可出现嗜酸性粒细胞，血尿及蛋白尿异常。药物性肾病综合征，尿液检查，24 小时尿蛋白定量＞3.5 g/24 h 具有诊断意义，此外尿渗透压多明显低于正常反映肾小管功能的一些小分子蛋白如视黄醇结合蛋白（Retinol-binding protein，RBP）、β2 微球蛋白、溶菌酶等均升高，尿 N-乙酰-β-D 葡萄糖氨基苷酶（NAG）水平也增高。药物性肾损伤的生物标志物见表 7-2。

表 7-2　　　　　　　　　　　　　药物性肾损伤的生物标志物

分类	诊断标记物	
	传统标记物	新型标记物进展
肾小球	肌酐	胱抑素 C
	尿素氮	α1-微球蛋白
	蛋白尿/白蛋白尿/微量白蛋白尿	β2-微球蛋白
近端小管		肾损伤分子-1，胱抑素 C，α 微球蛋白，β2-微球蛋白，簇蛋白，三叶因子 3，中性粒细胞明胶酶相关脂质运载蛋白，N-乙酰-B-D-氨基葡萄糖苷酶，α-谷胱甘肽 S-转移酶，白介素-6，白介素-8，白介素-18，巨噬细胞集落刺激因子，肿瘤坏死因子 α，骨桥蛋白。
远端小管		簇蛋白，三叶因子 3，中性粒细胞明胶酶相关脂质运载蛋白，谷胱甘肽 S-转移酶-μ/π，心型脂肪酸结合蛋白，骨桥蛋白。
肾集合管		α-谷胱甘肽 S-转移酶
肾乳头		肾损伤分子-1，簇蛋白。

五、辅助检查

（1）核素检查（SPECT）静态显像，间质性肾炎时双肾镓吸收均匀且浓度高，以 48 小时左右吸收最多，对诊断药物所致的间质性肾炎有较大的帮助。99mTc-二乙三胺五乙酸（99mTc-DTPA）测定肾小球滤过率是目前临床上了解肾小球滤过功能的最好方法之一，在肾小管-间质病变时显示肾灌注好，但肾实质吸收功能差。肾小管功能受损时[131] I-邻碘马尿酸钠（OIH）动态肾显像不清，并特别敏感，诊断符合率达 95%。

（2）X 线，持续存在较稠密的阴影是造影剂肾中毒的一个敏感指标，但缺乏特异性。同时，当药物性肾病综合征出现肺水肿时，X 线表现为肺纹理增粗、模糊等。而药物性梗阻性肾疾病所致结晶引起的尿路结石在 X 线上表现可为高信号影。

（3）B 超，药物所致的急性间质性肾炎 B 超常显示双肾体积对称性增大。

（4）肾活检，肾脏活检目前仍是诊断药物性肾损伤的金标准，药物性间质性肾炎在组织学上存在间质性水肿，主要为 T 细胞间质性炎症以及炎症细胞浸润。另外，可有上皮细胞肉芽肿间质性肾炎存在，或伴有不同数量的嗜酸性粒细胞浸润。急性肾小管上皮损伤，活检形态上可以看到不同程度的肾小管扩张和扩张，同时扁平，空化甚至完全丧失肾小管上皮细胞。靶向肾小球细胞的药物活检可以观察到直接的肾小球损害，如内皮细胞，肾小球系膜细胞或足细胞特异性受损。

六、诊断

药物性肾损害的诊断根据以下两点：①可能产生药物性肾损害的药物应用史，包括特定的药物种类、药物应用的剂量、疗程、用药与肾损害发生的间隔时间、停药后肾损害的恢复情况等；②相应的肾脏受损表现，包括尿检异常、肾功能减退、肾脏影像学异常，肾脏病理学异常。血清肌酐反映早期肾功能减退很不敏感，内生肌酐清除率、血清 eystatin C 以及某些代表肾脏受损的基因学或蛋白组学标志物，如 N-乙酰-β-D-氨基葡萄糖苷酶（N-acetyl-β-D-glucosaminidase，NAG）、肾脏损伤分子-1 等异常，可以帮助更早地确诊药物性肾损害。

肾活检是确诊的主要手段。主要病理变化是肾间质水肿，淋巴细胞、单核细胞与嗜酸性细胞浸润，以及不同程度的肾小管变性、坏死和上皮细胞再生。血、尿嗜酸细胞增多是诊断依据之一。此项检测简便易行，可迅速获得结果。嗜酸细胞在血、尿及肾组织中的检出率并不平行，肾组织中浸润的嗜酸细胞可因"自溶"而使尿中不能检出。特异性淋巴细胞转化试验（specific lymphocyte transformation test，SLTT）明确致病药物。LTS 试验的原理是取患者血样作体外培养，应用药物的特异性抗原刺激患者致敏淋巴细胞使其转化。根据淋巴细胞对药物抗原应答水平的高低，以鉴别是否对此种药物过敏。LTS 具有很高的特异性，假阳性罕见，但阴性结果不能排除对某种药物过敏的可能性，且无助于药物中毒的诊断。

七、对于药物性肾损伤的防治

药物肾损伤可分为以下四个主要类别：剂量依赖性直接肾药物毒性，与免疫反应有关的剂量依赖性肾药物毒性，肾血流量减少和电解质紊乱引起的间接肾毒性以及药物晶体的肾小管内沉淀。

一旦疑似有药物性肾损害时，应立即减量、停药或换药，除了马兜铃酸中毒肾损伤不可逆外，大多数患者肾功能常可逐渐恢复。而对已经发生药物肾损伤的患者，应立即停药，促进药物排泄，维持体内电解质及酸碱平衡，保护肾功能，在药物纠正的基础上，透析是目前常用的手段之一，其目的在于为进入少尿期的患者争取药物治疗时间，维持机体内环境的稳定。此外，血液净化治疗有利清除药物等有毒因素及各种致病因子，促进小管修复再生。如对于能引起结晶性肾损伤的药物，如磺胺类药物等容易在尿液中形成结晶，造成肾脏损伤，对此的治疗主要通过大量饮水、利尿剂清除阻塞肾小管的结晶，必要时以碳酸氢钠碱化尿液。对于药物性间质性肾炎的治疗：①尽可能去除诱发因素，如停止使用青霉素类抗生素、抗癌药和 NSAID 等能导致急性间质性肾炎的诱发药物是治疗的关键；②充分的支持治疗：维持水、电解质和酸碱平衡，对急性肾功能不全的患者应注意调节血容量；③合理使用糖皮质激素和其他免疫抑制剂：对于肾功能急剧下降、肾活检有弥漫肾损害及需要透析治疗的药物相关性的间质性肾炎患者，糖皮质激素治疗能较明显改善肾功能。

预防掌握各类常见药物的毒性作用，避免长期应用有肾毒性的药物；用药前对患者的耐受情况进行综合评估，尤其是对婴幼儿及老年人用药时要格外慎重；用药期间应密切监测患者血药浓度，并注意患者尿常规、尿酶和肾功能等改变；加强药物不良反应的观察，加强药品知识的宣传普及，提高广大患者的用药常识。

第五节　其他原因导致的急性肾损伤

一、癌症导致的急性肾损伤

癌症患者出现 AKI 有几种潜在的原因。肾前性 AKI 在潜在恶性肿瘤中很常见，可能与肿瘤或化疗引起的呕吐或腹泻、厌食导致的口服摄入量减少、用于疼痛管理的非甾体抗炎药（NSAIDs）的使用以及恶性肿瘤相关的高钙血症有关。内在性 AKI 可由多种化疗药物引发。顺铂是一种与 AKI 相关的经典化疗药物。顺铂致肾损伤的主要部位是近端小管。顺铂的肾毒性是呈剂量依赖性的，但一次药物暴露就可能会导致 AKI。顺铂给药后通常会出现电解质紊乱，如低镁血症和低钾血症。其他含铂的化疗药物，如卡铂和奥沙利铂，其肾毒性比顺铂小，但并非无风险，尤其是当累积剂量很高时。异环磷酰胺已被用于治疗生殖细胞肿瘤、肉瘤及其他实体肿瘤，偶尔也用于治疗淋巴瘤，它也与 AKI 相关，且呈剂量依赖关系。静脉注射高剂量甲氨蝶呤（＞1 g/m²）后会出现肾毒性，这主要是由于药物和其代谢物在管腔中的沉淀所致。甲氨蝶呤肾毒性的危险因素包括容量减少和酸性尿液的存在。直接肾小管毒性也可能促使 AKI 的形成。

尸检研究中有 5%～10%报道了实体癌和血液癌对肾实质的侵袭，但这是 AKI 的罕见原因。白血病细胞浸润肾实质可形成 AKI，典型表现为血尿、蛋白尿和超声显像肾增大。及时诊断很重要，因为 AKI 可能会对化疗干预产生反应。

肿瘤溶解综合征与高尿酸血症、高磷血症和低钙血症相关，是公认的癌症患者 AKI 的原因。对于患分化较差、增长较快的淋巴增生性恶性肿瘤（例如伯基特淋巴瘤或急性淋巴细胞性或早幼粒细胞性白血病）的患者，化疗开始后最容易出现肿瘤溶解综合征；然而，它可以自发发生以及出现在那些对于某些对放疗和/或化疗高度敏感的实体肿瘤（如睾丸癌）中。Cairo-Bishop 标准包括实验室标准和临床标准，为肿瘤溶解综合征的诊断提供了标准定义（表 7-3）。与肿瘤溶解综合征相关的 AKI 是由尿酸和磷酸钙晶体引起的直接肾小管损伤和管腔阻塞引发的。预防性治疗，如大量给药、使用黄嘌呤氧化酶抑制剂抑制尿酸合成或重组尿酸酶将尿酸转化为尿囊素显著降低了这种类型 AKI 的发生率。不太常见的 AKI 病因包括肿瘤相关的肾小球肾炎和药物或辐射引起的血栓性微血管病。化疗相关的血栓性微血管病变是几种药物的公认并发症，如丝裂霉素 C 和吉西他滨。

表 7-3   **Cairo-Bishop 定义的肿瘤溶解综合征**

肿瘤溶解综合征的实验室诊断

在化疗开始前 3 日至化疗结束后 7 日期间相同的 24 小时间隔内，至少需要达到以下两项标准：

- 尿酸水平：≥8.0 mg/dL 或比基线增加≥25%

- 钾水平：≥6.0 mmol/L 或比基线增加≥25%

- 磷水平：≥4.6 mg/dL（儿童≥6.5 mg/dL）或比基线增加≥25%

- 钙水平：≤7.0 mg/dL 或比基线下降≥25%

肿瘤溶解综合征的临床诊断

肿瘤溶解综合征的实验室诊断标准及至少 1 项以下标准：

- 血清肌酐水平≥年龄调整上限正常值的 1.5 倍

- 心律失常/猝死

- 癫痫/痉挛

二、实体器官或骨髓移植后的急性肾脏损伤

因为心肺衰竭、肝衰竭、败血症以及抗生素和免疫抑制剂的肾毒性，非肾脏实体器官移植受者发生急性肾损伤（AKI）的风险极高。在一项大型多中心回顾性研究中，25%的非肾脏实体器官移植受者出现 AKI，其中 8%需要接受肾脏替代治疗（RRT）。在需要透析的 AKI 患者中，死亡率会增加 9～12 倍。35%的心脏移植受者和 15%的肺移植受者会出现 AKI。另外，高达 30%的肝移植受者也会出现 AKI，其中很多人在移植前就患有慢性肾脏病（CKD）。关于能否通过移植前的肾功能受损来预测原位肝移植受者的预后，目前的数据仍存在矛盾之处，但与术前肾功能完好的患者相比，术前肾功能受损患者的住院时间和 ICU 住院时间更长，接受透析的可能性更大。

AKI 是公认的造血干细胞移植（HCT）并发症。目前主要有三种 HCT，分别是清髓性自体移植、清髓性异体移植和非清髓性异体移植，这三种移植方式在 AKI 发病率、严重程度和结果上的差异很大。在一项对 272 名清髓性 HCT 受者（主要是异体）进行的研究中，53%的患者出现 AKI，24%的患者需要透析。在需要透析的 AKI 患者中，死亡率为 84%。最近的一项研究表明：在这类患者群体中，严重 AKI 的发病率为 73%。非清髓性异体 HCT 引起的 AKI 比较少见。一项针对 253 名患者的研究表明，HCT 术后 3 个月内 AKI 的发病率为 40.4%，仅有 4.4%的患者需要透析。在进行清髓性自体 HCT 后，AKI 的发病率大大降低。一项针对 173 名自体 HCT 受者的研究报告称，AKI 的发病率为 21%，其中

5%的患者需要透析。AKI的发病率较低可能是因为没有发生移植物抗宿主病和移植速度更快。患者在HCT后出现AKI的原因主要包括：低血容量症、败血症、肿瘤溶解综合征、细胞减压术引起的直接肾小管毒性、血栓性微血管病、移植物抗宿主病、抗生素、免疫抑制剂和肝小静脉闭塞病（VOD）。VOD的病因是放化疗所引起的急性肝小静脉内皮细胞损伤。这种情况最常见于采用全身放疗、环磷酰胺和/或白消安的预处理方案以及清髓性异体HCT。该综合征的临床特征是：患者在移植后的第一个月内会出现深度黄疸和钠盐潴留，并伴有水肿和腹水，随后发展为AKI。少尿型AKI常见于中度VOD，但重度病例中也有一定的发病率。重度VOD患者的死亡率接近100%。BK病毒是一种人类多瘤病毒，经常在实体器官移植和HCT患者群体中引发一系列机会性感染。在可检测阶段，有多达50%的HCT患者可能会出现BK病毒尿症。在免疫抑制患者群体中，潜伏的BK病毒可能会被再次激活，这一现象与出血性膀胱炎和肾损害（多伴有肾小管萎缩和纤维化、炎性淋巴细胞浸润与核内BK病毒包涵体）相关。医师可以将血液和/或尿液中的病毒滴度升高作为诊断依据，目前主要的治疗手段是最大限度地减少免疫抑制。

三、肺部疾病相关的急性肾损伤

AKI和肺病（肺肾综合征）同时存在，提示患者可能患有古德巴斯捷氏综合征、抗中性粒细胞胞浆抗体（ANCA）相关性血管炎或其他血管炎。医师可以通过检测抗肾小球基底膜抗体、抗中性粒细胞胞浆抗体或低血清补体浓度初步判断肺肾综合征的各种病因，但如果要立即确诊并采取进一步的治疗方案，可能仍需要以肺或肾活检的结果为依据。多种毒物的摄入和感染也可能会同时诱发类似于血管炎相关性肺肾综合征的肺肾损伤。此外，各种原因引起的AKI都可能会并发继发性高血容量症和肺水肿。如果患者患有严重的肺部疾病并伴有胸内压增高，需要呼吸机支持，则可能会造成心排血量降低，引起肾前性AKI。

四、肝脏疾病相关的急性肾损伤

对肝脏疾病合并急性肾损伤（acute kidney disease，AKI）患者的鉴别诊断非常广泛。在这种情况下，AKI的常见原因包括血管内容量减少、胃肠道出血、败血症和肾毒素。大多数晚期肝病合并AKI的病例是由肾前性氮质血症、急性肾小管坏死（acute tubular necrosis，ATN）或肝肾综合征（hepatorenal syndrome，HRS）引起的。在临床上，鉴别这类情况有一定挑战性。虽然U_{Na}小于20 mmol/L和FE_{Na}小于1%是肾前性AKI和HRS的典型特征，但晚期肝病患者常服用大剂量利尿剂可能会导致较高的钠排泄率。将ATN与其他形式的AKI进行进一步区别的困惑在于，在肾前AKI和HRS中可见胆色素管型，其外观与ATN的典型"泥棕色"颗粒状管型相似。肝病患者的肾脏疾病也可能是由急性肾小球疾病引起，包括IgA肾病、乙型肝炎病毒相关的膜性肾病、丙型肝炎病毒相关的膜增生性肾小球肾炎伴冷球蛋白血症。对乙酰氨基酚毒性除了是急性肝毒性的最常见原因之一外，还可能引起肾毒性ATN。

肝肾综合征（HRS）通常是指在晚期肝硬化患者中出现的以不可逆AKI为特征的临床综合征，虽然在暴发性病毒性和酒精性肝炎中也对其进行了描述。几乎可以肯定的是，HRS是慢性肝病病程早期开始的低灌注状态的终末期。HRS血液动力学改变的确切病理生理机制尚不完全清楚。在HRS早期，内脏和全身血管舒张引起的血管容量增加被认为触发了RAAS和交感神经系统的激活。在此阶段，通过局部释放肾血管舒张因子来保持肾脏灌注。但是，这些代偿机制最终无法承受，进而发生进行性肾灌注不足。相对于血管阻力下降，心排血量增加不足被认为也有助于HRS的发展。

HRS的临床表现与肾前AKI的极为相似。但与肾前AKI不同，HRS不会随着血管内空间的严重扩张而改善。诊断HRS的标准包括肝硬化伴腹水时血清肌酐浓度升高至1.5 mg/dL以上；停用利尿剂和白蛋白量增加至少两日后肾功能无法改善；无休克，同时或近期服用肾毒性药物，或实质性肾脏疾病[是指蛋白尿＞500 mg/d，血尿（＞每高倍视野中＞50 RBC）和/或肾脏超声检查异常]。

目前已描述了 HRS 的两种亚型。1 型 HRS 的特征是在两周的时间内，血清肌酐浓度至少加倍，达到至少 2.5 mg/dL 的水平，或 GFR 下降 50% 以上，达到低于 20 mL/min 的水平，即 AKI 的快速发作。1 型 HRS 通常发生在住院患者中，可由静脉曲张出血、过快利尿、穿刺术引起，或最常见的发展为自发性细菌性腹膜炎。其他可能的诱因包括感染、小手术、非甾体抗炎药或其他药物的使用。但是，必须谨慎对待此类病例，以排除可逆 AKI 的原因。1 型 HRS 通常表现为暴发性少尿、脑病、明显的高胆红素血症，并在临床表现后 1 个月内死亡。但稍后讨论的 HRS 管理的进展表明，对治疗有反应的患者可能有更好的生存趋势。2 型 HRS 典型表现为在有利尿性腹水和大量钠潴留的情况下肾功能逐渐下降。2 型 HRS 的预后明显好于 1 型 HRS，据报道中位生存期为 6 个月，一年生存率高达 30%。在 2 型 HRS 患者中，长时间稳定后可能会出现肾功能突然恶化，导致与 1 型 HRS 患者相似的结局。

HRS 的最终治疗取决于肝功能的恢复或肝移植的成功。然而，血管收缩剂的与胶体的联合应用已表现出改善肾功能的前景。

可以推测，通过逆转内脏和周围血管舒张，可以恢复更多正常的肾脏灌注。已采用的血管收缩疗法包括使用去甲肾上腺素，联合米多君和奥曲肽，以及血管升压素激动剂特利加压素。尽管血管收缩疗法与肾功能改善相关，并且有反应的患者预后会有所改善，尚未证明使用血管收缩疗法能改善 AKI 患者的整体预后，这表明存活率仍然受到肝脏疾病潜在严重程度的限制。

五、急性肾损伤与肾病综合征

肾病综合征中的急性肾损伤（AKI）呈现出一系列独特的潜在诊断特征。例如，重度上皮损伤可同时引发肾病性蛋白尿和急性或亚急性肾损伤。上皮损伤通常出现在原发性肾小球疾病中，如塌陷性肾小球病或新月型膜性肾病。轻度脏层上皮细胞损伤，合并近端肾小管损伤（如非甾体抗炎药诱发的泛上皮细胞损伤或可能未确诊的病毒性疾病）或间质性肾炎（如利福平诱发）也表现为 AKI 并发肾病综合征。多发性骨髓瘤患者大量分泌光链蛋白也可见于 AKI 并发肾病综合征。急性肾小管坏死并发肾病综合征可见于年龄较大、病情变化最小的患者亚群，也见于其他肾病和严重低蛋白血症患者（尤以过度使用利尿剂者最为常见）。一般而言，AKI 并发肾病综合征患者，其血压和尿蛋白分泌量均高于非 AKI 患者。此类患者的活检样本中动脉硬化率较高，可能表明患有高血压肾硬化基础病是诱发该并发症的危险因素。在肾病综合征和 AKI 的鉴别诊断中，特别是在小儿和成人膜性肾病伴高蛋白尿和低白蛋白血症中，必须考虑肾静脉血栓形成。

参考文献

[1] Jang H R, Rabb H. The innate immune response in ischemic acute kidney injury [J]. Clin Immunol, 2009, 130 (1): 41-50.

[2] Sharfuddin A A, Molitoris B A. Pathophysiology of ischemic acute kidney injury [J]. Nat Rev Nephrol, 2011, 7 (4): 189-200.

[3] Malek M, Nematbakhsh M. Renal ischemia/reperfusion injury, from pathophysiology to treatment [J]. J Renal Inj Prev, 2015, 4 (2): 20-27.

[4] Molitoris B A, Sutton T A. Endothelial injury and dysfunction: role in the extension phase of acute renal failure [J]. Kidney International, 2004, 66 (2): 496-499.

[5] Solez K, Morel-Maroger L, Sraer J D. The morphology of "acute tubular necrosis" in man: analysis of 57 renal biopsies and a comparison with the glycerol model [J]. Medicine (Baltimore), 1979, 58 (5): 362-376.

[6] Stromski M E, Cooper K, Thulin G, et al. Chemical and functional correlates of postischemic renal ATP levels [J]. Proc Natl Acad Sci USA, 1986, 83 (16): 6142-6145.

［7］ Ichimura T，Asseldonk E J，Humphreys B D，et al．Kidney injury molecule-1 is a phosphatidylserine receptor that confers a phagocytic phenotype on epithelial cells ［J］．J Clin Invest，2008，118（5）：1657 – 1668．

［8］ Matsumoto M，Makino Y，Tanaka T，et al．Induction of renoprotective gene expression by cobalt ameliorates ischemic injury of the kidney in rats ［J］．J Am Soc Nephrol，2003，14（7）：1825 – 1832．

［9］ Vannay A，Fekete A，Adori C，et al．Divergence of renal vascular endothelial growth factor mRNA expression and protein level in post-ischaemic rat kidneys ［J］．Exp Physiol，2004，89（4）：435 – 444．

［10］ Gupta S，Verfaillie C，Chmielewski D，et al．Isolation and characterization of kidney-derived stem cells ［J］．J Am Soc Nephrol，2006，17（11）：3028 – 3040．

［11］ Bussolati B，Bruno S，Grange C，et al．Isolation of renal progenitor cells from adult human kidney ［J］．Am J Pathol，2005，166（2）：545 – 555．

［12］ Lange C，Togel F，Ittrich H，et al．Administered mesenchymal stem cells enhance recovery from ischemia/reperfusion-induced acute renal failure in rats ［J］．Kidney Int，2005，68（4）：1613 – 1617．

［13］ Hoste E a J，Bagshaw S M，Bellomo R，et al．Epidemiology of acute kidney injury in critically ill patients：the multinational AKI-EPI study ［J］．Intensive Care Medicine，2015，41（8）：1411 – 1423．

［14］ Uchino S，Kellum J A，Bellomo R，et al．Acute renal failure in critically ill patients：a multinational，multicenter study ［J］．JAMA，2005，294（7）：813 – 818．

［15］ Bellomo R，Kellum J A，Ronco C，et al．Acute kidney injury in sepsis ［J］．Intensive Care Medicine，2017，43（6）：816 – 828．

［16］ Kellum J A，Bellomo R，Ronco C．Does this patient have acute kidney injury An AKI checklist ［J］．Intensive Care Medicine，2016，42（1）：96 – 99．

［17］ Schrier R W，Wang W．Acute renal failure and sepsis ［J］．The New England Journal of Medicine，2004，351（2）：159 – 169．

［18］ Gómez H，Kellum J A．Sepsis-induced acute kidney injury ［J］．Current Opinion in Critical Care，2016，22（6）：546 – 553．

［19］ Dellepiane S，Marengo M，Cantaluppi V．Detrimental cross-talk between sepsis and acute kidney injury：new pathogenic mechanisms，early biomarkers and targeted therapies ［J］．Critical Care（London，England），2016，20：61．

［20］ Maiden M J，Otto S，Brealey J K，et al．Structure and Function of the Kidney in Septic Shock．A Prospective Controlled Experimental Study ［J］．American Journal of Respiratory and Critical Care Medicine，2016，194（6）：692 – 700．

［21］ Lankadeva Y R，Kosaka J，Iguchi N，et al．Effects of Fluid Bolus Therapy on Renal Perfusion，Oxygenation，and Function in Early Experimental Septic Kidney Injury ［J］．Critical Care Medicine，2019，47（1）：e36 – e43．

［22］ Lerolle N，Nochy D，Guérot E，et al．Histopathology of septic shock induced acute kidney injury：apoptosis and leukocytic infiltration ［J］．Intensive Care Medicine，2010，36（3）：471 – 478．

［23］ Bellomo R，Wan L，Langenberg C，et al．Septic acute kidney injury：new concepts ［J］．Nephron Experimental Nephrology，2008，109（4）：e95 – 100．

［24］ Wan L，Bagshaw S M，Langenberg C，et al．Pathophysiology of septic acute kidney injury：what do we really know ［J］．Critical Care Medicine，2008，36（4 Suppl）：S198 – S203．

［25］ Ma S，Evans R G，Iguchi N，et al．Sepsis-induced acute kidney injury：A disease of the microcirculation ［J］．Microcirculation（New York，N．Y．：1994），2019，26（2）：e12483．

［26］ Lankadeva Y R，Kosaka J，Evans R G，et al．Intrarenal and urinary oxygenation during norepinephrine resuscitation in ovine septic acute kidney injury ［J］．Kidney International，2016，90（1）：100 – 108．

［27］ Calzavacca P，Evans R G，Bailey M，et al．Variable responses of regional renal oxygenation and perfusion to vasoactive agents in awake sheep ［J］．American Journal of Physiology．Regulatory，Integrative and Comparative Physiology，2015，309（10）：R1226 – R1233．

［28］ Takasu O，Gaut J P，Watanabe E，et al．Mechanisms of cardiac and renal dysfunction in patients dying of sepsis ［J］．American Journal of Respiratory and Critical Care Medicine，2013，187（5）：509 – 517．

［29］ Ramchandra R，Wan L，Hood S G，et al．Septic shock induces distinct changes in sympathetic nerve activity to the heart and kidney in conscious sheep [J]. American journal of physiology. Regulatory, integrative and Comparative Physiology, 2009, 297 (5): R1247 - R1253.

[30] Loutzenhiser R, Griffin K, Williamson G, et al. Renal autoregulation: new perspectives regarding the protective and regulatory roles of the underlying mechanisms [J]. American journal of physiology. Regulatory, integrative and Comparative Physiology, 2006, 290 (5): R1153 - R1167.

[31] Mårtensson J, Bellomo R. The rise and fall of NGAL in acute kidney injury [J]. Blood Purification, 2014, 37 (4): 304 - 310.

[32] Mårtensson J, Xu S, Bell M, et al. Immunoassays distinguishing between HNL/NGAL released in urine from kidney epithelial cells and neutrophils [J]. Clinica Chimica Acta, International Journal of Clinical Chemistry, 2012, 413 (19 - 20): 1661 - 1667.

[33] Mccullough P A, Shaw A D, Haase M, et al. Diagnosis of acute kidney injury using functional and injury biomarkers: workgroup statements from the tenth Acute Dialysis Quality Initiative Consensus Conference [J]. Contributions to Nephrology, 2013, 182: 13 - 29.

[34] Kashani K, Al-Khafaji A, Ardiles T, et al. Discovery and validation of cell cycle arrest biomarkers in human acute kidney injury [J]. Critical Care (London, England), 2013, 17 (1): R25.

[35] Zhang P, Yi L, Qu S, et al. The Biomarker TCONS _ 00016233 Drives Septic AKI by Targeting the miR - 22 - 3p/ AIFM1 Signaling Axis [J]. Molecular Therapy. Nucleic Acids, 2020, 19: 1027 - 1042.

[36] Rowan K M, Angus D C, Bailey M, et al. Early, Goal-Directed Therapy for Septic Shock—A Patient-Level Meta-Analysis [J]. The New England Journal of Medicine, 2017, 376 (23): 2223 - 2234.

[37] Rivers E, Nguyen B, Havstad S, et al. Early goal-directed therapy in the treatment of severe sepsis and septic shock [J]. The New England Journal of Medicine, 2001, 345 (19): 1368 - 1377.

[38] Kellum J A, Pike F, Yealy D M, et al. Relationship Between Alternative Resuscitation Strategies, Host Response and Injury Biomarkers, and Outcome in Septic Shock: Analysis of the Protocol-Based Care for Early Septic Shock Study [J]. Critical Care Medicine, 2017, 45 (3): 438 - 445.

[39] Glassford N J, Bellomo R. Does Fluid Type and Amount Affect Kidney Function in Critical Illness [J]. Critical Care Clinics, 2018, 34 (2): 279 - 298.

[40] Perner A, Prowle J, Joannidis M, et al. Fluid management in acute kidney injury [J]. Intensive Care Medicine, 2017, 43 (6): 807 - 815.

[41] Howell M D, Davis A M. Management of Sepsis and Septic Shock [J]. JAMA, 2017, 317 (8): 847 - 848.

[42] Gibney R T, Sever M S, Vanholder R C. Disaster nephrology: crush injury and beyond [J]. Kidney Int, 2014, 85 (5): 1049 - 1057.

[43] Sever M S, Vanholder R. Management of crush syndrome casualties after disasters [J]. Rambam Maimonides Med J, 2011, 2 (2): e39.

[44] 王俊锋. 2007—2014 年我国药物性急性肾损伤文献调查与分析 [J]. 临床误诊误治, 2014 (10): 54 - 57.

[45] Mehta R L, Awdishu L, Davenport A, et al. Phenotype standardization for drug-induced kidney disease [J]. Kidney International, 2015, 88 (2): 226 - 34.

[46] Bentley M L, Corwin H L, Dasta J. Drug-induced acute kidney injury in the critically ill adult: recognition and prevention strategies [J]. Critical Care Medicine, 2010, 38 (6 Suppl): S169 - S174.

[47] Murray I, Paolini M A. Histology, Kidney and Glomerulus [M]. StatPearls. Treasure Island (FL): StatPearls Publishing StatPearls Publishing LLC, 2020.

[48] Perazella M A. Drug use and nephrotoxicity in the intensive care unit [J]. Kidney International, 2012, 81 (12): 1172 - 1178.

[49] Perazella M A. Renal vulnerability to drug toxicity [J]. Clinical Journal of the American Society of Nephrology: CJASN, 2009, 4 (7): 1275 - 1283.

[50] Perazella M A. Pharmacology behind Common Drug Nephrotoxicities [J]. Clinical Journal of the American Society Of Nephrology: CJASN, 2018, 13 (12): 1897 - 1908.

[51] Markowitz G S, Perazella M A. Drug-induced renal failure: a focus on tubulointerstitial disease [J]. Clinica Chimica

Acta，International Journal of Clinical Chemistry，2005，351 (1-2)：31-47.

[52] Perazella M A. Drug-induced renal failure：update on new medications and unique mechanisms of nephrotoxicity [J]. The American Journal of the Medical Sciences，2003，325 (6)：349-362.

[53] Pannu N，Nadim M K. An overview of drug-induced acute kidney injury [J]. Critical Care Medicine，2008，36 (4 Suppl)：S216-S223.

[54] Radi Z A. Kidney Pathophysiology，Toxicology，and Drug-Induced Injury in Drug Development [J]. International Journal of Toxicology，2019，38 (3)：215-227.

[55] 任春霞，余自成. 药物性急性肾损伤的研究进展 [J]. 中国新药与临床杂志，2019，38 (05)：6-11.

[56] Andrade L，Rodrigues C E，Gomes S A，et al. Acute Kidney Injury as a Condition of Renal Senescence [J]. Cell Transplantation，2018，27 (5)：739-753.

[57] Zakarija A，Bennett C. Drug-induced thrombotic microangiopathy [J]. Seminars in Thrombosis and Hemostasis，2005，31 (6)：681-690.

[58] Glezerman I，Kris M G，Miller V，et al. Gemcitabine nephrotoxicity and hemolytic uremic syndrome：report of 29 cases from a single institution [J]. Clinical Nephrology，2009，71 (2)：130-139.

[59] Hunt D，Kavanagh D，Drummond I，et al. Thrombotic microangiopathy associated with interferon beta [J]. The New England Journal of Medicine，2014，370 (13)：1270-1271.

[60] Orvain C，Augusto J F，Besson V，et al. Thrombotic microangiopathy due to acquired ADAMTS13 deficiency in a patient receiving interferon-beta treatment for multiple sclerosis [J]. International Urology and Nephrology，2014，46 (1)：239-242.

[61] Izzedine H，Massard C，Spano J P，et al. VEGF signalling inhibition-induced proteinuria：Mechanisms，significance and management [J]. European Journal of Cancer (Oxford，England：1990)，2010，46 (2)：439-448.

[62] Markowitz G S，Nasr S H，Stokes M B，et al. Treatment with IFN- {alpha}，- {beta}，or- {gamma} is associated with collapsing focal segmental glomerulosclerosis [J]. Clinical Journal of the American Society Of Nephrology：CJASN，2010，5 (4)：607-615.

[63] Barri Y M，Munshi N C，Sukumalchantra S，et al. Podocyte injury associated glomerulopathies induced by pamidronate [J]. Kidney International，2004，65 (2)：634-641.

[64] Perazella M A，Markowitz G S. Bisphosphonate nephrotoxicity [J]. Kidney International，2008，74 (11)：1385-1393.

[65] Brezin J H，Katz S M，Schwartz A B，et al. Reversible renal failure and nephrotic syndrome associated with nonsteroidal anti-inflammatory drugs [J]. The New England Journal of Medicine，1979，301 (23)：1271-1273.

[66] Pirani C L，Valeri A，D'Agati V，et al. Renal toxicity of nonsteroidal anti-inflammatory drugs [J]. Contributions to Nephrology，1987，55：159-175.

[67] Jennette J C，Nachman P H. ANCA Glomerulonephritis and Vasculitis [J]. Clinical Journal of the American Society of Nephrology：CJASN，2017，12 (10)：1680-1691.

[68] Khan T A，Yin Luk F C，Uqdah H T，et al. A fatal case of propylthiouracil-induced ANCA-associated vasculitis resulting in rapidly progressive glomerulonephritis，acute hepatic failure，and cerebral angiitis [J]. Clinical Nephrology，2015，83 (5)：309-314.

[69] Kimura H. Biologics-Induced Kidney Injury with Special Attention to Anti-Rheumatic Drugs [J]. Rinshobyori The Japanese Journal of Clinical Pathology，2016，64 (6)：718-722.

[70] Solhjoo M，Bansal P，Goyal A，et al. Drug-Induced Lupus Erythematosus [M]. StatPearls. Treasure Island (FL)，StatPearls PublishingStatPearls Publishing LLC，2020.

[71] Ohno I. Drug induced nephrotic syndrome [J]. Nihon Rinsho Japanese Journal of Clinical Medicine，2004，62 (10)：1919-1924.

[72] 孙建新，李晓忠. 药物性肾小管损害的发病机制 [J]. 国际儿科学杂志，2008，035 (003)：262-265.

[73] Lushchak V I. Free radicals，reactive oxygen species，oxidative stress and its classification [J]. Chemico-Biological Interactions，2014，224：164-175.

[74] Pavlakou P，Liakopoulos V，Eleftheriadis T，et al. Oxidative Stress and Acute Kidney Injury in Critical Illness：

Pathophysiologic Mechanisms-Biomarkers-Interventions，and Future Perspectives ［J］. Oxidative Medicine and Cellular Longevity，2017，2017：6193694.

［75］ Xu X，Pan J，Li H，et al. Atg7 mediates renal tubular cell apoptosis in vancomycin nephrotoxicity through activation of PKC-delta ［J］. FASEB Journal：official publication of the Federation of American Societies for Experimental Biology，2019，33（3）：4513 - 4524.

［76］ Chen J，Wang J，Li H，et al. p53 activates miR-192-5p to mediate vancomycin induced AKI ［J］. Scientific Reports，2016，6：38868.

［77］ Geleilete T J，Melo G C，Costa R S，et al. Role of myofibroblasts，macrophages，transforming growth factor-beta endothelin，angiotensin-Ⅱ，and fibronectin in the progression of tubulointerstitial nephritis induced by gentamicin ［J］. Journal of Nephrology，2002，15（6）：633 - 642.

［78］ Ibrahim T A，El-Mawardy R H，El-Serafy A S，et al. Trimetazidine in the prevention of contrast-induced nephropathy in chronic kidney disease ［J］. Cardiovascular Revascularization Medicine：Including Molecular Interventions，2017，18（5）：315 - 319.

［79］ 陈楠. 药物引起的急性肾衰竭 ［J］. 中华内科杂志，2007，46（1）：6 - 8.

［80］ 胡中慧，王青秀，廖明阳. 药物对肾脏损伤作用 ［J］. 药物流行病学杂志，2009，018（006）：453 - 455.

［81］ Eras J，Perazella M A. NSAIDs and the kidney revisited：are selective cyclooxygenase-2 inhibitors safe ［J］. The American journal of the Medical Sciences，2001，321（3）：181-190.

［82］ Muriithi A K，Leung N，Valeri A M，et al. Clinical characteristics，causes and outcomes of acute interstitial nephritis in the elderly ［J］. Kidney International，2015，87（2）：458 - 464.

［83］ Raghavan R，Shawar S. Mechanisms of Drug-Induced Interstitial Nephritis ［J］. Advances in Chronic Kidney Disease，2017，24（2）：64 - 71.

［84］ Witkowicz J. Aristolochic acid nephropathy ［J］. Przeglad Lekarski，2009，66（5）：253 - 256.

［85］ Troxell M L，Higgins J P，Kambham N. Antineoplastic Treatment and Renal Injury：An Update on Renal Pathology Due to Cytotoxic and Targeted Therapies ［J］. Advances in Anatomic Pathology，2016，23（5）：310 - 329.

［86］ Ooi J D，Li M，Kourkoutzelos K，et al. Programmed death 1 and its ligands do not limit experimental foreign antigen-induced immune complex glomerulonephritis ［J］. Nephrology（Carlton，Vic），2015，20（12）：892 - 898.

［87］ Manabe S，Banno M，Nakano M，et al. Bucillamine-induced membranous nephropathy with crescent formation in a patient with rheumatoid arthritis：case report and literature review ［J］. Case Reports in Nephrology and Dialysis，2015，5（1）：30 - 38.

［88］ Seidman I，Horland A A，Teebor G W. Hepatic glycolytic and gluconeogenic enzymes of the obese-hyperglycemic mouse ［J］. Biochimica Et Biophysica Acta，1967，146（2）：600 - 603.

［89］ Daudon M，Frochot V，Bazin D，et al. Drug-Induced Kidney Stones and Crystalline Nephropathy：Pathophysiology，Prevention and Treatment ［J］. Drugs，2018，78（2）：163 - 201.

［90］ 董少良，葛亮，何谦. 外伤后继发性腹膜后纤维化致输尿管梗阻治疗的临床分析 ［J］. 中华创伤杂志，2009，025（010）：930 - 931.

［91］ Izzedine H. Drug nephrotoxicity ［J］. Nephrologie & Therapeutique，2018，14（3）：127 - 134.

［92］ Perazella M A，Markowitz G S. Drug-induced acute interstitial nephritis ［J］. Nature Reviews Nephrology，2010，6（8）：461 - 470.

［93］ Pfister F，Buttner-Herold M，Amann K. （Immuno）Pathology of drug side effects in the kidney ［J］. Der Pathologe，2018，39（6）：576 - 582.

［94］ Usui J，Yamagata K，Imai E，et al. Clinical practice guideline for drug-induced kidney injury in Japan 2016：digest version ［J］. Clinical and Experimental Nephrology，2016，20（6）：827 - 831.

［95］ Humphreys B. Renal failure associated with cancer and its treatment：an update. ［J］. J Am Soc Nephrol，2005，16（1）：151 - 161.

［96］ Finkel K W，Foringer J R. Renal disease in patients with cancer. ［J］. Nat Clin Pract Nephrol，2007，3（12）：669.

［97］ Daugaard G. Cisplatin nephrotoxicity：experimental and clinical studies ［J］. Dan Med Bull，1990，37（1）：1 - 12.

［98］ Daugaard G，Abildgaard U. Cisplatin nephrotoxicity ［J］. Cancer Chemother Pharmacol，1989，25（1）：1 - 9.

[99]　Lee B S, Lee J H, Kang H G, et al. Ifosfamide nephrotoxicity in pediatric cancer patients [J]. Pediatr Nephrol, 2001, 16 (10): 796 - 799.

[100]　Nissim I, Horyn O, Daikhin Y, et al. Ifosfamide-induced nephrotoxicity: mechanism and prevention [J]. Cancer Res, 2006, 66 (15): 7824 - 7831.

[101]　Rossi R. Nephrotoxicity of ifosfamide—moving towards understanding the molecular mechanisms [J]. Nephrol Dial Transplant, 1997, 12 (6): 1091 - 1092.

[102]　Perazella M A. Crystal-induced acute renal failure [J]. Am J Med, 1999, 106 (4): 459 - 465.

[103]　de Miguel D, Garcia-Suárez J, Martin Y, et al. Severe acute renal failure following high-dose methotrexate therapy in adults with haematological malignancies: a significant number result from unrecognized coadministration of several drugs [J]. Nephrol Dial Transplant, 2008, 23 (12): 3762 - 3766.

[104]　Perazella M A, Moeckel G W. Nephrotoxicity from chemotherapeutic agents: clinical manifestations, pathobiology, and prevention/therapy [C] // Semin Nephrol. WB Saunders, 2010, 30 (6): 570 - 581.

[105]　Lundberg W B, Cadman E D, Finch S C, et al. Renal failure secondary to leukemic infiltration of the kidneys [J]. Am J Med, 1977, 62 (4): 636 - 642.

[106]　Srinivasa N S, McGovern C H, Solez K, et al. Progressive renal failure due to renal invasion and parenchymal destruction by adult T-cell lymphoma [J]. Am J Kidney Dis, 1990, 16 (1): 70 - 72.

[107]　Cairo M S, Bishop M. Tumour lysis syndrome: new therapeutic strategies and classification [J]. Br J Haematol, 2004, 127 (1): 3 - 11.

[108]　Cammalleri L, Malaguarnera M. Rasburicase represents a new tool for hyperuricemia in tumor lysis syndrome and in gout [J]. Int J Med Sci, 2007, 4 (2): 83.

[109]　Coiffier B, Riouffol C. Management of tumor lysis syndrome in adults [J]. Expert Rev Anticancer Ther, 2007, 7 (2): 233 - 239.

[110]　Wang L Y, Shih L Y, Chang H, et al. Recombinant urate oxidase (rasburicase) for the prevention and treatment of tumor lysis syndrome in patients with hematologic malignancies [J]. Acta Haematol, 2006, 115 (1 - 2): 35 - 38.

[111]　Lopez-Olivo M A, Pratt G, Palla S L, et al. Rasburicase in tumor lysis syndrome of the adult: a systematic review and meta-analysis [J]. Am J Kidney Dis, 2013, 62 (3): 481 - 492.

[112]　Giroux L, Bettez P, Giroux L. Mitomycin-C nephrotoxicity: a clinico-pathologic study of 17 cases [J]. Am J Kidney Dis, 1985, 6 (1): 28 - 39.

[113]　Jolivet J, Giroux L, Laurin S, et al. Microangiopathic hemolytic anemia, renal failure, and noncardiogenic pulmonary edema: a chemotherapy-induced syndrome [J]. Cancer Treat. Rep., 1983, 67 (5): 429 - 434.

[114]　Medina P J, Sipols J M, George J N. Drug-associated thrombotic thrombocytopenic purpura-hemolytic uremic syndrome [J]. Curr Opin Hematol, 2001, 8 (5): 286 - 293.

[115]　Wyatt C M, Arons R R. The burden of acute renal failure in nonrenal solid organ transplantation [J]. Transplantation, 2004, 78 (9): 1351 - 1355.

[116]　Bilbao I, Charco R, Balsells J, et al. Risk factors for acute renal failure requiring dialysis after liver transplantation [J]. Clin Transplant, 1998, 12 (2): 123 - 129.

[117]　Brown Jr R S, Lombardero M, Lake J R. Outcome of patients with renal insufficiency undergoing liver or liver-kidney transplantation1, 2 [J]. Transplantation, 1996, 62 (12): 1788 - 1793.

[118]　Nair S, Verma S, Thuluvath P J. Pretransplant renal function predicts survival in patients undergoing orthotopic liver transplantation [J]. Hepatology, 2002, 35 (5): 1179 - 1185.

[119]　Lafayette R A, Pare G, Schmid C H, et al. Pretransplant renal dysfunction predicts poorer outcome in liver transplantation [J]. Clin Nephrol, 1997, 48 (3): 159 - 164.

[120]　Gonwa T A, Klintmalm G B, Levy M, et al. Impact of pretransplant renal function on survival after liver transplantation [J]. Transplantation, 1995, 59 (3): 361 - 365.

[121]　Parikh C R, McSweeney P A, Korular D, et al. Renal dysfunction in allogeneic hematopoietic cell transplantation [J]. Kidney Int, 2002, 62 (2): 566 - 573.

[122]　Hingorani S R, Guthrie K, Batchelder A M I, et al. Acute renal failure after myeloablative hematopoietic cell trans-

plant: incidence and risk factors [J]. Kidney Int, 2005, 67 (1): 272 - 277.

[123] Parikh C R, Coca S G. Acute renal failure in hematopoietic cell transplantation [J]. Kidney Int, 2006, 69 (3): 430 - 435.

[124] Schrier R W, Parikh C R. Comparison of renal injury in myeloablative autologous, myeloablative allogeneic and non-myeloablative allogeneic haematopoietic cell transplantation [J]. Nephrol Dial Transplant, 2005, 20 (4): 678 - 683.

[125] Zager R A, O'quigley J, Zager B K, et al. Acute renal failure following bone marrow transplantation: a retrospective study of 272 patients [J]. Am J Kidney Dis, 1989, 13 (3): 210 - 216.

[126] Parikh C R, Schrier R W, Storer B, et al. Comparison of ARF after myeloablative and nonmyeloablative hematopoietic cell transplantation [J]. Am J Kidney Dis, 2005, 45 (3): 502 - 509.

[127] Parikh C R, Sandmaier B M, Storb R F, et al. Acute renal failure after nonmyeloablative hematopoietic cell transplantation [J]. J Am Soc Nephrol, 2004, 15 (7): 1868 - 1876.

[128] Merouani A, Shpall E J, Jones R B, et al. Renal function in high dose chemotherapy and autologous hematopoietic cell support treatment for breast cancer [J]. Kidney Int, 1996, 50 (3): 1026 - 1031.

[129] Fadia A, Casserly L F, Sanchorawala V, et al. Incidence and outcome of acute renal failure complicating autologous stem cell transplantation for AL amyloidosis [J]. Kidney Int, 2003, 63: 1868 - 1873.

[130] McDonald G B, Hinds M S, Fisher L D, et al. Veno-occlusive disease of the liver and multiorgan failure after bone marrow transplantation: a cohort study of 355 patients [J]. Ann Intern Med, 1993, 118 (4): 255 - 267.

[131] Shulman H M, Fisher L B, Schoch H G, et al. Venooclusive disease of the liver after marrow transplantation: histological correlates of clinical signs and symptoms [J]. Hepatology, 1994, 19 (5): 1171 - 1181.

[132] Jones R J, Lee K S, Beschorner W E, et al. Venooclusive disease of the liver following bone marrow transplantation [J]. Transplantation, 1987, 44 (6): 778 - 783.

[133] Sawinski D. The kidney effects of hematopoietic stem cell transplantation [J]. Adv Chronic Kidney Dis, 2014, 21 (1): 96 - 105.

[134] Dropulic L K, Jones R J. Polyomavirus BK infection in blood and marrow transplant recipients [J]. Bone Marrow Transplant, 2008, 41 (1): 11 - 18.

[135] Mylonakis E, Goes N, Rubin R H, et al. BK virus in solid organ transplant recipients: an emerging syndrome [J]. Transplantation, 2001, 72 (10): 1587 - 1592.

[136] Dalpiaz G, Nassetti C, Stasi G. Diffuse alveolar haemorrhage from a rare primary renal-pulmonary syndrome: micropolyangiitis. Case report and differential diagnosis [J]. Radiol Med, 2003, 106 (1 - 2): 114 - 119.

[137] Gallagher H, Kwan J T C, Jayne D R W. Pulmonary renal syndrome: a 4-year, single-center experience [J]. Am J Kidney Dis, 2002, 39 (1): 42 - 47.

[138] Bonsib S M, Walker W P. Pulmonary-renal syndrome: clinical similarity amidst etiologic diversity [J]. Mod Pathol, Inc, 1989, 2 (2): 129 - 137.

[139] Ginès P, Guevara M, Arroyo V, et al. Hepatorenal syndrome [J]. Lancet, 2003, 362 (9398): 1819 - 1827.

[140] Wadei H M, Mai M L, Ahsan N, et al. Hepatorenal syndrome: pathophysiology and management [J]. Clin J Am Soc Nephrol, 2006, 1 (5): 1066 - 1079.

[141] Arroyo V, Guevara M, Ginès P. Hepatorenal syndrome in cirrhosis: pathogenesis and treatment [J]. Gastroenterology, 2002, 122 (6): 1658 - 1676.

[142] Van Slambrouck C M, Salem F, Meehan S M, et al. Bile cast nephropathy is a common pathologic finding for kidney injury associated with severe liver dysfunction [J]. Kidney Int, 2013, 84 (1): 192 - 197.

[143] Salerno F, Gerbes A, Ginès P, et al. Diagnosis, prevention and treatment of hepatorenal syndrome in cirrhosis [J]. Gut, 2007, 56 (9): 1310 - 1318.

[144] P Ginès, Guevara M, Arroyo V, et al. Hepatorenal syndrome. [J]. Lancet, 2003, 362 (9398): 1819 - 1827.

[145] Arroyo V, Gines P, Gerbes A L, et al. Definition and diagnostic criteria of refractory ascites and hepatorenal syndrome in cirrhosis [J]. Hepatology, 1996, 23 (1): 164 - 176.

[146] Esrailian E, Pantangco E R, Kyulo N L, et al. Octreotide/Midodrine therapy significantly improves renal function

and 30-day survival in patients with type 1 hepatorenal syndrome [J]. Dig Dis Sci, 2007, 52 (3): 742 - 748.

[147] Esrailian E, Runyon B A. Alcoholic cirrhosis-associated hepatorenal syndrome treated with vasoactive agents [J]. Nat Clin Pract Nephrol, 2006, 2 (3): 169 - 172.

[148] Ginès P, Cárdenas A, Arroyo V, et al. Management of cirrhosis and ascites [J]. N Engl J Med, 2004, 350 (16): 1646 - 1654.

[149] Cárdenas A. Hepatorenal syndrome: a dreaded complication of end-stage liver disease [J]. Am J Gastroenterol, 2005, 100 (2): 460 - 467.

[150] Sanyal A J, Boyer T, Guadalupe Garcia-Tsao, et al. A Randomized, Prospective, Double-Blind, Placebo-Controlled Trial of Terlipressin for Type 1 Hepatorenal Syndrome [J]. Gastroenterology, 2008, 134 (5): 1360 - 1368.

[151] Martin-Llahí M, Pépin M N, Guevara M, et al. Terlipressin and albumin vs albumin in patients with cirrhosis and hepatorenal syndrome: a randomized study [J]. Gastroenterology, 2008, 134 (5): 1352 - 1359.

[152] Kiser T H, Fish D N, MD Obritsch, et al. Vasopressin, not octreotide, may be beneficial in the treatment of hepatorenal syndrome: a retrospective study [J]. Nephrol Dial Transplant, 2005 (9): 1813 - 1820.

[153] Gluud L L, Christensen K, Christensen E, et al. Terlipressin for hepatorenal syndrome [J]. Cochrane Database Syst Rev, 2012 (9).

[154] Alessandria C, Ottobrelli A, Debernardi-Venon W, et al. Noradrenalin vs terlipressin in patients with hepatorenal syndrome: a prospective, randomized, unblinded, pilot study [J]. J Hepatol, 2007, 47 (4): 499 - 505.

[155] Lim J K, Groszmann R J. Vasoconstrictor therapy for the hepatorenal syndrome [J]. Gastroenterology, 2008, 134 (5): 1608 - 1611.

[156] Imbasciati E, Ponticelli C, Case N, et al. Acute renal failure in idiopathic nephrotic syndrome [J]. Nephron, 2008, 28 (4): 186 - 191.

[157] James S H, Lien Y H, Ruffenach S J, et al. Acute renal failure in membranous glomerulonephropathy: a result of superimposed crescentic glomerulonephritis [J]. J Am Soc Nephrol, 1995, 6 (6): 1541 - 1546.

[158] Blackshear J L, Davidman M, Stillman M T. Identification of Risk for Renal Insufficiency From Nonsteroidal Anti-inflammatory Drugs [J]. Arch Intern Med, 1983, 143 (6): 1130.

[159] Clive D M, Stoff J S. Renal syndromes associated with nonsteroidal anti-inflammatory drugs [J]. N Engl J Med, 1984, 310 (9): 563 - 572.

[160] Brezin J H, Katz S M, Schwartz A B, et al. Reversible renal failure and nephrotic syndrome associated with nonsteroidal anti-inflammatory drugs [J]. N Engl J Med, 1979, 301 (23): 1271 - 1273.

[161] Booth LJ, Minielly JA, Smith EK: Acute renal failure in multiple myeloma [J]. Can Med Assoc J, 1974, 111: 334 - 335.

第八章　急性肾损伤的并发症

第一节　电解质紊乱和酸碱失衡

急性肾损伤（AKI）发生时，由于肾功能的急性丧失及治疗等相关因素，可以导致内环境紊乱（容量负荷、电解质及酸碱平衡等）、循环系统、消化系统、神经系统、免疫系统、血液系统等其他系统功能障碍，其中电解质及酸碱平衡主要表现为高钾血症、低钠血症、高磷血症、低钙血症、高镁血症、低镁血症、代谢性酸中毒。

一、电解质紊乱

1. 病因

（1）高钾血症：是急性肾损伤最严重的并发症之一，也是少尿期的首位死因。引起高钾血症的原因如下：①肾脏排钾减少；②并发感染、溶血及大量组织破坏，钾离子由细胞内释放入细胞外液；③酸中毒致使氢钾交换增加，钾离子由细胞内转移到细胞外；④摄入富含钾的食物、使用保钾利尿剂或输注库存血，均可加重高钾血症。

（2）低钠血症：主要是由于水过多所致的稀释性低钠血症。此外，恶心、呕吐等胃肠道失钠，对大剂量呋塞米治疗有反应的非少尿型患者也可出现失钠性低钠血症。

（3）高磷血症：是急性肾损伤常见的并发症。在高分解代谢或急性肾损伤伴大量细胞坏死者（如横纹肌溶解、溶血或肿瘤溶解），高磷血症可能更明显 [3.23～6.46 mmol/L（10～20 mg/dL）]。

（4）低钙血症：转移性磷酸钙盐沉积，可导致低血钙。由于 GFR 降低，磷潴留，骨组织对甲状旁腺激素抵抗和活性维生素 D_3 水平降低，低钙血症极易发生。由于患者往往存在酸中毒，游离钙水平并不降低，患者可出现无症状性低钙血症。但是，在横纹肌溶解、急性胰腺炎、酸中毒经碳酸氢钠纠正后，患者可出现低钙血症的症状，表现为口周感觉异常、肌肉抽搐、癫痫发作，出现幻觉和昏睡等，心电图提示 Q-T 间期延长和非特异性 T 波改变。

（5）高镁血症：急性肾损伤时常常出现高镁血症，可引起心律失常，ECG 示 P-R 间期延长。

（6）低镁血症：常见于顺铂、两性霉素 B 和氨基糖苷类抗生素所致的肾小管损伤，可能与髓袢升支粗段镁离子重吸收部位受损有关。低镁血症常无症状，但有时可表现为神经肌肉痉挛、抽搐和癫痫发作，或持续性低血钾或低血钙。

2. 临床表现

（1）高钾血症：表现为 3 方面：①躯体症状严重的心动过缓，房室传导阻滞甚至窦性停搏。心电图表现 T 波高尖，严重时 PR 间期延长，P 波消失、QRS 波增宽，最终心脏停搏，早期血压轻度升高，后期血压降低，呼吸不规则，心律失常等。②神经肌肉症状早期表现肌肉疼痛、无力，以四肢末端明显严重时可出现呼吸肌麻痹。③精神症状早期表现为表情淡漠、对外界反应迟钝，也可出现兴奋状态，情绪不稳、躁动不安等，严重时出现意识障碍，嗜睡、昏迷等。

（2）低钠血症：轻度低钠血症（血清钠浓度 120～135 mmol/L）可以出现味觉减退、肌肉酸痛；中度（血清钠浓度 115～120 mmol/L）可出现头痛、个性改变、恶心、呕吐等；重度（血清钠浓度＜115 mmol/L）可出现昏迷、反射消失。

（3）高磷血症：高磷血症一般没有特异的临床症状。如果高磷酸盐血症持续过久，可以影响钙的内环境稳定；钙磷的结合可以导致异位性钙化，并可抑制肠钙吸收，使血钙降低，继发低钙血症，出现一系列低钙症状，如手足搐搦、肾的钙化造成的肾功能进行性损害等。

（4）低钙血症：常见神经精神症状有手足抽搐、癫痫样发作、感觉异常、肌张力增高、腱反射亢进、肌肉压痛、意识障碍等，还可以出现支气管痉挛、喉痉挛和呼吸衰竭。

（5）高镁血症：常发生于肾功能不全时、糖尿病酸中毒治疗前、黏液水肿等。神经症状主要为抑制作用，是中枢或末梢神经受抑制，出现瘫痪及呼吸麻痹。四肢腱反射迟钝或消失常为早期高血镁症的重要指征。

（6）低镁血症：临床可表现眩晕、肌肉无力、震颤、痉挛、听觉过敏、眼球震颤、运动失调、手足徐动、昏迷等各种症状，也可见易激惹、抑郁或兴奋、幻觉、定向力障碍、健忘-谵妄综合征。

3. 诊断

（1）符合水、电解质紊乱的实验室阳性检查结果。

（2）符合水、电解质紊乱的辅助检查改变。

二、酸碱失衡

（1）病因：代谢性酸中毒，正常蛋白质饮食可代谢产生非挥发性固定酸 50～100 mmol/d（主要是硫酸和磷酸），通过肾脏排泄而保持酸碱平衡。急性肾损伤时，肾脏不能排出固定酸，是引发代谢性酸中毒的主要原因。

（2）临床表现：深大呼吸（Kussmaul 呼吸），血 pH 值、碳酸氢根和二氧化碳结合力降低，由于硫酸根和磷酸根潴留，常伴阴离子间隙升高。

（3）诊断：①血气分析检测、氧分压、氧饱和度检测；②血电解质钠、钾、钙、镁、磷检测；③尿常规检查可出现酮体；④肝、肾功能检测；⑤血乳酸检测。

三、治疗

治疗关键要针对病因及时彻底地治疗电解质紊乱，如纠正酸碱平衡及电解质紊乱，高血钾时，治疗原则除针对病因外，要对抗钾中毒，促使钾离子的排泄，保护心肌功能。低钠血症要注重钠的补充。高磷血症可通过补给生理盐水，扩大细胞外容积，使磷酸盐经尿排出增加，以降低血磷酸盐。药物治疗可使用含钙磷结合剂以及非铝非钙磷结合剂，如碳酸钙、醋酸钙、司维拉姆、碳酸镧、烟酸、考来替兰，必要时还可通过透析治疗。有症状和体征的低钙血症患者应予治疗，血钙下降的程度和速度决定纠正低钙血症的快慢。若总钙浓度小于 7.5 mg/dL（1.875 mmol/L），无论有无症状均应进行治疗。低钙血症若症状明显，如伴手足搐搦、抽搐、低血压、Chvostek 征或 Trousseau 征阳性、心电图示 Q-T 间期 ST 段延长伴或不伴心律失常等，应予立即处理，一般采用 10％葡萄糖酸钙 10 mL（含 Ca^{2+} 90 mg）稀释后静脉注射（大于 10 min），注射后立即起作用，必要时可重复使用以控制症状。严重低镁血症且有症状，特别是各种类型的心律失常时必须及时补镁。对于缺镁引起的严重心律失常，其他疗法往往都无效果。只有静脉内缓慢注射或滴注镁盐（一般是用硫酸镁）才能奏效。静脉内补镁要谨慎，如患者肾功能受损，则更要格外小心。在补镁过程中要常常测定血清镁浓度，必须防止因补镁过快而转变为高镁血症。代谢性酸中毒可给予一定的外源性碱性物质，使血 HCO_3^- 缓慢回升至 20～22 mmol/L。

第二节　容量超负荷引起的心力衰竭

急性肾损伤（AKI）既可发生在原来无肾脏疾病的患者，也可发生在原有慢性肾脏疾病基础上的急性加重，常涉及临床各个学科常见危重病症。AKI 患者在肾小球滤过率（GFR）急性下降的同时伴有代谢废物（肌酐、尿素氮等）的潴留，盐和水的排出减少，水、电解质和酸碱平衡紊乱，可导致全身各系统的并发症，其中容量超负荷引起的心力衰竭尤为常见。

一、临床特点

AKI 随着病情的进展，患者体内盐和水排泄减少造成的细胞外液体容量超负荷是几乎不可避免的结果，在接受多种静脉内药物治疗，大量肠内或肠胃外营养和/或过量维持静脉输液的患者中尤其明显。当容量负荷超过心脏功能代偿时便会出现心力衰竭。

（1）症状：一般起病急骤，首先表现为乏力，活动后气促，呼吸困难，随着病情进展可出现血压急剧升高，不能平卧，端坐呼吸，烦躁不安，呼吸急促，频率可达 $30\sim40$ 次/min，咳嗽咳痰频繁，严重者可出现咳粉红色泡沫痰，伴有恐惧感和濒死感，甚至意识障碍。

（2）体征：患者少尿或无尿，浮肿，面色苍白，皮肤湿冷，颈静脉充盈或怒张。心率增快，心尖区第一心音减弱，可出现舒张期奔马律，P2 亢进等。肺部湿啰音逐渐增多，严重者满湿啰音和哮鸣音。血压大多数增高，心源性休克和右心衰竭时可出现低血压。

二、实验室和辅助检查

（1）心电图：主要了解有无急性心肌缺血、心肌梗死和心律失常，严重电解质紊乱（如高钾或低钾血症）也可有早期提示。

（2）超声心动图：床旁超声有助于评估心脏的结构与功能，了解心脏收缩/舒张功能和有无合并肺动脉高压、心包积液或填塞。

（3）胸部 X 线片或 CT：了解胸内大血管的充盈情况，有无合并肺淤血和肺部感染。

（4）利钠肽的检测：有助于急性心衰的快速诊断与鉴别，NT-proBNP ＜ 300 ng/mL、BNP ＜ 100 ng/mL 可排除心力衰竭，大于正常参考值高值的 4 倍对诊断急性心力衰竭有积极意义。

（5）有创的导管检查：安置 SWAN-GANZ 漂浮导管、PICCO 进行血流动力学监测，有助于指导心衰的治疗和液体的管理。

（6）其他实验室检查：常规检查包括血常规、电解质、肝肾功能、血糖、C 反应蛋白等，动脉血气分析有助于了解血氧和二氧化碳的排出情况，电解质酸碱平衡是否紊乱。

三、诊断与鉴别诊断

根据有肾损伤因素，少尿或无尿，浮肿，肾功能进行性损害，急性呼吸困难的典型症状和体征，NT-proBNP 明显升高，诊断一般并不困难。

常需与支气管哮喘鉴别，后者表现为反复发作性喘息，肺部呼气相哮鸣音。还需与重症肺炎相鉴别，其多有咳嗽咳痰发热气促，可有呼吸衰竭，CT 可明确诊断。

四、治疗

对于 AKI 患者容量超负荷引起的心力衰竭，治疗目的是立即纠正血流动力学异常，减轻有效循环的容量负荷，去除诱因，尽早进行病因治疗，最大限度地挽救生命，降低死亡率。

（1）一般处理：吸氧，需要时可面罩加压给氧或正压呼吸，保持血氧饱和度（SaO2）在 $94\%\sim98\%$，可将氧气通过 $50\%\sim70\%$ 乙醇溶液或消泡剂后吸入以改善肺泡通气。取坐位，双脚下垂以减少静脉回心血量，减少心脏前负荷。严格限制液体输入量。急性肺水肿时可予吗啡镇静。

（2）快速减轻容量负荷：强效袢利尿剂可迅速利尿，降低心脏容量负荷，缓解肺淤血，呋塞米 $20\sim40$ mg 或托拉塞米 $10\sim20$ mg 或布美他尼 $0.5\sim1$ mg 静脉注射，可根据反应调整剂量，但 AKI 患者往往效果欠佳，且过度利尿可导致低钾血症，低血压，产生肾毒性作用及加重肾损伤。袢利尿剂作用于近曲小管，需要有机阴离子转运蛋白（OAT-1，OAT-4）从血管面分泌到管腔面，然后随滤过液一同转运至亨利袢升支粗段发挥作用，故影响的因素很多，如低蛋白血症、低血压、肾血流量下降以及一些药物等。选择性血管升压素 V2 受体拮抗剂托伐普坦是一种新型利尿剂，其 V2 受体主要分布在肾脏集合管的血管面，受影响的因素就少一些，它在低蛋白血症、肾功能不佳时仍然可以发挥良好作用，在微循环水平也有很大优势。它更多排出自由水，水排出去后血浆渗透压增高，同时血管内的静水压降低，这两个合力作用可使血管外溶液向血管内移动，这样可利于消除器官充血，同时维持血管内血容量，不激活神经激素。对于血压偏低的患者，托伐普坦依然有效，而且不会降低血压。因其排钠而不排钾，容易发生高钾血症。常用剂量 7.5～15 mg，每日一次口服。

肾脏替代治疗包括腹膜透析、血液透析和 CRRT，能快速有效移除过剩的水和钠，清除过高的毒素，对 AKI 并发的急性心力衰竭疗效显著。腹膜透析很少用于危重 AKI 的治疗。

（3）扩张血管：大多 AKI 患者容量超负荷引起的心力衰竭表现为血压高，尿量少，伴有肺/体循环淤血体征。硝普钠、硝酸甘油在体内转化为一氧化氮，后者对动脉和静脉平滑肌有舒张作用，可扩张外周静脉和小动脉，减轻心脏前后负荷，缓解肺淤血。重组人脑利钠肽通过血管鸟苷一磷酸（cGMP）受体通路介导血管扩张，利钠利尿、降低肺毛细血管楔压和肺动脉压，能够适度抑制交感神经系统、醛固酮和内皮素等血管收缩性神经激素，对于急性心力衰竭时稳定血流动力学异常具有较好作用。

（4）正性肌力药物：适用于血压不太高，心排血量减低伴有淤血症状的患者，在急性心力衰竭时短期应用改善症状。常用药物有多巴胺、多巴酚丁胺、米力农、毛花苷 C 等药物。左西孟旦作为新型钙增敏剂通过对心肌细胞 Ca^{2+} 增敏作用增强心肌收缩力，并开放 KATP 通道、扩张肾动脉、增加肾血流量、提高肾灌注，具有利尿作用。

（5）机械通气治疗：对于严重的肺淤血/水肿而致低氧血症、呼吸衰竭患者，机械通气治疗应尽早进行。无创通气包括持续气道正压通气和双水平气道正压通气，可改善肺氧合功能，减少呼吸做功。有创机械通气主要用于病情危重患者。

第三节　营养失衡和胃肠道疾病

营养不良仍然是 AKI 最常见的并发症之一。发生 AKI 的重症患者，往往合并有营养与代谢状况明显改变，能量与营养储备丧失，迅速出现蛋白质-能量营养不良。有文献研究表明大多数 AKI 患者蛋白质分解代谢增加，分解量可达到 200 g/d，释放的氨基酸主要用于肝脏合成急性时相反应蛋白与糖的异生。

AKI 是多器官功能障碍综合征（MODS）的重要部分，高分解代谢是 AKI 早期的代谢特点。重症患者不能进食、食欲不振和/或营养支持不足，潜在的疾病（如脓毒症、横纹肌溶解、创伤等），引流液或透析液中的营养损失，毒素、激素（如胰高血糖素、甲状旁腺激素）或其他物质（如蛋白酶）的积累导致肌肉蛋白分解及肝糖原异生增加等也导致营养的不良发生。

AKI 患者由于肌酐、尿素氮、水以及其他毒性代谢产物排泄障碍，导致血清肌酐与氮水平增加。AKI 患者肾糖原丢失与胰岛素、胰高血糖素清除下降，其胰岛素抵抗更为突出，高血糖与高胰岛素程度也是疾病严重程度的重要标志。AKI 患者蛋白质与氨基酸分解增强且合成受抑制，其胰岛素抵抗与代谢性酸中毒均促进蛋白质分解。AKI 患者肾小球滤过率降低导致钾、镁、磷的肾脏清除下降而血清浓度升高，同时低血钙较高血钙更为多见，从而使钙在多方面的生理功能均受到影响。AKI 患者部分微营养素（维生素与微量元素）出现明显缺乏，从而导致机体在代谢、免疫及抗氧化方面出现紊乱。

轻度消化道出血是 AKI 比较常见的胃肠道并发症（10%～30%），通常是由于胃和小肠黏膜应激性溃疡导致的。而急性消化道出血的并发症可以进一步加重营养不良，主要是营养物质的摄入减少，胃肠道功能的紊乱等原因，这也使得高达 15% 的 AKI 患者病情复杂化。

第四节　感染性并发症

感染是 AKI 的常见并发症，也是 AKI 病情迁延、复发和死亡的主要原因，一旦并发严重感染导致的急性呼吸衰竭，抢救困难，死亡率极高。AKI 患者是医院感染的高危人群，这可能与 AKI 患者免疫功能低下相关，致呼吸道、泌尿生殖系统等菌群失调，使定植于口、咽部、尿道等的细菌大量繁殖，条件致病菌异位而产生感染。

一、感染与住院天数的关系

住院时间越长，患者与各种病原体接触的机会越多，住院 28 日发生医院感染的危险性越大，提示尽可能缩短住院时间，安排好休息与活动、饮食、起居，注意加强体质锻炼，避免过劳、受凉，对于减少院内感染可能是有益的。

二、感染病原菌

引起医院感染的病原菌以革兰氏阴性杆菌为主，占 53.3%，其中主要是铜绿假单胞菌、大肠埃希菌及肺炎克雷伯菌，国内外报道基本一致。但值得注意的是真菌感染，特别是白色念珠菌已成为医院感染的重要病原菌。真菌感染的增加，说明在医院感染中，条件致病菌导致的内源性感染占一定比例。因此，合理使用抗生素也是防止医院感染的措施之一。

三、感染与应用激素及免疫抑制剂的关系

国内研究结果显示：糖皮质激素剂量越大，疗程越长，感染发生率就越高，程度也越严重。这提示我们，在用药之前，首先应当估计该患者是否能耐受大剂量、长疗程的糖皮质激素治疗；若不能，需较长期应用免疫抑制剂时，可采用半剂量强的松或更小的剂量与其他免疫抑制剂合用的方法，即使患者发生严重肺部感染导致急性呼吸窘迫综合征（acute respiratory distress syndrome，ARDS），我们也可以立即应用免疫抑制剂，而此时半剂量强的松的免疫抑制强度一般不至于导致不可控制的感染。

四、感染与血浆总蛋白含量的关系

这些研究都提示要减少医院感染的发生，在强调限制患者蛋白质摄入量的基础上，适时供给优质蛋白质，并供给足够的热量，避免高胆固醇、高脂肪饮食，动态了解患者蛋白的丢失情况，尽快提升血浆蛋白水平，合理使用各种减少尿蛋白的药物，使患者血浆蛋白浓度稳定在一个较理想的水平上，这对减少院内感染的发生可能是有益的。

第五节　急性肾损伤的其他后遗症

急性肾损伤除了会造成以上并发症之外，较长时间的严重的急性肾功能损伤或者短时间内的无尿性急性肾功能损伤还可能引起其他并发症。

一、消化系统

消化系统症状常为急性肾损伤的首要表现，主要表现为厌食、恶心、呕吐、呃逆或腹泻，其原因主要是体内代谢所产生的毒素无法正常排出体外，蓄积的毒素对胃肠道产生刺激。另有约 25% 患者出现消化道出血，出血多由应激性溃疡引起。因为肾功能受损，淀粉酶经肾脏排出减少，血清中淀粉酶可轻度升高，一般不超过正常值的 2 倍，如患者淀粉酶异常增高，则要警惕合并急性胰腺炎可能。

二、循环系统

急性肾损伤可导致体液潴留，心脏血管内显著充血，易继发心力衰竭，合并有电解质及酸碱紊乱时，易出现心律失常，尤其是高钾导致心动过缓甚至心跳骤停。急性肾损伤影响血管通透性，并体液潴留导致容量负荷增加，使得患者血压升高。

三、呼吸系统

心力衰竭及体液潴留之后，常并发肺水肿，导致患者出现胸闷、呼吸困难、咳嗽、咳粉红色泡沫痰等，且急性肾损伤时，肺出现血管白蛋白通透性增加、肺毛细血管内红细胞淤积、间质水肿、局灶性肺泡出血和验证细胞浸润等改变，并在此基础上并发肺部感染，急性肾损伤所致肺部感染较普通肺部感染者更难以控制，偶可发展成为急性呼吸窘迫综合征。

四、神经系统

肾功能损害可以增加脑血管疾病及脑功能障碍的发生率。缺血性 AKI 对脑和神经系统的影响比慢性肾脏病更显著，尿毒症脑病（代谢性脑病）在急性肾损伤患者中病情更严重，进展更迅速。早期症状有疲乏、情感淡漠、行动迟缓、注意力不集中，进而进展为谵妄、意识模糊和最终的昏迷状态，可以出现癫痫发作，甚至死亡。

第六节　急性肾损伤恢复期的并发症

典型急性肾损伤（AKI）一般经过为少尿期、移行期、多尿期和恢复期。肾功能完全恢复需 6 个月至 1 年时间，少数患者肾功能不能完全恢复，遗留永久性肾损害。即使是轻微的急性肾损伤也可能影响患者的近期和远期预后。医院内获得性急性肾损伤仍有较高的病死率，可高达 50%。急性肾损伤后存活的患者多数肾功能可以恢复正常，但 5% 的患者肾功能不能恢复，需要维持肾脏替代治疗，在老年患者中比例可高达 16%。另有约 5% 的患者肾功能虽然恢复，但将逐渐发生慢性肾功能损害，表现为血清肌酐（serum creatinine，SCr）虽恢复至正常水平，但可出现持续性高血压，伴或不伴有蛋白尿，可能与肾小球代偿性肥大和继发性局灶节段性肾小球硬化有关。

对于 AKI 导致慢性肾功能损害的发生，目前有许多的病理研究支持，早期的研究发现，虽然 AKI 后肾小球滤过率（glomerular filtration rate，GFR）和肾小管功能可完全恢复，但实际肾组织血流量已经减少，肾脏通过残存肾单位代偿肥大来维持 GFR 的稳定。多个动物模型均显示 AKI 后的残肾功能受到损害，病理表现为肾小管萎缩或膨大，肾小球基底膜的增厚，肾小管间质坏死，肾小管周围毛细血管密度减少。利用缺血再灌注损伤的机制制作的 AKI 模型大鼠，虽然这些大鼠均能恢复至正常的肾功能，但是 40 周后的肾脏病理显示肾小管间质纤维化及高水平的肿瘤坏死因子 β（tumor necrosis factor-β，TNF-β），而这些在 AKI 4 周和 8 周以及正常的大鼠均无表现。通过同样的方法制作的动物模型进一步发现血管紧张素 II（angiotensin II，Ang II）的增高及继发的高血压，这些均可促进肾小管纤维化及进展至慢性肾脏病（chronic kidney disease，CKD）。另外信号传导通路的激活可能也参与这一过程，参与这些信号传导通路包括肾毛细血管球及肾毛细血管上皮细胞所产生的分子，比如 TGF-β，巨噬细胞集落刺激因子 1，表皮生长因子家族，这些均可促进间质纤维化及胶原的沉积。

近年来，流行病学的数据显示一部分 AKI 患者肾功能只能部分恢复，提示 AKI 是进展为 CKD 的危险因素。原先存在的 CKD 及蛋白尿是引起 AKI 的重要危险因素，它们均意味着显著的肾小球、肾小管间质及肾血管的结构及功能改变，使肾脏容易受到肾毒性物质及并发病的损害。因此，CKD 患者更容易出现 Scr 的迅速升高及 GFR 的快速下降而形成 AKI。Grams ME 等学者做了一项关于尿蛋白/尿肌酐（albumin creatinine ratio，ACR）与 AKI 的住院日及死亡率的相关性研究，意味着 ACR 与患者的预后呈显著相关。Morgan E 等人做的一项荟萃分析也显示 ACR 高的患者有与 AKI 近线性的相关关系，ACR>300 mg/g 的患者比 ACR 为 5 mg/g 的患者有更高的 AKI 危险度。并且，以 GFR 60 mL/min/1.73 m² 为分界点，AKI 危险度急剧增高。

在 AKI 的其他危险因素研究中，Hsu 等人通过比较需透析的 1745 名 AKI 患者与 600820 名无需透析的 AKI 患者，发现了导致 AKI 转化为 CKD 的传统的独立危险因素：原有 CKD、蛋白尿、高血压及糖尿病。Bucaloiu 等人的报道指出，AKI 患者比非 AKI 患者来说，除外传统危险因素，有更多的其他合并症，如高血压、冠心病、血管疾病、慢性心力衰竭、血脂异常、慢性肺病或肝病、肿瘤和低蛋白血症。这些合并症及相关治疗措施促使了肾功能的恶化，成为 AKI 的危险因素。Yuasas S，Helmut 等人则提出肾脏替代治疗是 AKI 治疗的重要措施，能清除体内过多的水分，纠正酸中毒和电解质紊乱，并在一定程度上预防和减少多器官功能障碍综合征（multiple organ dysfunction syndrome，MODS）及其他并发症的发生，提高存活率，对于无尿或存在高代谢状态的患者更推荐及早透析治疗，可明显改善AKI 患者的临床预后。

参考文献

［1］　Schrier RW，Wang W，Poole B，et al. Acute renal failure：definition，diagnosis，pathogenesis，and therapy ［J］. J Clin Invest，2004，114：5 - 15.

［2］　Khwaja A. KDIGO clinical practice guidelines for acute kidney injury ［J］. Nephron Clin Pract，2012，120（4）：c179 - c184.

［3］　黎磊石，刘志红. 中国肾脏病学 ［M］. 北京：人民军医出版社，2008：1207 - 1253.

［4］　Bagshaw，SM，Berthiaume，LR，et al. Continuous vs intermittent renal replacement therapy for critically ill patients with acute kidney injury：a meta-analysis ［J］. Crit Care Med，2008，36（2）：610 - 617.

［5］　季大玺，谢红浪，黎磊石，等. 连续性肾脏替代疗法在重症急性肾功能衰竭治疗中的应用 ［J］. 中华内科杂志，1999，38：802 - 805.

［6］　Sharma A，Mucino MJ，Ronco C. Renal functional reserve and renal recovery after acute kidney injury. ［J］. Nephron Clin Pract，2014，1 - 4：94 - 100.

［7］　Ma G，Ma X，Wang G，et al. Effects of tolvaptan add-on therapy in patients with acute heart failure：meta-analysis on randomised controlled trials ［J］. BMJ Open，2019，9（4）：e025537.

［8］　McMurray JJ，Adamopoulos S，Anker SD，et al. ESC guidelines for the diagnosis and treatment of acute and chronic heart failure 2012：the task force for the diagnosis and treatment of acute and chronic heart failure 2012 of the European Society of Cardiology. Developed in collaboration with the Heart Failure Association（HFA）of the ESC ［J］. Eur J Heart Fail，2012，14：803 - 869.

［9］　Fiaccadori E，Lombardi M，Leonardi S，et al. Prevalence and clinical outcome associated with preexisting malnutrition in acute renal failure. a prospective cohort study ［J］. J Am Soc Nephrol，1999，10：581 - 593.

［10］　Druml W. Nutritional management of acute renal failure ［J］. Am J Kidney Dis，2001，37：S89 - S94.

［11］　Druml W. Nutritional management of acute renal failure ［J］. J Ren Nutr，2005，15：63 - 70.

［12］　Fiaccadori E，Maggiore U，Giacosa R，et al. Enteral nutrition in patients with acute renal failure ［J］. Kidney Int，2004，65：999 - 1008.

［13］　Chima CS，Meyer L，Hummell AC，et al. Protein catabolic rate in patients with acute renal failure on continuous arteriovenous hemofiltration and total parenteral nutrition ［J］. J Am Soc Nephrol，1993，3：1516 - 1521.

［14］　Sponsel H，Conger JD. Is parenteral nutrition therapy of value in acute renal failure patients ［J］. Am J Kidney Dis，1995，25：96 - 102.

［15］　Mitch WE. Mechanisms causing loss of muscle in acute uremia ［J］. Ren Fail，1996，18：389 - 394.

［16］　Priebe HJ，Skillman JJ，Bushnell LS，et al. Antacid versus cimetidine in preventing acute gastrointestinal bleeding：a randomized trial in 75 critically ill patients ［J］. N Engl J Med，1980，302：426 - 430.

［17］　Fiaccadori E，Maggiore U，Clima B，et al. Incidence，risk factors，and prognosis of gastrointestinal hemorrhage complicating acute renal failure ［J］. Kidney Int，2001，59：1510 - 1519.

［18］　陈红. 哈里森内科学手册 ［M］. 18 版. 北京：北京大学医学出版社，2017.

［19］　林果为，王吉耀，葛均波. 实用内科学 ［M］. 15 版. 北京：人民卫生出版社，2017.

[20] Hassoun H T, Grigoryev D N, Lie M L, et al. Ischemic acute kidney injury induces a distant organ functional and genomic response distinguishable from bilateral nephrectomy [J]. Am J Physiol Renal Physiol, 2007, 293 (1): F30 - 40.

[21] Jörres A, Gahl G M, Dobis C, et al. Haemodialysis-membrane biocompatibility and mortality of patients with dialysis-dependent acute renal failure: a prospective randomised multicentre trial. International Multicentre Study Group [J]. Lancet, 1999, 354 (9187): 1337 - 1341.

[22] Burn D J, Bates D. Neurology and the kidney [J]. J Neurol Neurosurg Psychiatry, 1998, 65 (6): 810 - 821.

[23] Grams M E, Astor BCBash L D, Matsushita K, et al. Albuminuria and estimated glomerular filtration rate independently associate with acute kidney injury [J]. Journal of the American Society of Nephrology: JASN, 2010, 21 (10): 1757 - 1764.

[24] Grams M E, Yingying S, Ballew S H, et al. A Meta-analysis of the Association of Estimated GFR, Albuminuria, Age, Race, and Sex with Acute Kidney Injury [J]. American Journal of Kidney Diseases, 2015, 66 (4): 591 - 601.

[25] Hsu C Y, Ordonez JD, Chertow G M, et al. The risk of acute renal failure in patients with chronic kidney disease. [J]. Kidney International, 2008, 74 (1): 101 - 107.

[26] Bucaloiu I D, H Lester K, Norfolk E R, et al. Increased risk of death and de novo chronic kidney disease following reversible acute kidney injury [J]. Kidney International, 2012, 81 (5): 477 - 485.

[27] Helmut S, Lang S M, Rainald F. Daily hemodialysis and the outcome of acute renal failure [J]. New England Journal of Medicine, 2002, 346 (5): 305 - 310.

第九章 肾损伤的治疗

连续性肾脏替代治疗是急性肾损伤的重要治疗方法，本章主要介绍连续性肾脏替代治疗的定义、适应证与禁忌证、治疗方案的制订以及撤机时机评估。

第一节 连续性肾脏替代治疗

一、定义

连续性肾脏替代治疗（continuous renal replacement therapy，CRRT）是指每日持续 24 小时或接近 24 小时的一种长时间、连续的体外血液净化疗法以替代受损的肾功能。根据在 CRRT 中溶质溶剂的清除方式以及建立血管通路的方式，常见的 CRRT 模式包括：缓慢连续超滤（slow continuous ultrafiltration，SCUF）、连续性静脉-静脉血液滤过（continuous venovenous hemofiltration，CVVH）、连续性静脉-静脉血液透析（continuous venovenous hemodialysis，CVVHD）、连续性静脉-静脉血液透析滤过（continuous venovenous hemodiafiltration，CVVHDF）、连续性血浆滤过吸附（continuous plasmafiltration adsorption，CPFA）。

二、适应证与禁忌证

（一）适应证

1. 绝对适应证

包括：对利尿剂无反应的容量过负荷，如急性肺水肿等；严重的高钾血症（＞6.5 mmol/L）或血钾迅速升高伴心脏毒性；严重代谢性酸中毒（pH＜7.1）。

2. 相对适应证

（1）肾性指征：当急性肾损伤（acute kidney injury，AKI）患者不能耐受液体平衡和代谢物波动时，如血流动力学不稳定和/或合并严重电解质紊乱、酸碱代谢失衡、心力衰竭、肺水肿、脑水肿、颅高压的 AKI 患者；慢性肾衰竭（chronic renal failure，CRF）合并急性肺水肿、尿毒症脑病、心力衰竭、血流动力学不稳定等。

（2）非肾性指征：如顽固性液体过负荷、脓毒血症或感染性休克、严重电解质紊乱和酸碱失衡、挤压综合征、乳酸酸中毒、急性重症胰腺炎、心肺体外循环手术、慢性心力衰竭、肝性脑病、药物或毒物中毒、严重溶瘤综合征、热射病等。

（二）禁忌证

CRRT 无绝对禁忌证。相对禁忌证包括：无法建立合适的血管通路、严重的凝血功能障碍、严重的活动性出血（特别是颅内出血）。当凝血功能障碍或活动性出血的患者存在紧急 CRRT 指征时，仍可通过采取无肝素抗凝或枸橼酸局部抗凝等方式进行 CRRT 治疗。

三、治疗方案

（一）治疗前患者评估

先判断有无行 CRRT 的绝对指征，如有上述绝对指征，应立即开始 CRRT 治疗。如无绝对指征时，首先应该优化血流动力学、优化容量、调整治疗药物剂量等治疗；同时评估容量复苏反应、评估病情严重程度及密切监测 AKI 有无进展，若出现容量复苏无反应、病情加重、AKI 进展时并出现以下任一情况〔如液体过负荷加重、血钾＞6.0 mmol/L、持续 pH＜7.2、持续少尿（24 h 尿量＜500 mL）引起液体过负荷、能被 CRRT 改善的非肾脏功能障碍加重、明显的溶质过负荷〕可考虑启动 CRRT 治疗。在临床实践中，除患者病情外，何时开始 CRRT 还应综合考虑当地医疗资源、治疗习惯、患者经济状况等因素。

（二）治疗方式选择

通常根据治疗目标和治疗模式特点选择合适的模式：

1. 缓慢持续超滤（SCUF）

以清除水分为主，适用于心力衰竭及单纯容量负荷过重的患者。

2. 连续性静脉-静脉血液滤过（CVVH）

通过对流清除中、小分子溶质的能力均较强，是最常用的模式。

3. 连续性静脉-静脉血液透析滤过（CVVHDF）

除对流清除外，还通过弥散增加小分子物质的清除，常适用于脓毒症高代谢症候群患者。

4. 连续性静脉-静脉血液透析（CVVHD）

仅仅通过弥散清除小分子物质，临床上不常用。

5. 连续性血浆滤过吸附（CPFA）

其是指全血先由血浆分离器分离出血浆，被吸附剂吸附后与血细胞混合，再经过第二个滤器的作用，清除多余的水分和小分子毒素。CPFA 通常用树脂为吸附剂，清除炎症介质和细胞因子等中、大分子物质。

（三）血管通路选择

1. 动-静脉（AV）血管通路

由于动脉穿刺易引起血管损伤、出血、栓塞、假性动脉瘤形成和感染等，故不主张连续性动-静脉血液滤过（CAVH）治疗。

2. 深静脉置管

CRRT 常用的血管通路包括颈内、锁骨下及股静脉双腔留置导管，选择穿刺部位时要考虑血流量、再循环率、栓塞、感染的可能性及插管的难易程度。根据 KIDGO 指南推荐意见，CRRT 时血管通路选择依次为：右侧颈内静脉首选，股静脉次选，左侧颈内静脉第三选择。右侧颈内静脉插管的再循环发生率最低。颈内静脉插管栓塞及后期狭窄的发生率低于锁骨下静脉插管，股静脉插管感染的概率较大。中心性静脉导管插入时应该严格无菌操作。建议通过超声引导和专业血管通路人员置管。将股静脉导管的尖端置于下腔静脉，锁骨下或颈内静脉导管尖端置于右心房或心房与上腔静脉交界处最为适宜。

（四）CRRT 滤器选择

原卫生部 2010 年颁发的《血液净化标准操作规程》推荐 CRRT 时要求使用能够较高水平地清除目标溶质、具有足够的超滤系数通常≥50 mL/(h·mmHg)（1 mmHg＝0.133 kPa）及血液相容性好的合成膜滤器，并根据患者体表面积选择合适的滤器膜面积。如果应用于脓毒症性 AKI 时，可选择具有一定吸附功能的滤器，如 AN69 膜，滤器膜的吸附能力具有饱和性，要增加吸附清除溶质，应定期更换滤器（12～24 小时）。

（五）置换液/透析液的选择

置换液/透析液的成分应当尽可能地接近人体的细胞外液，并根据治疗目标个体化调节，如应尽量缩小置换液/透析液与血浆的钠离子浓度差，从而避免高钠或低钠血症时过快纠正，造成对组织细胞的损伤。一般认为高血钠时，血钠下降最大速度为 0.5～0.7 mmol/(L·h) 或每日血钠下降不超过原值的 10％。当患者存在高钾血症时，采用无钾置换液/透析液等。研究发现乳酸盐和碳酸氢盐都能纠正多数 CRRT 患者的代谢性酸中毒。乳酸盐对多数的 CRRT 患者是有效的缓冲液。已经存在乳酸酸中毒或肝功能障碍时不提倡使用乳酸盐。碳酸氢盐推荐给乳酸酸中毒和/或肝衰竭以及高容量血液滤过患者使用。可联机制造碳酸氢盐置换液或透析液。使用碳酸氢盐缓冲液要注意发生高钠血症和高血容量的可能。目前不提倡使用醋酸盐缓冲液。

（六）抗凝方案的制定

首先评估患者的凝血功能和出血风险，然后根据患者凝血功能、有无出血风险选择合适的抗凝策略：对于凝血功能无明显障碍，无出血风险的重症患者可采用普通肝素或低分子肝素持续给药。肝素为负荷剂量 1000～3000 IU 静脉滴注，然后以 5～15 IU/（kg·h）的速度持续静脉输注；低分子肝素为负荷剂量 15～25 IU/kg，静脉维持剂量 5～10 IU/（kg·h）；对高出血风险患者，如存在活动性出血、血小板<60×10^9/L、国际标准化比值（international normalized ratio，INR）>2、活化部分凝血酶时间（activated partial thromboplastin time，APTT）>60 秒或 24 小时内曾发生出血的患者，可采用局部枸橼酸抗凝。局部枸橼酸抗凝时，在滤器前输注 4% 枸橼酸三钠（136 mmol/L），为了达到有效抗凝浓度，通常需要使滤器中的血清枸橼酸根浓度到达 4～6 mmol/L，在滤器后补充氯化钙或葡萄糖酸钙溶液以补充 CRRT 治疗时通过滤器清除的钙剂；对于高危出血风险患者又无条件实施局部抗凝时，可采取无抗凝策略。

（七）初始治疗参数的设置

1. 血流速（blood flow rate，BFR）

一般设置为 100～200 mL/min，对血流动力学不稳定的患者可从 50～100 mL/min 开始，逐步上调 BFR；对血流动力学稳定的患者，可以将 BFR 设置为 150～200 mL/min。

2. 超滤率（ultrafiltration rate，UFR）

超滤率是指单位时间内从循环中超滤出的液体量，即单位时间内单位体重的废液流量，单位为 mL/（kg·h）。

3. 净脱水速率

首先根据患者容量状况、血流动力学稳定与否确立当日容量管理目标（总体负平衡、总体零平衡或总体正平衡）及目标平衡量；然后列出当日的总入量（包括补充的晶体、胶体、血液制品、肠内肠外营养以及其他治疗所需的液体量）和预计的总出量（包括尿量、各种引流管的丢失以及胃肠道的丢失量，通常参考前一日的各种出量）。最后根据公式计算净脱水量和净脱水速率，净脱水量＝目标平衡量＋（总入量－总出量），净脱水速率＝净脱水量/拟进行 CRRT 的时间。

4. 置换液流速（replacement flow rate，RFR）

根据患者的目标 UFR，结合患者的血细胞比容（hematocrit，Hct）、上机后的 BFR 计算 RFR。RFR＝目标 UFR×体重-净脱水速率。例如对于 70 kg 的患者，目标 UFR 为 30 mL/（kg·h），根据患者容量状态等，拟 CRRT 净脱水速率为 100 mL/h，则 RFR（mL/h）＝30 mL/（kg·h）×70 kg－100 mL/h＝2000 mL/h。

5. 稀释方式

根据置换液补充途径分为前/后稀释。前稀释法即置换液在滤器前输入，可降低血液黏滞度，降低滤器内凝血发生的可能，但该方式因置换液的输入稀释了进入滤器内血浆溶质的浓度，结果使得溶质清除率下降；置换液在滤器后输入即为后稀释法，因经过滤器内血浆溶质未被稀释，清除率高，但超滤时增加了滤器血液侧血液黏滞度，易发生滤器内凝血，限制了实际 UFR，故选择后稀释时，滤过分数（filtration fraction，FF）应小于 25%，其中 FF＝单位时间内滤出量/流经滤器的血浆流量。为了克服二者的缺点，目前临床上多使用前稀释＋后稀释的混合型稀释方法。行 CVVH 时，通常前后稀释比1∶1，当行 CVVHDF 时，在充分抗凝的前提下，建议选择后稀释的方式。

6. 透析液流速（dialysate flow rate，DFR）

通常建议 DFR 为 20～25 mL/（kg·h）。

（八）CRRT 治疗过程中的监测管理和参数调整

1. 容量监测与管理

根据各个单位实际情况，选择合理的容量监测方法与指标，如临床表现、中心静脉压（CVP）、中心静脉血氧饱和度（ScvO$_2$）、动静脉二氧化碳分压差（Pa-cvCO$_2$）和重症超声评估下腔静脉宽度和呼吸变异度等对患者的容量和血流动力学状态及液体清除的耐受性，至少 4～6 小时（必要时每小时）进行一次评估，及时调整治疗目标和治疗参数。

2. 溶质清除的监测

至少 24 小时监测血清中尿素氮（blood urea nitrogen，BUN）和超滤液中尿素氮（filtration urea nitrogen，FUN）水平来评估 CRRT 时小分子物质的清除效果，从而动态调整治疗剂量。同时通过计算 FUN/BUN 来评估滤器的有效性。

3. 电解质、酸碱平衡的监测

每 4～6 小时检测血钾、血钠、碳酸氢根水平，至少每 24 小时检测血镁、血磷水平，根据检测结果，及时调整置换液/透析液配方。

4. 凝血监测

根据不同的抗凝方式，检测不同的指标。肝素抗凝，每 4～6 小时监测 APTT，维持 APTT 在正常值的 1.5～2 倍；也可以监测活化凝血时间（activated clotting time，ACT），维持在 200～250 秒；低分子肝素抗凝，监测抗 Xa 因子活性，维持在 0.25～0.35 IU/mL；枸橼酸局部抗凝，须同时监测滤器后及体内离子钙浓度，使滤器后的离子钙浓度维持在 0.2～0.4 mmol/L，血清离子钙浓度维持在 1.0～1.2 mmol/L，根据滤器后的离子钙浓度调整枸橼酸剂量，根据体内血清离子钙浓度调整氯化钙或葡萄糖酸钙溶液剂量，测总钙 q12～qd（与系统血清离子钙同时点采血），要求总钙≤3 mmol/L，总钙/离子钙≤2.5，以监测有无枸橼酸蓄积；无抗凝时，主要检查滤器凝血情况和依据跨膜压、滤器前压等帮助判断。

四、CRRT 停止时机评估与撤机

（一）停止时机评估

对 CRRT 患者每日评估停止时机是 CRRT 规范化治疗流程的第四步，当肾脏功能已经恢复到足以降低需求-能力失衡达到预期水平或总体治疗目标已经完成时，可以考虑撤机。因此评估内容包括患者需要上 CRRT 治疗的原因有没有解除，CRRT 治疗的目标有没有达到，监测肌酐、尿量和肾脏损伤的生物标志物来动态了解患者的肾功能恢复情况。一般认为患者 CRRT 治疗目标已经达到，每日尿量无利尿剂使用≥400 mL 或利尿剂使用下达 2300 mL，可停止 CRRT 治疗。当然对需要多种器官支持治疗的患者撤离 CRRT 还需与其他治疗合并考虑。

（二）撤机流程

需要结束治疗时，准备生理盐水、消毒液、无菌纱布、棉签等物品；按结束治疗键、停血泵、关闭管路及留置导管动脉夹，分离管路动脉端与留置导管动脉端，将管路动脉端与生理盐水连接，将血流速减至 100 mL/min 以下，开启血泵回血，回血完毕停止血泵，关闭管路及留置导管静脉夹，分离管路静脉端与留置导管静脉端；消毒留置导管管口，生理盐水冲洗留置导管管腔，根据管腔容量封管，包扎固定；根据机器提示步骤，卸下透析器、管路及各液体袋；关闭电源，擦净机器，推至保管室内待用。

第二节　急性肾损伤的血液透析

血液透析（hemodialysis，HD）是治疗各种原因所致急性肾损伤（acute kidney injury，AKI）的重要治疗方法，其利用半透膜原理替代肾脏对溶质（尤其是小分子溶质）和液体的清除功能。血液透析时，血液经血管通路进入体外循环，在血泵的推动下进入含有透析膜的透析器与透析液（建议使用碳酸氢盐作为缓冲）发生溶质交换，再经血管通路回到体内，以实现维持体液、电解质、酸碱的平衡；预防肾脏的进一步损伤；为肾脏功能的可能恢复提供机遇；也为其他抗生素治疗，营养支持等治疗提供支持，减少并发症。

一、血管通路

功能良好的血管通路是进行充分血液透析治疗的基础，其基本要求是能提供足够的并且均匀的血流，而且要有较低的故障率。

1. 临时经皮双腔深静脉导管

（1）临时经皮双腔深静脉导管是 AKI 时最常使用的血管通路。有袖套、需要隧道的透析导管虽然可以一定程度上增加导管的稳定性，减少感染，但由于放置这类导管技术要求高、时间要求长，拔管难度较大，为了不延误救援患者的时机及提高救援成功率，建议选择无袖套、不需要隧道的导管开始 AKI 患者的血液透析。

（2）终末期肾脏患者中观察到的数据提示置管优先选择右侧颈内静脉，股静脉由于相对较少的功能不良往往作为置管的第二选择，其次是左侧颈内静脉，最后选择优势肢体侧的锁骨下静脉短期紧急挽救 AKI 患者生命。

（3）超声引导穿刺置管既可以减少反复置管的尝试及操作时间，增加穿刺置管成功的可能性，又有利于减少并发症风险，因此建议在超声引导下进行置管操作。

（4）除非是那些已经最大限度采用无菌手段仍反复发生菌血症的长期带袖套和隧道的导管，或仅有有限的静脉通路并有近期导管相关菌血症感染史的患者，或者有发生严重导管相关菌血症感染后遗症危险的患者，一般不使用抗生素封管以预防导管相关感染。

2. 动静脉内瘘或长期经皮双腔深静脉导管

一些慢性肾脏病（chronic kidney disease，CKD）患者由于某些原因发生 AKI 时，既往建立的动静脉内瘘或长期经皮双腔深静脉导管将是挽救生命的重要血管通路。

二、透析剂量与充分性

（1）血液透析剂量应在治疗前制定好，并根据实际治疗效果动态评估调整治疗处方，以满足患者电解质、酸碱、溶质及水平衡的需求，实现透析充分。血液透析治疗量既依赖于个体化治疗的强度，也和所能提供的治疗频率有关，前者通常根据尿素减少率或尿素清除率指数（Kt/V）决定。建议每周尿素清除指数（Kt/V）应达到 3.9，平均 1.3，每周 3 次（每次 4～6 小时）。

（2）当肾功能恢复到能满足患者的需求，或血液透析不再符合治疗的需要，即可改变透析方式、频率或时间，或者完全停止血液透析。不建议使用利尿剂促进肾功能恢复，或减少血液透析的时间或频率。

三、适应证

目前国内外大部分研究证明，如果能够适当控制血液透析治疗的风险与并发症，在综合考虑患者的临床背景、实验室结果的负荷及变化趋势、血液透析对 AKI 患者的获益与风险的背景下，尽早开始进行血液透析有利于患者肾功能的恢复，减少 AKI 患者的死亡率。

（1）内科积极治疗效果不佳、可能随时危及生命的内环境紊乱，如严重高钾血症（$K^+ > 6.5$ mmol/L）、严重酸中毒（pH＜7.2）；

（2）明显的尿毒症症状：心包炎、脑病、消化系统症状；

（3）难治性的急性肺水肿；

（4）难治性充血性心力衰竭；

（5）进行性无尿、又存在大量补液需求，都是血液透析的适应症；

（6）基础疾病的严重程度、其他器官衰竭的程度、代谢产物的负荷及营养支持和药物治疗所需的液体入量也是临床医师在评估 AKI 患者是否需要血液透析及何时开始血液透析需要考虑的重要因素。

四、并发症

1. 透析失衡综合征

血液透析中由于血尿素氮溶质清除过快，在透析中后期出现恶心、呕吐、烦躁、头痛、惊厥、意识障碍、昏迷，甚至死亡。使用具有较小表面积的透析器、在整个治疗过程中保持较低的血流速度、减少或使用共流（相对于逆流）透析液流动、增加透析液钠浓度或使用甘露醇也有助于防止不平衡，如果发生严重急性精神状态改变或癫痫发作，立即终止治疗和使用甘露醇。

2. 低血压

积极寻找病因，通过控制超滤的时间与速度、使用等渗盐水预充透析管路、设置透析液钠浓度在 145 mEq/L、停止扩血管治疗、设定透析液温度低于 37 ℃、调整降压药、补充血容量、使用升血压药物、避免透析中进食、避免使用止痛药等来预防透析低血压。

3. 其他

血栓、感染、发热、心律失常、出血、溶血、肌肉痉挛等，应积极预防与对症处理，必要时停止透析。

五、抗凝

AKI 患者进行血液透析时，体外循环导致内源性和外源性凝血途径的激活和血小板活化。通常需要通过抗凝来预防透析器或血滤器凝血。AKI 患者需要进行血液透析时，要评估患者的潜在风险及获益，然后决定抗凝药的使用和用法。

（1）无明显的出血风险、凝血功能基本正常、未因其他疾病使用全身抗凝治疗时推荐普通肝素或低分子肝素。

（2）存在活动性出血或出血风险增加的患者，没有枸橼酸禁忌证的患者可选择小剂量肝素化、局部枸橼酸抗凝，不推荐进行无抗凝的血液透析。

（3）对出现肝素诱导的血小板减少症患者，必须停止所有肝素治疗（包括所有透析中运用的含肝素的液体和插管的封管液），建议使用直接凝血酶抑制剂（阿加曲班）或 Xa 因子抑制剂（达那肝素或黄达肝葵钠），尽量不要使用其他的抗凝剂或进行无抗凝的血液透析。对于这类患者，若无严重的肝衰竭，更推荐使用阿加曲班抗凝。

（4）如果使用不抗凝的透析治疗，为了延长透析器的使用时间，可以使用一些特殊的方案，包括：功能良好的血管通路、间断回输盐水降低血液黏度和红细胞比容、前稀释、高血流速、透析治疗、减少除泡器内空气和血液的接触以及确保警报及保护体系工作顺畅。

（5）许多 AKI 患者由于本身的系统疾病需要抗凝治疗（如人工瓣膜、急性冠脉综合征、心房纤颤），在大多数情况下，这些患者在接受血液透析时不需要额外的抗凝治疗，但是具体情况需要临床医师具体分析。

六、早期血液透析的利弊

在临床实际中，临床医师应综合评估 AKI 患者病情，结合当地治疗习惯、技术力量、医疗资源、费用等多方面因素，权衡早期进行血液透析治疗的利弊，进而决定开始血液透析的时机。

1. 早期肾脏替代疗法的可能优势

（1）有利于纠正内环境紊乱（更好控制尿毒症和代谢异常、更好控制容量异常、更好纠正电解质及酸碱紊乱、减轻炎症反应/氧化应激）；

（2）有利于肾外器官功能的保护以及改善临床转归（如提高肾功能恢复率、生存率）；

（3）优化血流动力学，减少血管活性药物；

（4）为营养支持及其他药物治疗提供平台。

2. 早期肾脏替代疗法的可能弊端

（1）深静脉置管相关风险（出血、周围组织损伤、感染等）；

（2）增加体外循环相关风险（低血压、出血、血栓、感染等）；

（3）对部分患者可能存在过度医疗风险；

（4）可能耗费额外医疗资源；

（5）引发伦理学和卫生经济学问题。

第三节 急性肾损伤的腹膜透析

腹膜透析（peritoneal dialysis，PD）是一种多用于急性肾损伤（acute kidney injury，AKI）或慢性肾衰竭（chronic kidney disease，CKD）患者的肾脏替代治疗。其原理是通过向患者腹腔内灌注腹膜透析液，以患者自身的腹膜作为半透膜，通过毛细血管内的血液和腹透液两者间存在的浓度差而产生弥散作用，实现代谢废物的交换，以达到清除机体毒物、纠正电解质和酸碱平衡紊乱的目的。腹膜的有效表面积，即毛细血管的数量和腹膜与透析液接触的比例，是影响腹膜转运效率的重要因素之一。

一、流行病学

相对于其他肾脏替代治疗，腹膜透析因其价格经济，可居家操作，总体上便利易行，能在早期就被众多患者所接受。目前，有研究表明，全球腹膜透析患者超过 27 万，约占总透析人口的 11%，且每年增长率约为 8%，以中国、泰国和美国增长最为显著。但由于腹膜透析可能对危重症 AKI 患者疗效不佳，以及随着血液透析（hemodialysis，HD）技术的不断成熟，大多数国家仍以使用血液透析为主，腹膜透析现多用于医疗水平有限及经济暂不发达的地区。

二、腹膜透析液

临床常见的葡萄糖腹透液主要由三种成分构成，包括：①诱导超滤的葡萄糖渗透剂；②含有钠、钙、镁、氯等电解质，一般不含有钾离子；③纠正代谢性酸中毒的乳酸盐缓冲液。葡萄糖的腹膜透析液浓度有 1.5%、2.5%、4.25%，刚开始时 PD 的患者一般以 1.5% 腹透液为基础。高浓度的葡萄糖使腹膜处于高渗环境，从而产生快速超滤，所以随着腹透液浓度增高，对水及代谢物的清除速率越高，超滤不佳者可间歇使用 4.25% 腹透液。刚输入腹膜透析液时，葡萄糖浓度最高，随着腹透液中的葡萄糖被腹膜吸收，腹膜内驱动超滤的渗透力也随之降低。因此，对于在腹腔内停留时间较长的葡萄糖腹膜透析液，超滤量通常是不够的。而且有研究表明，普通葡萄糖腹透液在灭菌过程中，会产生大量葡萄糖降解产物，长期积累将损害腹膜的功能结构，导致腹膜透析功能下降。针对葡萄糖腹透液的上述不足之处，研发了不同类型的腹膜透析液。例如，艾考糊精腹膜透析液，它相对于葡萄糖腹透液来说，能在较长时间内保持高超滤量，对维持腹膜透析的功能也有一定效果。低葡萄糖降解产物的葡萄糖基溶液相对于普通腹透液，也能够较好地保持残余肾功能，维持尿量。由于常规腹透液中含有的乳酸盐是非生理性的，因此开发了生理性碳酸氢盐腹膜透析液，适用于明显肝功能异常以及乳酸水平明显升高的患者，但目前没有明显证据证明对一般 AKI 的患者有优势作用，但新型研发的碳酸氢盐/乳酸缓冲中性腹透液可以减少患者腹膜衰竭，可以安全地用于长期 PD 患者。

三、腹膜透析的主要模式

选择腹膜应考虑患者的病情情况、生活方式、经济条件及个人意愿，进行个体化指导，减轻患者的负担。腹膜透析方式可以是连续性或间歇性的，可以是人工操作或使用腹膜透析机自动进行。根据是否使用自动化腹膜透析机，主要分为持续非卧床腹膜透析（continuous ambulatory peritoneal dialysis，CAPD）和自动腹膜透析（automated peritoneal dialysis，APD）两大种类。

CAPD 是一种患者能居家操作的，可 24 小时不间断进行废物交换的透析方式，一般每 6 小时向腹腔内灌入 1.5～3.0 L 的腹膜透析液并留置在腹腔内，到下次更换透析液时再引流出来，夜间最后一袋可在体内存留 10 小时左右，可根据患者具体情况适当调整时间。CAPD 因花费较少，使用简便，患者大部分时间可自由活动，是我国腹膜透析患者首选治疗方式，常常用于慢性肾衰竭患者。

对于大部分住院期间发生 AKI 的患者或需要住院的 AKI 患者来说，在院期间大多使用自动腹膜透析治疗，其具体类型又包括以下几种：

1. 间歇性腹膜透析（acute intermittent peritoneal dialysis，IPD）

IPD 是 AKI 患者最常使用的一种短期内强化治疗的腹膜透析治疗方式。每次将 1～3 L 的腹膜透析液以每 30～60 分钟的频率留置在患者体内进行交换，患者每周可进行 2～3 次，每次治疗时间为 16～20 小时。IPD 可以清除小分子毒物，纠正水、电解质代谢紊乱，但对中高分子物质清除能力差，因此对于严重 AKI 患者疗效不佳。

2. 持续性平衡化腹膜透析（chronic equilibrated peritoneal dialysis，CEPD）

CEPD 与 CAPD 模式大致类似，两者之间的区别是 CEPD 使用机器化操作，能够准确地让腹膜透析液在每个周期间（4～6 小时）均匀停留在腹腔内，以达到各个周期时间分布平衡，更合理地促进物质交换。常用于生命体征较为平稳且无明显代谢性紊乱的 AKI 患者，对于病情较重的患者可根据具体情况调整，如增加交换次数，来达到更快溶质交换的目的。

3. 潮式腹膜透析（tidal peritoneal dialysis，TPD）

首先在腹腔内灌入 2～3 L 腹膜透析液，每次只引流出 1～1.5 L 液体，剩余的以新鲜腹膜液灌入腹腔作为补充。这种无需引流出全部腹腔内液体，且不断补充新鲜透析液的透析方式，让透析液和血液之间始终保持着能够使新陈代谢物质相互交换的浓度差。此种透析方式对中小分子物质有一定的清除作用，以小分子效果较为显著，对高代谢、重症 AKI 的患者有较大治疗意义。

4. 高容量腹膜透析（high volume peritoneal dialysis，HVPD）

与 CAPD 相似的是，HVPD 每次透析时需灌入 2～3 L 的腹透液，但每日交换次数明显高于其余腹膜透析方式，一般为（18～48 次）/24 h，总透析量能高达（36～70 L）/24 h。HVPD 以高透析频率为特点，明显提高了小分子代谢物的清除率，适用于严重分解代谢紊乱的 AKI 患者。

5. 连续性流动腹膜透析（continuous flow peritoneal dialysis，CFPD）

CFPD 是一种腹腔内置入灌入、引流两种透析管，使腹腔内同时出入相同液体量，保持腹内液体容量相对稳定的 PD 模式。这种持续交换的模式可使透析流量可高达 300 mL/min，不间断地更新腹透液，能最大限度上保证腹透液和血液间的浓度差稳定，可明显清除小分子物质，如炎症介质及尿素。但由于液体超滤的增加，并不适用于血容量不稳定的患者。

四、腹膜透析的开始时机及禁忌证

AKI 的发病率高，重症 AKI 患者病死率高，发展为慢性肾衰竭的可能性大，因此，肾脏替代治疗开始的时间及选择的方式已成为降低其病死率、改善预后的关键因素。对于 AKI 以及 CKD 患者的紧急透析指征存在着共识，包括以下情况：

（1）经内科治疗无效的严重代谢性酸中毒，动脉血 pH<7.2；

（2）严重的高钾血症（血钾≥6.5 mmol/L）或出现严重心律失常；

（3）经利尿治疗效果不佳的严重急性肺水肿；

（4）严重尿毒症引起的中枢神经系统症状、循环系统症状、消化系统症状，如脑病、心包炎、胃肠道水肿出血等。

但现有众多学者认为，对于 AKI 患者来说，应尽早干预病情进展，预防、延缓 AKI 并发症的出现，保护残余肾功能。临床常用评估肾脏功能情况的指标有尿量、血肌酐（serum creatinine，Scr）、尿素氮（blood urea nitrogen，BUN）等，因此部分学者对独立因素作为评估肾脏替代治疗开始的标准进行了许多研究。有学者认为持续性少尿可作为肾脏替代治疗开始时机的选择，而少尿的不同程度和少尿不同的持续时间也被认为与 90 日内死亡率增加独立相关。Bagshaw 及 Ostermann 等人的研究均以 Scr 达到 309 μmol/L 作为肾脏替代治疗早期与晚期的节点，而两者研究均提示早期肾脏替代治疗能降低 AKI 患者病死率。部分学者认为 BUN 可能对早期肾脏替代治疗有指导作用，但以 BUN 为基础进行肾脏替代治疗研究表明其对患者预后并无影响。对于 Scr、BUN 的研究有不少，但因两项指标均易受其他因素的影响，如容量状态、药物等，其实不能准确反映 AKI 患者的病情情况，需结合其他指标综合看待。

早期、及时启动肾脏替代治疗能够在一定程度上恢复肾功能，然而具体何时选择肾脏替代治疗尚未定论。临床上应根据患者病情及各项指标进行评估，具体情况具体分析，合理化、个体化使用 PD，达到不仅能缓解 AKI 引起的肾损害，预防 AKI 的并发症，而且能最大限度地保护肾脏功能的目标。

腹膜透析同样也有禁忌证与相对禁忌证，当患者有严重的腹腔粘连、麻痹性肠梗阻、腹膜炎及腹部手术损伤腹膜的完整性时，应禁止 PD 进行治疗。当患者存有多囊肾、既往腹部手术史、慢性阻塞性肺病、晚期妊娠、腹腔血管病变等时应慎用 PD 治疗。此外，当患者排尿时间＞1L/24h，且 Scr 自发下降时，可以考虑停用 PD。

五、并发症

1. 腹膜炎

腹膜炎是 PD 治疗中最常见的并发症，也是导致技术失败的主要原因，常因操作不当、肠源性感染引起，临床症状通常表现为腹痛、发热、腹透液浑浊等，实验室检查可有腹腔液培养阳性以及透析液常规检查白细胞计数＞100×10^6/L，并且中性粒细胞比例占 50% 以上。腹膜透析相关性腹膜炎主要靠临床症状及实验室检查确诊。腹膜炎一经诊断，应立即开始抗感染治疗，首选腹腔内注射针对于腹腔感染常见细菌的广谱抗生素。常见细菌感染主要为革兰氏阳性菌，特别是通过接触污染获得的表皮葡萄球菌，其次是金黄色葡萄球菌和肠球菌，但革兰氏阴性菌引起感染的比例也在不断增加。因此，经验性抗生素必须覆盖这两种病原菌，包括针对革兰氏阳性菌的头孢菌素类或万古霉素方案，三代头孢菌素或氨基糖苷则用于革兰氏阴性菌，再根据药敏结果适当调整药物。一般在有效治疗的 48～72 小时内，腹痛会逐渐消失，腹膜透析液由浊转清。持续存在的腹膜炎相关症状往往提示当前抗生素效果不佳，需要更换抗生素或拔除导管。

2. 腹膜透析管相关问题

腹膜透析管的相关问题导致多数 PD 患者最终选择血液透析。腹膜透析管分为腹膜内、隧道和腹膜外三个部分。导管相关问题也包括腹膜外出口处以及隧道感染，主要由后期护理不当、伤口愈合不良以及导管放置不当引起，表现为感染部位周围红、肿、痛，伴或不伴有脓性、血性分泌物。出口部位处感染主要致病菌为金黄色葡萄球菌及铜绿假单胞菌。发生感染后，治疗方面应及时清洁、换药，保持无菌，促进伤口的愈合，并使用能覆盖常见细菌的抗生素，再根据药敏试验使用抗生素。此外，腹膜透析管还有移位、堵塞发生的可能，可嘱患者多改变体位活动，必要时需要重新置管。

3. 疝和腹膜透析液渗漏

大量的腹透液留置于腹腔内或当患者用力咳嗽、排便、改变体位时，会导致腹腔内压力增高，易使腹壁薄弱区域突出形成疝。大部分疝气需要行手术修补，如果为老年患者则可根据具体情况尽量选择保守治疗。此外，因腹透管是穿透腹腔的有创伤口，当腹腔内压力过高时，还会导致置管处的腹透液渗出，常见于肥胖患者开始腹透后发生。一般可以减少输入的腹膜透析液的量来保守治疗。腹膜透析液也有可能渗出于皮下，导致皮下水肿等。

4. 高血糖

腹膜对于腹透液中的高浓度葡萄糖有一定的吸收作用，因此可能导致先前仅表现为糖耐量异常的患者高血糖的发生，对于糖尿病患者来说，PD 引起的高血糖可能更不易控制。一般可使用口服降糖药或胰岛素控制血糖，一般不使用双胍类药物，以免引起乳酸性酸中毒，可使用磺酰脲类或噻唑烷二酮类，也可使用特殊的不含糖腹膜透析液改善血糖。

5. 低钾血症

由于多数腹膜透析液不含钾离子，血液和腹透液之间存在着钾离子的浓度差，钾离子从高浓度的血液扩散到腹透液中，再随之排出体外。因此，当患者腹膜透析交换频率过快而摄入钾不足时，会引起低钾血症。

六、腹膜透析的优势

对于 AKI 患者来说，HD 是其主要的肾脏替代模式，且 PD 对于危重症 AKI 患者的治疗有一定的局限性。但当紧急启动肾脏替代治疗时，两者透析方式并不存在存活率或住院率的差异。因此 PD 可能是一种可行的、耐受性较好的血液透析替代方案之一，且相对于 HD 来说，PD 仍有不少优势：

（1）PD 无需建立血管通路，对于心血管条件差、状态不稳定的患者能够保持血流动力学的稳定，对于婴幼儿、儿童等特殊人群，PD 更为安全有效；

（2）PD 是以自身腹膜作为半透膜，因而无需抗凝，对残余肾功能有保护作用。相对于 HD 来说，PD 患者的短期透析相关并发症少，更加安全；

（3）无需使用特殊设备，操作简便，治疗成本低，对医疗资源有限的地区来说限制较少。

第四节　急性肾损伤的药物治疗

急性肾损伤（acute kidney injury，AKI）是内科常见并发症、具有高死亡风险的危重症。有研究报道住院患者 AKI 发病率可达 21%，发生 AKI 后死亡率升至 21%，且 AKI 预后没有明显改善。目前，AKI 的治疗仍以对症支持治疗为主，改善全球肾病预后组织（Kidney Disease：Improving Out-comes，KDIGO）并未推荐任何用于预防和治疗 AKI 的有效药物。因此，研发出防治 AKI 的药物以降低 AKI 死亡率、改善预后迫在眉睫。本文对研究中的防治 AKI 药物按照抑制细胞死亡类、抗炎类和修复类分类并进行归纳，总结各类药物的作用机制及研究进展，分析药物研究失败的原因。

1. 抑制细胞死亡类药物

细胞凋亡和调节性坏死是 AKI 细胞死亡的重要形式，后者又包括坏死性凋亡、铁死亡、parthanatos［多聚腺苷酸二磷酸糖聚合酶-1（polyADP-ribosepolymerase-1，PARP-1）依赖性程序性细胞死亡］和线粒体通透性转变诱导的细胞死亡（mitochondrial permeability transition-induced regulated necrosis，MPT-RN）等。抑制细胞死亡是 AKI 药物研发的一个重要方向。

（1）凋亡抑制类药物：Apaf-1 是凋亡复合体的核心成分，Apaf-1 抑制剂可保护肾缺血细胞、减少凋亡、促进再生，有可能用于治疗 AKI。P53 活化是细胞凋亡的重要环节。QPI-1002 是一种人工设计合成的小干扰 RNA（siRNA），能在损伤早期暂时抑制 p53 表达，减轻肾损伤，目前正在进行 I 期临床研究。

（2）调节性坏死抑制类药物坏死性凋亡通过 RIPK3（receptor-interacting protein kinase3）调节性假性激酶 MLKL（mixed lineage kinase domain-like）磷酸化，使细胞外液进入细胞，质膜破裂，释放细胞内容物，推动坏死性炎症反应。第一代和第二代坏死凋亡抑制剂（necrostatin-1，necrostatin）以及 RIPK 激酶结构域抑制剂 Ponatinib 在肾缺血再灌注损伤（renal ischemia-reperfusion injury，IRI）、顺铂致 AKI、造影剂 AKI 等模型中均能有效抑制 AKI 进展。

铁死亡是最近才发现的程序性细胞坏死，表现为铁依赖的脂质过氧化和心磷脂氧化，能破坏质膜完整性。临床前研究显示铁死亡可导致 AKI，铁螯合剂、Ferrostatins 和 Liproxstatin-1 能抑制铁死亡，减轻肾小管细胞坏死和肾小管的同步化死亡。CRMD-001 也是一种铁死亡抑制剂，Ⅱ期临床试验已完成但结果未公布，计划开展的Ⅲ期临床试验也没进行，药物开发被搁置，可能因为过度去除铁或使用某种铁螯合剂具有肾毒性。Parthanatos 生化特征为 PARP（1 的快速激活、线粒体通透性改变引起的细胞坏死。AIF 从线粒体释放通透性转变，因此有研究推测 MPT-RN 是 parthanatos 的下游机制。Parthanatos 抑制剂和 MPT-RN 抑制剂在 AKI 模型中产生相似的保护作用。PARP-1 抑制剂的探索主要在肿瘤领域，目前尚未涉及肾病。环孢素 A 能抑制 MPT-RN 通路，在 IRI 动物模型研究中显示出减少细胞坏死，保护肾的作用。

2. 抗炎类药物

炎性反应是 AKI 重要的病理生理学机制。近年来大量研究表明控制炎症反应可以显著减轻 AKI 动物模型的肾损伤程度。许多免疫抗炎药物的作用对象主要为分子，包括细胞因子和趋化因子。最近人们也在细胞水平探索抗炎药物。

（1）调节分子类抗炎药：碱性磷酸酶（alkaline phosphatase，ALP）是一个内源性酶，通过去磷酸化解除内毒素（lipopolysaccharide，LPS）毒性，并将 ATP 转化为腺苷，而腺苷具有抗炎特性，可预防肾小管损伤。目前一项Ⅱ期 RCT 研究正在验证重组人 ALP 治疗脓毒症相关 AKI 是否安全有效。若能成功，将会成为防治脓毒症相关 AKI 的有效方法。

（2）调节细胞类抗炎药：辅助性 T 淋巴细胞（CD＋CD25＋FOXP3＋，Treg）是 T 细胞亚群，通过接触依赖（contact-dependent）和分泌可溶性介质抑制免疫反应。有研究表明它能对肾 IRI、肾毒性 AKI、脓毒性 AKI 小鼠模型起保护肾功能的作用。Kim 等报道蜂毒能增加 Tregs 数量，提高 Tregs 的迁移能力，从而保护顺铂肾毒性小鼠模型。有研究证实鞘氨醇衍生物-二甲基鞘氨醇（N，N-dimethl-sphingosine，DMS）使 Tregs 快速迁移至肾，在 IRI 模型中事先给予 DMS，能起到肾保护作用，抑制 Tregs 后保护作用消失。

此外，其他免疫细胞，如树突状细胞，单核巨噬细胞、自然杀伤细胞、T 细胞和 B 细胞等，也会对实验动物 AKI 的发生发展产生不同程度的影响。在 IRI 模型中，给予腺苷 1A 受体（adenosine 2A receptor，A2AR）激动剂 ATL313，调节树突状细胞，减轻炎症反应，改善肾功能。在 AKI 恢复阶段，集落刺激因子能刺激巨噬细胞和树突状细胞再生和极化，促进肾功能恢复。

3. 修复类药物

理论上讲，急性损伤后肾具有完全修复的潜力。但是，当损伤过重，时间过长时，肾将会发生不可逆性纤维化，可能会导致慢性肾病（chronic kidney disease，CKD）甚至终末期肾病（end-stage renal disease，ESRD）。

（1）促再生类药物：AQGV（EA-230）是一种合成寡肽，是人体绒毛膜促性腺激素溶解产物。在 IRI 前给予 AQGV 能促进肾小管上皮细胞再生和存活并改善肾灌注损伤。小鼠肾上皮细胞表达Ⅰ类组蛋白脱乙酰酶（histone deacetylase，HDAC），在叶酸或横纹肌溶解导致的 AKI 模型中，使用高选择性 HDACs 抑制剂 MS-275 会引起更严重的小管损伤，影响肾再生。因此，AKI 治疗后肾再生需要 HDAC 的参与。

（2）抗纤维类药物：骨形态发生蛋白（bone morphogenetic protein，BMP）属于 TGF-β超家族蛋白，能激活 BMP 通路，将磷酸化的 smad 蛋白移入核中，抑制炎症、凋亡，同时可逆不同 AKI 模型，将磷酸化的 smad 蛋白移入核中，抑制炎症、凋亡，同时可逆转不同 AKI 模型中的肾纤维化。临床Ⅰ期研究显示 BMP 具有良好的安全性和有效性。目前Ⅱ期临床研究已完成入组，目的是检验 THR-184（一种 BMP）能否预防或减轻心脏手术 AKI 进展。另有研究表明，表观遗传修饰可引起肾的永久性纤维化。甲基转移酶（Dnmt1）激发 RASA1 甲基化，下调 Ras 蛋白，引起成纤维永久性增生，从而导致肾纤维化 Dnmt1 抑制剂普鲁卡因能改善内毒素导致的横纹肌溶解小鼠模型的肾损伤程度。

参考文献

［1］　Morabito S，Guzzo I，Solazzo A，et al. Continuous renal replacement therapies：anticoagulation in the critically ill at high risk of bleeding ［J］. J Nephrol，2003，16（4）：566 - 571.

［2］　Palevsky P M，Bunchman T，Tetta C. The Acute Dialysis Quality Initiative—part V：operational characteristics of CRRT ［J］. Adv Ren Replace Ther，2002，9（4）：268 - 272.

［3］　Ronco C，Ricci Z. Renal replacement therapies：physiological review ［J］. Intensive Care Med，2008，34（12）：2139 - 2146.

［4］　Stevens P E，Levin A. Evaluation and management of chronic kidney disease：synopsis of the kidney disease：improving global outcomes 2012 clinical practice guideline ［J］. Ann Intern Med，2013，158（11）：825 - 830.

［5］　周晓婉，任伟. 肾脏替代治疗在急性肾损伤中的应用研究进展 ［J］. 国际移植与血液净化杂志，2016，14（05）：1 - 4.

［6］　郁胜强，高翔. 急性肾损伤的肾脏替代治疗时机 ［J］. 中国血液净化，2017，16（02）：83 - 85.

［7］　胡家昌，丁小强，滕杰. 急性肾损伤肾脏替代治疗时机的研究进展 ［J］. 中华肾脏病杂志，2015，31（09）：715 - 720.

［8］　石海鹏，吕杰，安友仲. 急性肾损伤患者肾脏替代治疗时机研究进展 ［J］. 解放军医学杂志，2018，43（04）：351 - 355.

［9］　Li P K，Chow K M，Van de Luijtgaarden M W，et al. Changes in the worldwide epidemiology of peritoneal dialysis ［J］. Nat Rev Nephrol，2017，13（2）：90 - 103.

［10］　Briggs V，Davies S，Wilkie M. International Variations in Peritoneal Dialysis Utilization and Implications for Practice ［J］. Am J Kidney Dis，2019，74（1）：101 - 110.

［11］　Garcia-Lopez E，Lindholm B，Davies S. An update on peritoneal dialysis solutions ［J］. Nat Rev Nephrol，2012，8（4）：224 - 233.

［12］　Szeto C，Johnson D. Low GDP Solution and Glucose-Sparing Strategies for Peritoneal Dialysis ［J］. Seminars in Nephrology，2017，37（1）：30 - 42.

［13］　Cullis B，Al-Hwiesh A，Kilonzo K，et al. ISPD guidelines for peritoneal dialysis in acute kidney injury：2020 update （adults）［J］. Peritoneal Dialysis International：Journal of the International Society for Peritoneal Dialysis，2021，41（1）：15 - 31.

［14］　Hoshino T，Ishii H，Kitano T，et al. Effects of a new bicarbonate/lactate-buffered neutral peritoneal dialysis fluid for peritoneal failure in patients undergoing peritoneal dialysis ［J］. Discovery Medicine，2016，21（114）：81 - 88.

［15］　Hoshino T，Kaneko S，Minato S，et al. Longer-Period Effects of Bicarbonate/Lactate-Buffered Neutral Peritoneal Dialysis Fluid in Patients Undergoing Peritoneal Dialysis ［J］. Therapeutic Apheresis and Dialysis：Official Peer-reviewed Journal of the International Society for Apheresis，the Japanese Society for Apheresis，the Japanese Society for Dialysis Therapy，2018，22（6）：641 - 648.

［16］　Vaara S，Parviainen I，Pettil V，et al. Association of oliguria with the development of acute kidney injury in the critically ill ［J］. Kidney International，2016，89（1）：200 - 208.

［17］　Vincent J，Ferguson A，Pickkers P，et al. The clinical relevance of oliguria in the critically ill patient：analysis of a large observational database ［J］. Critical Care（London，England），2020，24（1）：171.

［18］　Bagshaw S，Uchino S，Bellomo R，et al. Timing of renal replacement therapy and clinical outcomes in critically ill patients with severe acute kidney injury ［J］. Journal of Critical Care，2009，24（1）：129 - 140.

［19］　Ostermann M，Chang R. Correlation between parameters at initiation of renal replacement therapy and outcome in patients with acute kidney injury ［J］. Critical Care（London，England），2009，13（6）：R175.

［20］　Liu K，Himmelfarb J，Paganini E，et al. Timing of initiation of dialysis in critically ill patients with acute kidney injury ［J］. Clinical journal of the American Society of Nephrology：CJASN，2006，1（5）：915 - 919.

［21］　Carl D，Grossman C，Behnke M，et al. Effect of timing of dialysis on mortality in critically ill，septic patients with acute renal failure [J]. Hemodialysis International International Symposium on Home Hemodialysis, 2010, 14 (1): 11-17.

[22] Ostermann M, Wald R, Bagshaw S. Timing of Renal Replacement Therapy in Acute Kidney Injury [J]. Contributions to Nephrology, 2016, 187: 106-120.

[23] Chionh C, Soni S, Finkelstein F, et al. Use of peritoneal dialysis in AKI: a systematic review [J]. Clinical Journal of the American Society of Nephrology: CJASN, 2013, 8 (10): 1649-1660.

[24] Jin H, Ni Z, Mou S, et al. Feasibility of Urgent-Start Peritoneal Dialysis in Older Patients with End-Stage Renal Disease: A Single-Center Experience [J]. Peritoneal dialysis international: Journal of the International Society for Peritoneal Dialysis, 2018, 38 (2): 125-130.

[25] Johansen K L, Garimella P S, Hicks C W, et al. Central and peripheral arterial diseases in chronic kidney disease: conclusions from a Kidney Disease: Improving Global Outcomes (KDIGO) Controversies Conference [J]. Kidney Int, 2021, 100 (1): 35-48.

[26] Orzáez M, Sancho M, Marchán S, et al. Apaf-1 inhibitors protect from unwanted cell death in in vivo models of kidney ischemia and chemotherapy induced ototoxicity [J]. PLoS One, 2014, 9 (10): e110979.

[27] Linkermann A, Stockwell B R, Krautwald S, et al. Regulated cell death and inflammation: an auto-amplification loop causes organ failure [J]. Nat Rev Immunol, 2014, 14 (11): 759-767.

[28] Xu Y, Ma H, Shao J, et al. A Role for Tubular Necroptosis in Cisplatin-Induced AKI [J]. J Am Soc Nephrol, 2015, 26 (11): 2647-2658.

[29] Friedmann Angeli J P, Schneider M, Proneth B, et al. Inactivation of the ferroptosis regulator Gpx4 triggers acute renal failure in mice [J]. Nat Cell Biol, 2014, 16 (12): 1180-1191.

[30] Ramos A M, González-Guerrero C, Sanz A, et al. Designing drugs that combat kidney damage [J]. Expert Opin Drug Discov, 2015, 10 (5): 541-556.

[31] Yu S W, Wang H, Poitras M F, et al. Mediation of poly (ADP-ribose) polymerase-1-dependent cell death by apoptosis-inducing factor [J]. Science, 2002, 297 (5579): 259-263.

[32] Devalaraja-Narashimha K, Padanilam B J. PARP-1 inhibits glycolysis in ischemic kidneys [J]. J Am Soc Nephrol, 2009, 20 (1): 95-103.

[33] Zhao H, Ning J, Lemaire A, et al. Necroptosis and parthanatos are involved in remote lung injury after receiving ischemic renal allografts in rats [J]. Kidney Int, 2015, 87 (4): 738-748.

[34] Eltzschig H K, Sitkovsky M V, Robson S C. Purinergic signaling during inflammation [J]. N Engl J Med, 2012, 367 (24): 2322-2333.

[35] Lee S Y, Lee Y S, Choi H M, et al. Distinct pathophysiologic mechanisms of septic acute kidney injury: role of immune suppression and renal tubular cell apoptosis in murine model of septic acute kidney injury [J]. Crit Care Med, 2012, 40 (11): 2997-3006.

[36] Kim H, Lee G, Park S, et al. Bee Venom Mitigates Cisplatin-Induced Nephrotoxicity by Regulating CD4 (+) CD25 (+) Foxp3 (+) Regulatory T Cells in Mice [J]. Evid Based Complement Alternat Med, 2013, 2013 (879845.

[37] Wang Y, Tao Y. Research Progress on Regulatory T Cells in Acute Kidney Injury [J]. J Immunol Res, 2015, 2015: 174164.

[38] Gueler F, Shushakova N, Mengel M, et al. A novel therapy to attenuate acute kidney injury and ischemic allograft damage after allogenic kidney transplantation in mice [J/OL]. PLoS One, 2015, 10 (1): e0115709.

[39] Tang J, Yan Y, Zhao T C, et al. Class I HDAC activity is required for renal protection and regeneration after acute kidney injury [J]. Am J Physiol Renal Physiol, 2014, 307 (3): F303-F316.

[40] Sugimoto H, LeBleu V S, Bosukonda D, et al. Activin-like kinase 3 is important for kidney regeneration and reversal of fibrosis [J]. Nat Med, 2012, 18 (3): 396-404.

[41] Bechtel W, McGoohan S, Zeisberg E M, et al. Methylation determines fibroblast activation and fibrogenesis in the kidney [J]. Nat Med, 2010, 16 (5): 544-550.

[42] Shih C C, Hii H P, Tsao C M, et al. Therapeutic Effects of Procainamide on Endotoxin-Induced Rhabdomyolysis in Rats [J/OL]. PLoS One, 2016, 11 (2): e0150319.

图书在版编目（ＣＩＰ）数据

急性肾损伤的基础与临床 / 张东山，陈俊香主编. — 长沙：
湖南科学技术出版社，2022.3
　　ISBN 978-7-5710-1501-5

　　Ⅰ. ①急… Ⅱ. ①张… ②陈… Ⅲ. ①肾功能衰竭－诊疗
Ⅳ. ①R692.5

　　中国版本图书馆 CIP 数据核字(2022)第 043362 号

急性肾损伤的基础与临床
主　　编：张东山　陈俊香
出 版 人：潘晓山
责任编辑：杨　颖
出版发行：湖南科学技术出版社
社　　址：长沙市芙蓉中路一段 416 号泊富国际金融中心
网　　址：http://www.hnstp.com
湖南科学技术出版社天猫旗舰店网址：
　　　　　http://hnkjcbs.tmall.com
邮购联系：0731-84375808
印　　刷：长沙艺铖印刷包装有限公司
　　　　　（印装质量问题请直接与本厂联系）
厂　　址：长沙市宁乡高新区金洲南路 350 号亮之星工业园
邮　　编：410604
版　　次：2022 年 3 月第 1 版
印　　次：2022 年 3 月第 1 次印刷
开　　本：889mm×1194mm　1/16
印　　张：10
字　　数：305 千字
书　　号：ISBN 978-7-5710-1501-5
定　　价：98.00 元